临床常用中草药

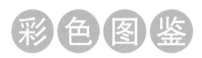

谢 宇 刘学伟 **主编**

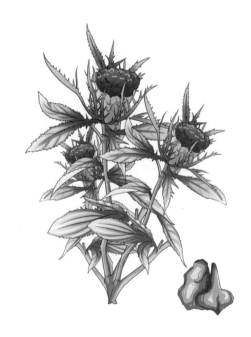

人民卫生出版社
·北京·

图书在版编目（CIP）数据

临床常用中草药彩色图鉴 / 谢宇，刘学伟主编. —
北京：人民卫生出版社，2020.8
　ISBN 978-7-117-30255-5

　Ⅰ. ①临…　Ⅱ. ①谢…　②刘…　Ⅲ. ①中草药 – 图谱
Ⅳ. ①R282-64

中国版本图书馆 CIP 数据核字（2020）第 129888 号

人卫智网　www.ipmph.com	医学教育、学术、考试、健康，	
	购书智慧智能综合服务平台	
人卫官网　www.pmph.com	人卫官方资讯发布平台	

临床常用中草药彩色图鉴
Linchuang Changyong Zhongcaoyao Caise Tujian

主　　编： 谢　宇　刘学伟
出版发行： 人民卫生出版社（中继线 010-59780011）
地　　址： 北京市朝阳区潘家园南里 19 号
邮　　编： 100021
E - mail： pmph @ pmph.com
购书热线： 010-59787592　010-59787584　010-65264830
印　　刷： 北京盛通印刷股份有限公司
经　　销： 新华书店
开　　本： 889×1194　1/32　**印张：** 10
字　　数： 288 千字
版　　次： 2020 年 8 月第 1 版
印　　次： 2020 年 8 月第 1 次印刷
标准书号： ISBN 978-7-117-30255-5
定　　价： 88.00 元

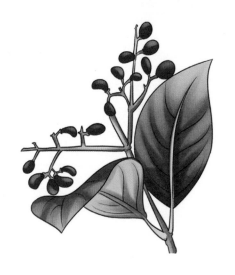

编委会

主　编　谢　宇　刘学伟
副主编　胡春宇　朱　进　郭　号　刘志杰
编　委（按姓氏笔画顺序排列）

韦　杰　叶　红　田华敏　朱　进　朱　宏
任智标　全继红　刘士勋　刘卫华　刘立文
刘志杰　刘学伟　齐　菲　孙瑗琨　严　洁
芦　军　李建军　吴　晋　宋　伟　陈艳蕊
罗建锋　周　芳　周重建　赵志远　赵梅红
胡春宇　莫　愚　徐　娜　郭　号　董　萍
董桓君　蒋红涛　蒋思琪　谢　宇　裴　华
翟文慧

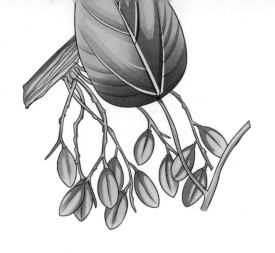

前言

　　众所周知，我国是一个具有悠久历史和灿烂文明的大国，中华文化博大精深、源远流长。而在这些异彩纷呈的文化中，中医药文化无疑是瑰宝中的一朵奇葩。它不仅在不同的历史时期，为人们的健康和繁衍做出了巨大贡献，而且在人们与疾病斗争的过程中发挥了非常重要的作用。本草学自秦汉至今已历经数千年，不断地丰富、发展、完善。而中草药，作为中医预防、治疗疾病中最重要的一环，使用广泛，种类繁多，是大自然赋予我国人民的珍贵财产。

　　中草药因其具有疗效确切、副作用小等特点，不仅对常见病、多发病有较好的疗效，而且还可以治疗一些疑难杂症，因此受到了人们的深切喜爱。除此之外，由于中草药易于收集、使用方便、经济实惠，越来越多的人倾向于选择用中草药来治疗疾病、美容美体和日常保健。目前，全国各地使用的中草药品种已有 5000 余种。基于以上原因，编者从人们的日常生活出发，选取了 152 种临床常用中草药，编成了这本《临床常用中草药彩色图鉴》。

　　本书参考各代名医论著，采用图文对照的形式精心编排，从别名、来源、生境分布、采收加工、性味归经、功效主治、用量用法、使用注意、形态特征等多个方面详细介绍，便于读者识别和应用；同时，本书还精选了大量偏方，使读者在阅读过本书之后，能够在日常生活中实际应用，对症下药，有的放矢，从而发挥最大功效。

　　此外，为方便读者阅读和使用，本书特按药物品种首字笔画顺序排列，所选高清彩色照片清晰，易于识别，所选的手绘图线条细致，形象生动，通过高清照片与手绘彩图相互对照，更使药材特征一目了然，加深读者印象，便于读者快速识别与记忆（书中所收录的多来源品种，原则上只配第一来源的品种照片）。

　　衷心希望本书在普及中草药知识、提高医疗保健水平、保障人民健康、保护和开发中草药资源方面都能发挥积极作用。需要特别提醒的是：本书所收录的精选偏方部分的内容均来自于临床经典著作，有些偏方的药物剂量偏大，广大读者朋友在阅读和应用本书时，必须要在专业医师的指导下正确使用书中所列的精选偏方！

　　希望本书的面世能够起到抛砖引玉的作用，希望有更多的有识之士加入我们的行业，为我国的中医药文化进一步传承、传播出谋划策，为人类的健康事业贡献自己的力量。由于编者水平有限，书中难免有不足之处，诚请各位读者批评指正。

　　读者交流邮箱：228424497@qq.com。

编　者

2020 年春于北京·阅园

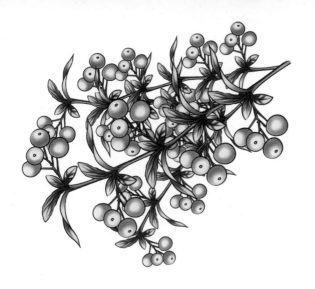

目录

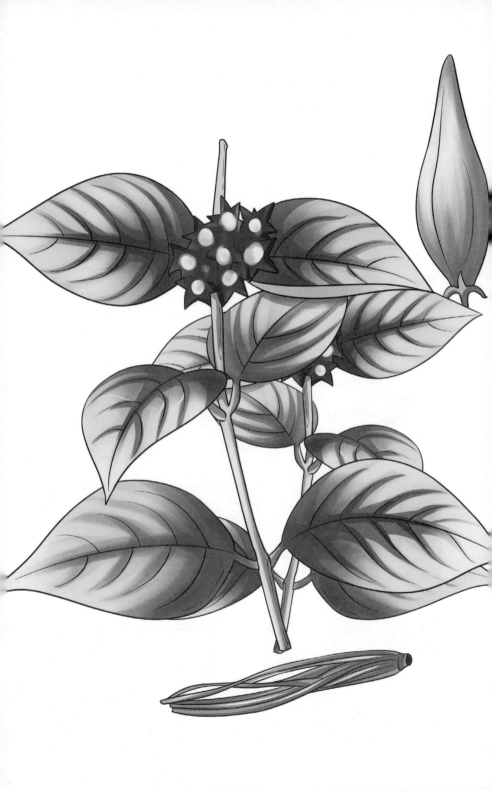

一枝黄花

别名	黄花草、蛇头王、黏糊菜、破布叶、一枝箭、小柴胡、金边菊。
来源	本品为菊科植物一枝黄花 *Solidago decurrens* Lour. 的干燥全草。

生境分布 生长于阔叶林缘、林下、灌木丛中、山坡草地上及路旁。全国大部分地区均产。

采收加工 秋季花、果期采挖，除去泥沙，晒干。

性味归经 辛、苦，凉。归肺、肝经。

功效主治 清热解毒，疏散风热。主治风热感冒，咽喉肿痛，喉痹，乳蛾，疮疖肿毒。

用量用法 9～15 克。

使用注意 孕妇忌服。

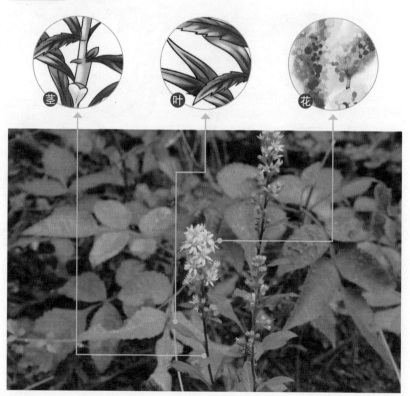

茎　叶　花

头状花序较小，多数在茎上部排列成紧密或疏松的总状花序或伞房圆锥花序，少数排列成复头状花序。总苞片4~6层，披针形或狭披针形，顶端急尖或渐尖。

舌状花舌片椭圆形，长约6毫米。瘦果长约3毫米，无毛，极少有在顶端被稀疏柔毛的。花、果期4~11月。

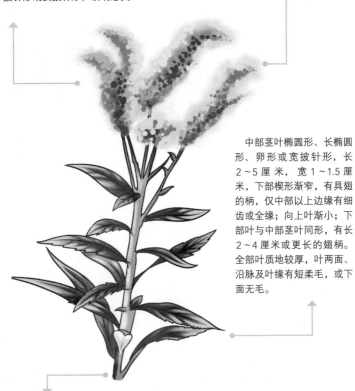

中部茎叶椭圆形、长椭圆形、卵形或宽披针形，长2~5厘米，宽1~1.5厘米，下部楔形渐窄，有具翅的柄，仅中部以上边缘有细齿或全缘；向上叶渐小；下部叶与中部茎叶同形，有长2~4厘米或更长的翅柄。全部叶质地较厚，叶两面、沿脉及叶缘有短柔毛，或下面无毛。

多年生草本，高35~100厘米。茎直立，通常细弱，单生或少数簇生，不分枝或中部以上有分枝。

精选偏方

①上呼吸道感染、肺炎：一枝黄花15克，一点红10克。水煎服。②扁桃体炎：一枝黄花、白毛鹿茸草各50克。水煎服。③小儿喘息性支气管炎：一枝黄花、酢浆草各25~50克，干地龙、枇杷叶各10克。水煎服。④肺结核咯血：一枝黄花100克，冰糖适量。水煎服，每日1剂，分2次服。⑤鹅掌风、灰指甲、脚癣：一枝黄花适量。每日30~60克，煎取浓汁，浸洗患部，每次半小时，每日1~2次，7日为1个疗程。⑥头风：一枝黄花9克。水煎服。⑦乳腺炎：一枝黄花、马兰各15克，鲜香附30克，葱头7个。捣烂外敷。⑧盆腔炎：一枝黄花、白英、白花蛇舌草各30克，贯众15克。水煎服。⑨黄疸：一枝黄花45克，水丁香15克。水煎，1次服。⑩跌扑损伤：一枝黄花9~15克。水煎，2次分服。

丁香

别名 公丁香、子丁香、母丁香。

来源 本品为桃金娘科植物丁香 *Eugenia caryophyllata* Thunb. 的干燥花蕾。

生境分布 生长于路旁、草坪、向阳坡地或与其他花木搭配栽植在林缘。主产于坦桑尼亚、马来西亚、印度尼西亚，我国海南省有栽培。

采收加工 当花蕾由绿转红时采收，晒干。

性味归经 辛，温。归脾、胃、肺、肾经。

功效主治 温中降逆，补肾助阳。主治脾胃虚寒，呃逆呕吐，食少吐泻，心腹冷痛，肾虚阳痿。

用量用法 1~3克，内服或研末外敷。

使用注意 不宜与郁金同用。

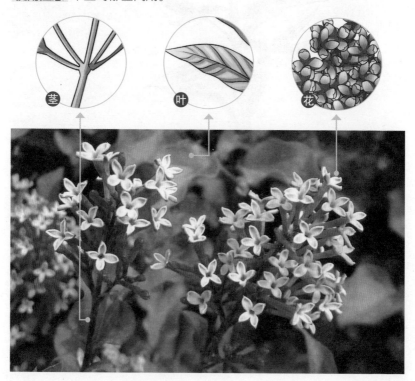

茎　叶　花

花顶生，复聚伞花序；萼筒先端4裂，齿状，肉质。花瓣紫红色，短管状，具4裂片，雄蕊多数，成4束与萼片互生；雌蕊1，子房下位，2室，具多数胚珠，花柱锥状，细长。顶端有宿萼，稍似鼓槌状，长1~2厘米，上端蕾近似球形，下端萼部类圆柱形而略扁，向下渐狭，表面呈红棕色或暗棕色，有颗粒状突起，用指甲刻划时有油渗出。萼片4，三角形，肥厚，外入，花瓣4，膜质，黄棕色，覆瓦状抱合成球形，花瓣内有多数向内弯曲的雄蕊，质坚而重，入水则萼管垂直下沉，香气浓郁，味辛辣，有微麻舌感。

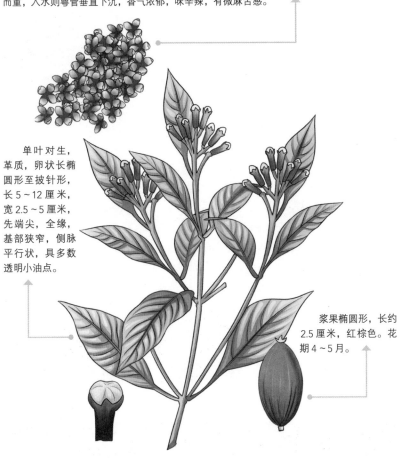

单叶对生，革质，卵状长椭圆形至披针形，长5~12厘米，宽2.5~5厘米，先端尖，全缘，基部狭窄，侧脉平行状，具多数透明小油点。

浆果椭圆形，长约2.5厘米，红棕色。花期4~5月。

精选偏方

①伤寒咳噫不止，及哕逆不定：丁香、干柿蒂各30克。焙干，捣罗为散，每服3克，煎人参汤下，无时服。②小儿吐逆：丁香、半夏（生用）各30克。同研为细末，姜汁和丸，如绿豆大，姜汤下20~30丸。③呕逆膈气、反胃吐食：丁香、砂仁、胡椒、赤小豆各21粒。研末，姜汁糊丸，每次1丸，以大枣去核填药，面裹煨熟，去面服，每日3次。④朝食暮吐：丁香15个。研末，甘蔗汁、姜汁和丸莲子大，噙咽之。

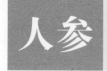

别名	山参、元参、人衔、鬼盖、生晒参、别直参、白糖参。
来源	本品为五加科植物人参 *Panax ginseng* C.A.Mey. 的干燥根和根茎。

生境分布 生长于昼夜温差小的海拔 500 ~ 1100 米的山地缓坡或斜坡地的针阔混交林或杂木林中。主产于吉林、辽宁、黑龙江。以吉林抚松县产量最大，质量最好，称吉林参。

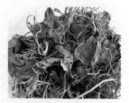

采收加工 多于秋季采挖，洗净后晒干或烘干。栽培的俗称"园参"；在山林野生状态下自然生长的称"林下山参"，习称"籽海"。

性味归经 甘、微苦，微温。归脾、肺、心、肾经。

功效主治 大补元气，复脉固脱，补脾益肺，生津养血，安神益智。主治体虚欲脱，肢冷脉微，脾虚食少，肺虚喘咳，津伤口渴，内热消渴，气血亏虚，惊悸失眠，阳痿宫冷。

用量用法 3 ~ 9 克，另煎兑服；也可研粉吞服，每次 2 克，每日 2 次。

使用注意 不宜与藜芦、五灵脂同用。

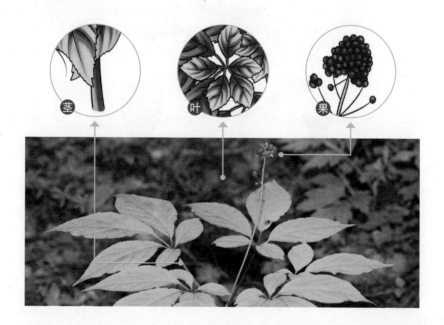

茎　叶　果

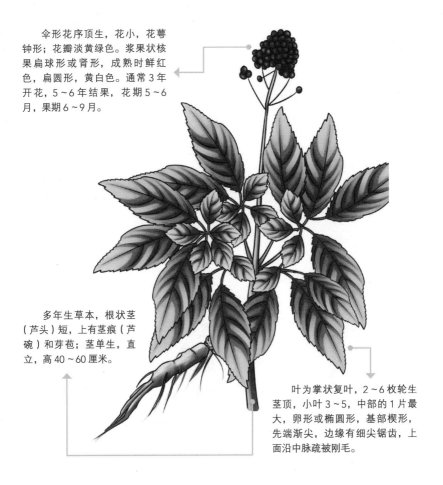

伞形花序顶生，花小，花萼钟形；花瓣淡黄绿色。浆果状核果扁球形或肾形，成熟时鲜红色，扁圆形，黄白色。通常3年开花，5～6年结果，花期5～6月，果期6～9月。

多年生草本，根状茎（芦头）短，上有茎痕（芦碗）和芽苞；茎单生，直立，高40～60厘米。

叶为掌状复叶，2～6枚轮生茎顶，小叶3～5，中部的1片最大，卵形或椭圆形，基部楔形，先端渐尖，边缘有细尖锯齿，上面沿中脉疏被刚毛。

精选偏方

①大失血或一切急慢性疾病引起的虚脱、面色苍白、大汗肢冷、呼吸微弱：人参25～50克。水煎服；或加制附子2～20克，水煎服。②气阴两伤、口渴多汗、气短喘促：人参、五味子各5克，麦冬15克。水煎服。③霍乱心烦躁：人参25克（去芦头），桂心1克（末）。水约200毫升煎至140毫升，去渣，分2次温服。④胸痹心中痞气，气结在胸，胸满，胁下逆抢心：人参、甘草、干姜、白术各120克。上4味，以水8000毫升煮取3000毫升，温服1000毫升，每日3服。⑤下痢噤口：人参、莲子各9克。以井华水二盏，煎一盏，细细呷之；或加姜汁炒黄连9克。⑥止血后此药补之：人参（去芦）60克，枣5枚。每服水二盏，煎一盏，细呷之，服后熟睡一觉，诸病除根。⑦消渴引饮无度：人参、瓜蒌根各等份。生研为末，炼蜜为丸，梧桐子大，每服30丸，麦冬汤送下。⑧胃虚冷，中脘气满，不能传化，善饥不能食：人参末6克，生附子末1.5克，生姜（切碎）0.3克。上3味和匀，用水七合，煎至二合，以鸡蛋1枚取清，打转，空心顿服。

刀豆

别名 葛豆、挟剑豆、刀豆角、大弋豆、关刀豆、马刀豆、野刀板藤。

来源 本品为豆科植物刀豆 *Canavalia gladiata* (Jacq.) DC. 的干燥成熟种子。

生境分布 生长于排水良好、肥沃疏松的土壤。分布于江苏、安徽、湖北、四川等地。

采收加工 秋季采收成熟果实，剥取种子，晒干。

性味归经 甘，温。归胃、肾经。

功效主治 温中，下气，止呃。主治虚寒呃逆，呕吐。

用量用法 6 ~ 9 克。

使用注意 胃热盛者慎服。

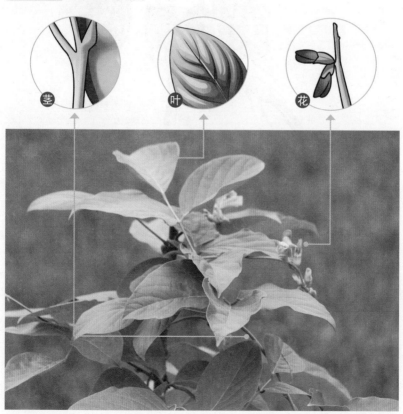

茎　叶　花

总状花序腋生，花萼唇形，花冠蝶形，淡红紫色，旗瓣圆形，翼瓣狭窄而分离，龙骨瓣弯曲。

荚果带形而扁，略弯曲，长可达 30 厘米，边缘有隆脊。

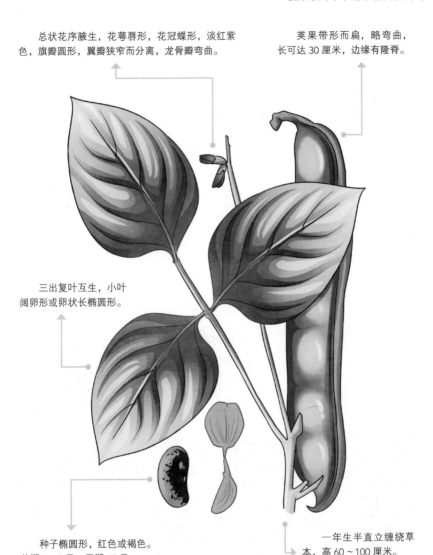

三出复叶互生，小叶阔卵形或卵状长椭圆形。

种子椭圆形，红色或褐色。花期 7~9 月，果期 10 月。

一年生半直立缠绕草本，高 60~100 厘米。

精选偏方

①小儿疝气：刀豆适量。研粉，每次 1.25 克，开水冲服。②落枕：刀豆壳 15 克，羌活、防风各 9 克。水煎服，每日 1 剂。③扭伤腰痛：刀豆 15 克，泽兰、苦楝子各 12 克。水煎服。④鼻渊：老刀豆适量。文火焙干研为末，酒服 9 克。⑤肾虚腰痛：刀豆子 2 粒。包于猪腰子内，外裹叶，烧熟食。⑥气滞呃逆，膈闷不舒：刀豆适量。取老而绽者，每服 6~9 克，开水下。⑦百日咳：刀豆子 10 粒（打碎），甘草 5 克。加冰糖适量，水一杯半，煎至一杯，去渣，频服。

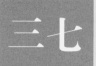

别名 田七、出漆、金不换、参三七、铜皮铁骨。

来源 本品为五加科植物三七 *Panax notoginseng* (Burk.) F.H.Chen 的干燥根和根茎。

生境分布 生长于山坡丛林下。主产云南、广西。

采收加工 秋季开花前采挖，洗净，分开主根、支根及根茎，干燥。支根习称"筋条"，茎基习称"剪口"。

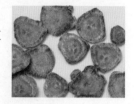

性味归经 甘、微苦，温。归肝、胃经。

功效主治 散瘀止血，消肿定痛。主治咯血，吐血，衄血，便血，妇女崩漏，胸腹刺痛，外伤出血，跌扑肿痛。

用量用法 3~9克；研粉吞服，每次1~3克。外用：适量。

使用注意 孕妇慎用。

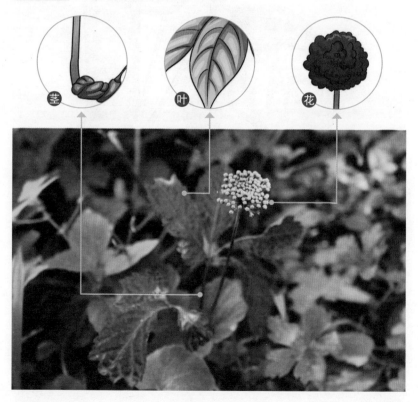

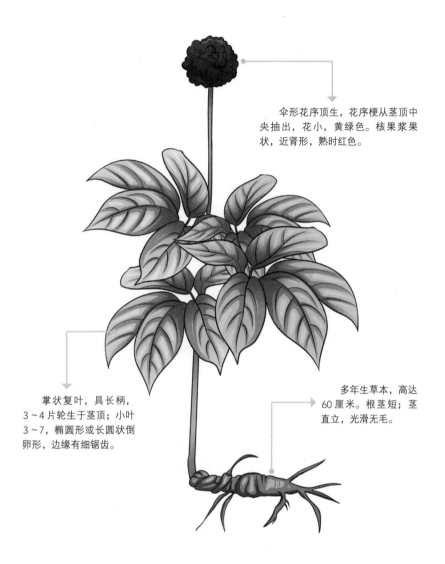

伞形花序顶生，花序梗从茎顶中央抽出，花小，黄绿色。核果浆果状，近肾形，熟时红色。

掌状复叶，具长柄，3～4片轮生于茎顶；小叶3～7，椭圆形或长圆状倒卵形，边缘有细锯齿。

多年生草本，高达60厘米。根茎短；茎直立，光滑无毛。

精选偏方

①**咯血**：三七粉 0.5～1 克。每日 2～3 次。②**外伤出血**：三七适量。研极细末外敷，加压包扎。③**胃寒胃痛**：三七 10 克，延胡索 5 克，干姜 3 克。水煎代茶饮。④**慢性前列腺炎、阴部刺痛**：三七粉 3 克。水煎服，每日 2 次。⑤**肺、胃出血**：三七 3 克。研细末，淡盐汤或温开水送服。⑥**吐血**：三七 3 克。嚼烂，米汤送服。⑦**大肠下血**：三七适量。研末，同淡白酒调 3～6 克服。⑧**心绞痛**：三七适量。每次口服 0.45 克，每日 3 次，重症加倍。⑨**赤痢血痢**：三七 9 克。研末，米泔水调服。⑩**跌扑损伤**：三七末 9 克，热黄酒 90 毫升。用温开水、热黄酒睡时吞服，重则每日 2 次，轻则每日 1 次。

三白草

别名 田三白、白黄脚、白面姑、三点白、白叶莲、水木通、白花照水莲。

来源 本品为三白草科植物三白草 *Saururus chinensis* (Lour.) Baill. 的干燥地上部分。

生境分布 生长于沟旁、沼泽等低湿处。主产江苏、浙江、安徽、广西、四川等地。

采收加工 全草全年均可采挖，洗净，晒干。

性味归经 甘、辛，寒。归肺、膀胱经。

功效主治 利尿消肿，清热解毒。主治水肿，小便不利，淋沥涩痛，带下，脚气；外治疮疡肿毒，湿疹。

用量用法 15～30 克。

使用注意 脾胃虚寒者慎服。

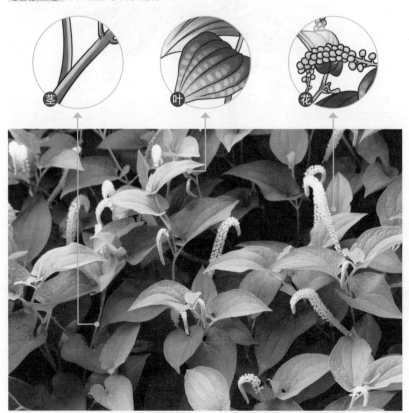

茎　叶　花

总状花序 1~2 枝顶生，花序具 2~3 片乳白色叶状总苞；花小，无花被，生于苞片腋内；雄蕊 6，花丝与花药等长；雌蕊 1，由 4 个合生的心皮组成，子房上位，圆形，柱头 4。果实分裂为 4 个果瓣，分果近球形，表面具多疣状突起，不开裂。种子球形。花期 4~8 月，果期 8~9 月。

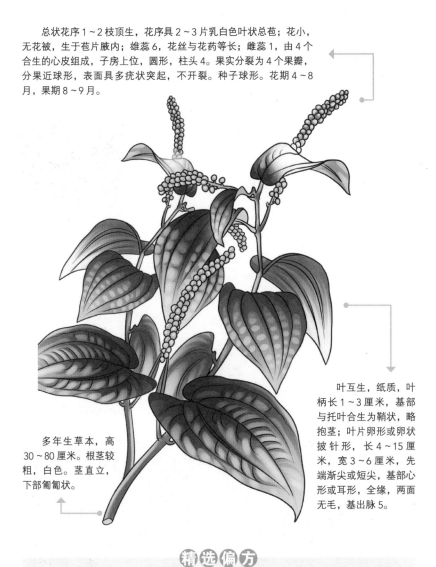

多年生草本，高 30~80 厘米。根茎较粗，白色。茎直立，下部匍匐状。

叶互生，纸质，叶柄长 1~3 厘米，基部与托叶合生为鞘状，略抱茎；叶片卵形或卵状披针形，长 4~15 厘米，宽 3~6 厘米，先端渐尖或短尖，基部心形或耳形，全缘，两面无毛，基出脉 5。

精选偏方

①**小儿全身瘙痒**：鲜三白草叶 250 克，艾叶 30 克。水煎洗身，每日洗 1 次。②**脾虚带下**：鲜三白草、鲜刺芋根各 15 克，猪脚 1 只。煲服。③**乳糜尿、白浊、热淋**：鲜三白草 60 克。水煎，空腹服。④**尿路感染**：三白草 30 克，芦竹根、白花蛇舌草、车前草各 15 克。水煎服。⑤**指疔**：鲜三白草适量。加盐和白酒各少许，共捣烂敷患处。⑥**乳痈**：鲜三白草 60 克，豆腐适量。水煎服，渣捣烂敷患处。⑦**疔疮炎肿**：三白草 1 撮。捣烂，敷患处，每日换 2 次。⑧**腹肌脓肿**：鲜三白草 90~120 克。水煎服，药渣捣烂外敷。⑨**绣球风**：鲜三白草适量。捣汁洗患部。⑩**肝癌**：三白草、大蓟根各 90~120 克。分别煎水，去渣后加白糖适量，分别饮服，上午服三白草根，下午服大蓟根。

大枣

别名 干枣、枣子。
来源 本品为鼠李科植物枣 *Ziziphus jujuba* Mill. 的干燥成熟果实。

生境分布 生长于海拔 1700 米以下的山区、丘陵或平原，全国各地均有栽培。分布于河南、河北、山东、陕西等省。

采收加工 秋季果实成熟时采收，晒干。

性味归经 甘，温。归脾、胃、心经。

功效主治 补中益气，养血安神。主治脾虚食少，乏力便溏，妇人脏躁。

用量用法 6～15 克。

使用注意 实热、湿热、痰热诸疾患者均不宜服。

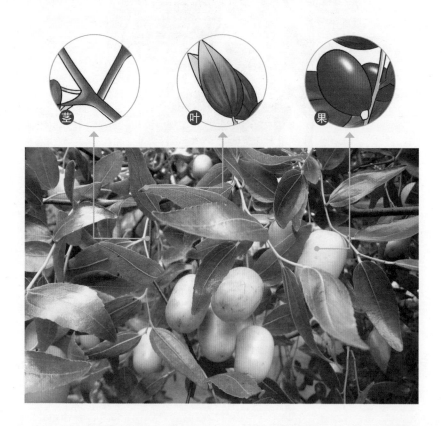

茎　叶　果

叶互生，椭圆状卵形或卵状披针形，先端稍钝，基部偏斜，边缘有细锯齿，基出脉3。

核果卵形至长圆形，熟时深红色。花期4～5月，果期7～9月。

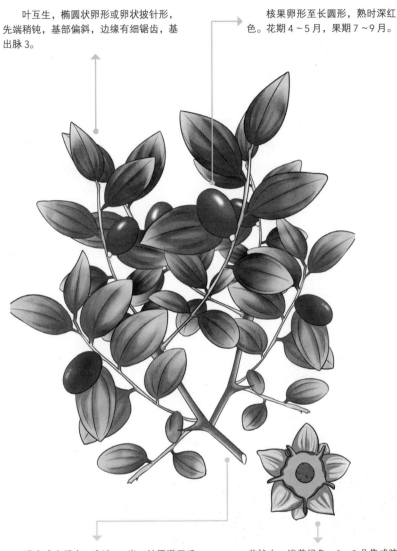

灌木或小乔木，高达10米。枝平滑无毛，小叶有成对的针刺。

花较小，淡黄绿色，2～3朵集成腋生的聚伞花序，丛生于叶腋。

精选偏方

①**补气**：大枣10枚。蒸软去核，配人参3克，布包，藏饭锅内蒸烂，捣匀为丸，如弹子大，收贮用之。②**贫血**：大枣、绿豆各50克。同煮，加红糖适量服用，每日1次。③**虚劳烦闷不得眠**：大枣20枚，葱白7茎。上2味，以水3000毫升，煮取1000毫升，去渣顿服。

大黄

别名 将军、川军、锦文、锦纹、锦纹大黄、雅黄。

来源 本品为蓼科植物掌叶大黄 *Rheum palmatum* L.、唐古特大黄 *Rheum tanguticum* Maxim.ex Balf. 或药用大黄 *Rheum officinale* Baill. 的干燥根或根茎。

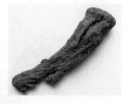

生境分布 生长于山地林缘半阴湿的地方。主产于四川、甘肃、青海、西藏等地。

采收加工 秋末茎叶枯萎或次春发芽前采挖，除去细根，刮去外皮，切瓣或段，绳穿成串干燥或直接干燥。

性味归经 苦，寒。归脾、胃、大肠、肝、心包经。

功效主治 泻下攻积，清热泻火，凉血解毒，逐瘀通经，利湿退黄。主治实热积滞便秘，湿热痢疾，肠痈腹痛，黄疸尿赤，淋证，水肿，血热吐衄，目赤咽肿，痈肿疔疮，瘀血经闭，产后瘀阻，跌扑损伤；外治烧烫伤。

用量用法 3～15 克；用于泻下不宜久煎。外用：适量，研末敷于患处。

使用注意 孕妇及月经期、哺乳期妇女慎用。

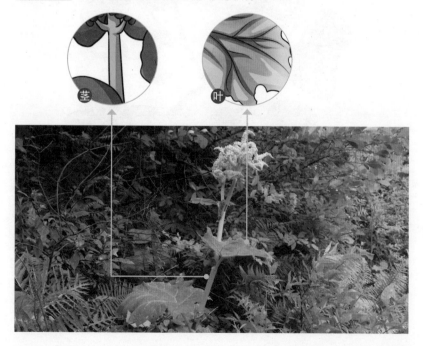

单叶互生；具粗壮长柄，柄上密生白色短刺毛；基生叶叶片圆形或卵圆形，**掌状 5~7 深裂**，裂片矩圆形或宽披针形，先端尖。

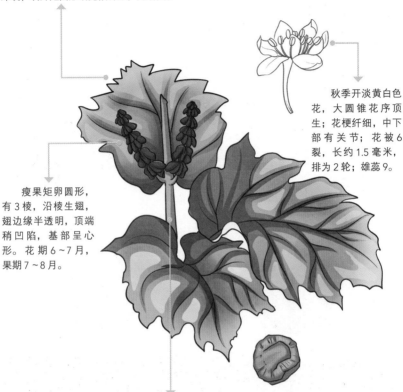

秋季开淡黄白色花，大圆锥花序顶生；花梗纤细，中下部有关节；花被 6 裂，长约 1.5 毫米，排为 2 轮；雄蕊 9。

瘦果矩卵圆形，有 3 棱，沿棱生翅，翅边缘半透明，顶端稍凹陷，基部呈心形。花期 6~7 月，果期 7~8 月。

多年生草本，高达 2 米。地下有粗壮的肉质根及根状茎，茎粗壮，平滑，无毛，有不甚明显的纵纹。

精选偏方

①**湿热便秘、脘腹痞满**：大黄、枳实各 12 克，厚朴 24 克，芒硝 6 克。水煎服。②**血热吐衄**：大黄 10 克，黄连、黄芩各 5 克。水煎服。③**汤火灼伤**：大黄鲜品适量。研成细粉，蜜调，涂抹患处。④**火丹赤肿遍身**：大黄适量。磨水频刷之。⑤**口疮糜烂**：大黄、枯矾各等份。研为末以擦之，吐涎。⑥**肺痈，鼻中生疮、肿痛**：大黄（生用）、黄连（去须）各0.3 克，麝香（细研）3 克。上药捣细罗研为散，研入麝香令匀，以生油旋调，涂于鼻中。⑦**心气不足，吐血衄血**：大黄 60 克，黄连、黄芩各 30 克。上 3 味，以水 3000 毫升煮取1000 毫升，顿服之。⑧**久患腹内积聚、大小便不通、气上抢心、腹中胀满、逆害饮食**：大黄、芍药各 60 克。上 2 味研末，蜜丸如梧桐子，服 4 丸，每日 3 次，不效，可加至 6、7 丸，以效为度。⑨**大便秘结**：大黄 60 克，牵牛头末 15 克。上研为细末，每服 9 克；有厥冷，用酒调 9 克；无厥冷而手足烦热者，蜜汤调下，食后微利为度。⑩**热病狂语及诸黄**：大黄（锉碎，微炒）15 克。捣细罗研为散，用腊月雪水 5000 毫升，煎如膏，每服不计时侯，以冷水调半匙服之。

大蒜

别名 独头蒜、紫皮蒜。

来源 本品为百合科植物大蒜 *Allium sativum* L. 的鳞茎。

生境分布 全国各地均有栽培。

采收加工 夏初叶枯萎时采挖，除去须根和泥沙，于通风处晾干或烘烤至外皮干燥。

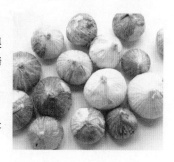

性味归经 辛，温。归脾、胃、肺经。

功效主治 解毒消肿，杀虫，止痢。主治疥癣，肺痨，顿咳，泄泻，痢疾。

用量用法 9~15 克。

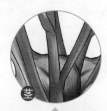

茎

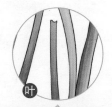

叶

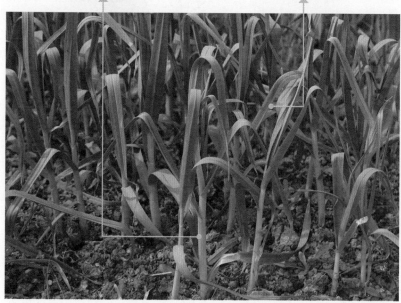

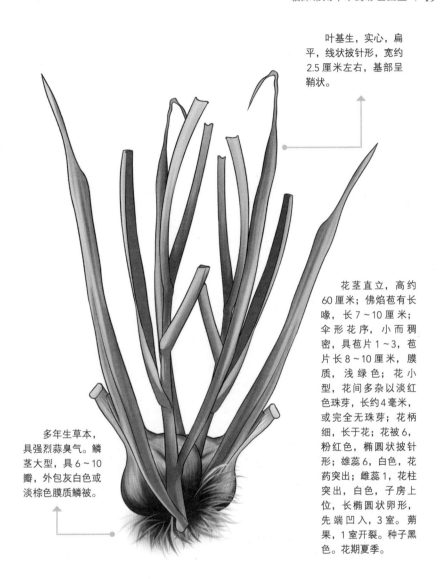

叶基生，实心，扁平，线状披针形，宽约2.5厘米左右，基部呈鞘状。

花茎直立，高约60厘米；佛焰苞有长喙，长7～10厘米；伞形花序，小而稠密，具苞片1～3，苞片长8～10厘米，膜质，浅绿色；花小型，花间多杂以淡红色珠芽，长约4毫米，或完全无珠芽；花柄细，长于花；花被6，粉红色，椭圆状披针形；雄蕊6，白色，花药突出；雌蕊1，花柱突出，白色，子房上位，长椭圆状卵形，先端凹入，3室。蒴果，1室开裂。种子黑色。花期夏季。

多年生草本，具强烈蒜臭气。鳞茎大型，具6～10瓣，外包灰白色或淡棕色膜质鳞被。

精选偏方

①**心腹冷痛**：蒜适量。醋浸二三年，食数颗。②**皮肤或头癣瘙痒**：大蒜适量。切片外擦或捣烂外敷。③**水气肿满**：大蒜、田螺、车前子各等份。熬膏，摊贴脐中，水从便溏而下。④**疮疖初发**：独头蒜1个。切片贴肿处。⑤**寒疟、手足鼓颤、心寒面青**：独头蒜1枚，黄丹15克。上药相和，同捣一千杵，丸如黑豆大，未发时以茶下2丸。⑥**一切肿毒**：独头蒜3～4颗。捣烂，入麻油和研，厚贴肿处，干再易之。

大蓟

别名　马蓟、刺蓟、虎蓟、鸡项草、山牛蒡、鸡脚刺、野红花。

来源　本品为菊科植物蓟 *Cirsium japonicum* Fisch.ex DC. 的干燥地上部分。

生境分布　生长于山野、路旁、荒地。全国大部分地区均产。

采收加工　夏、秋两季花开时割取地上部分，除去杂质，晒干。

性味归经　甘、苦，凉。归心、肝经。

功效主治　凉血止血，散瘀解毒消痈。主治衄血，吐血，尿血，血淋，便血，肠痈，崩漏，外伤出血，痈肿疮毒。

用量用法　9～15 克。

使用注意　虚寒性出血者不宜用。

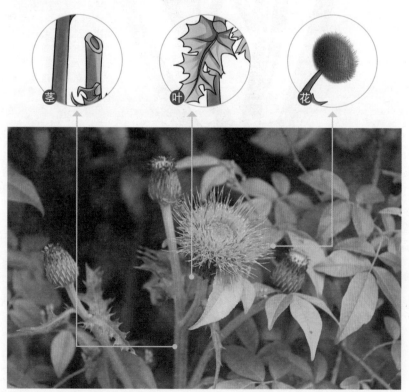

茎　叶　花

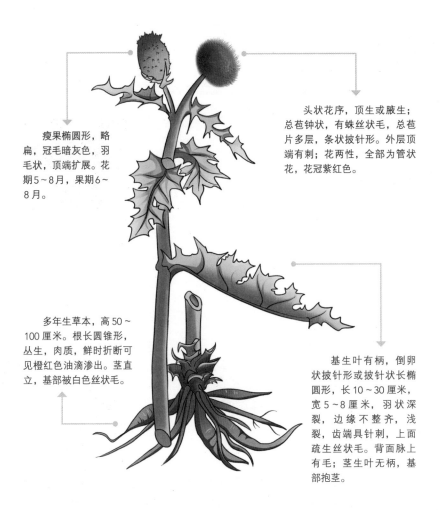

头状花序，顶生或腋生；总苞钟状，有蛛丝状毛，总苞片多层，条状披针形。外层顶端有刺；花两性，全部为管状花，花冠紫红色。

瘦果椭圆形，略扁，冠毛暗灰色，羽毛状，顶端扩展。花期5～8月，果期6～8月。

多年生草本，高50～100厘米。根长圆锥形，丛生，肉质，鲜时折断可见橙红色油滴渗出。茎直立，基部被白色丝状毛。

基生叶有柄，倒卵状披针形或披针状长椭圆形，长10～30厘米，宽5～8厘米，羽状深裂，边缘不整齐，浅裂，齿端具针刺，上面疏生丝状毛。背面脉上有毛；茎生叶无柄，基部抱茎。

精选偏方

①上消化道出血：大蓟（研细粉）250克，白糖50克，香料适量。混匀，每服3克，每日3次。②功能失调性子宫出血、月经过多：大蓟、小蓟、茜草、炒蒲黄各9克，女贞子、墨旱莲各12克。水煎服。③产后流血不止：大蓟、杉木炭、百草霜各25克。水煎2次分服，每日1剂。④热结血淋：大蓟鲜根50～150克。洗净捣碎，酌冲开水炖1小时，饭前服，每日3次。⑤心热吐血、口干：大蓟适量。捣，绞取汁，每服1小盏，频服。⑥肠痈、内痈诸证：大蓟、地榆、牛膝、金银花各适量。俱生捣汁，和热酒服；如无生鲜者，以干叶煎饮亦可。⑦疔疖疮疡，灼热赤肿：大蓟适量。捣匀，和冬蜜贴患处，每日换2次。⑧汤火伤：大蓟适量。以冷开水洗净后捣烂，包麻布炖热，绞汁涂抹，每日2～3次。⑨漆疮：大蓟1握。洗净，加些桐油捣烂，用麻布包，炖热绞汁涂抹，每日3～4次。⑩鼻窦炎：大蓟90克，鸡蛋2～3个。2味同煮，吃蛋喝汤。忌吃辛辣等刺激性食物。

山茱萸

别名 药枣、枣皮、萸肉、山萸萸肉、蜀酸枣、天木籽、山芋肉、实枣儿。

来源 本品为山茱萸科植物山茱萸 *Cornus officinalis* Sieb. et Zucc. 的干燥成熟果肉。

生境分布 生长于山沟、溪旁或较湿润的山坡。分布于浙江、安徽、河南、陕西等省。

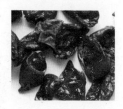

采收加工 秋末冬初果实成熟变红后采摘，用文火焙烘或置沸水中略烫后，及时除去果核，干燥。

性味归经 酸、涩，微温。归肝、肾经。

功效主治 补益肝肾，收涩固脱。主治眩晕耳鸣，腰膝酸痛，阳痿遗精，遗尿尿频，崩漏带下，大汗虚脱，内热消渴。

用量用法 6 ~ 12 克。

使用注意 本品酸涩收敛，实邪、湿热证患者不宜用。

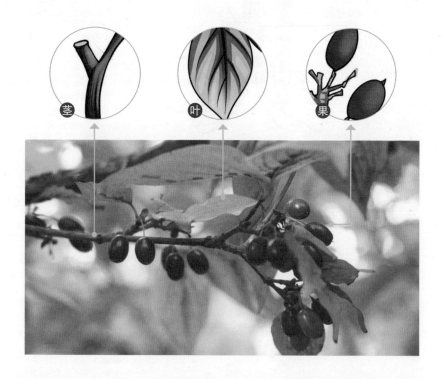

茎   叶   果

核果长椭圆形，成熟时红色或紫红色。花期 3 月，果期 8～10 月。

伞形花序腋生，具卵状苞片 4，花先叶开放，黄色。

单叶对生，卵形至椭圆形，稀卵状披针形，长 5～7 厘米，全缘，脉腋间有黄褐色毛丛，侧脉 5～8 对，弧形平行排列。

落叶小乔木，高达 10 米，树皮灰褐色，老枝黑褐色，嫩枝绿色。

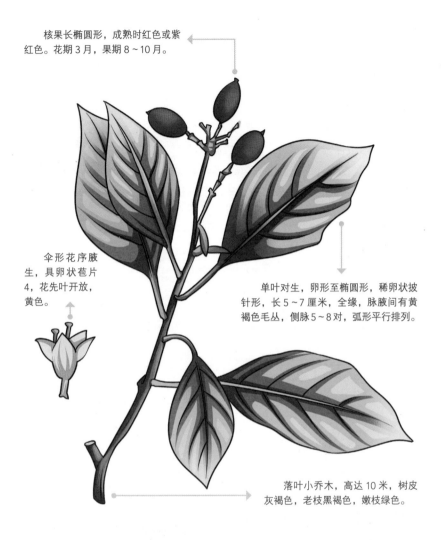

精选偏方

①**自汗、盗汗**：山茱萸、黄芪、防风各 9 克。水煎服。②**大汗不止、四肢发冷、脉搏微弱、体虚欲脱**：山茱萸 50～100 克。水煎服。③**肩周炎**：山茱萸 35 克。水煎分 2 次服，每日 1 剂；待病情好转后，剂量减为 10～15 克，煎汤或代茶泡服。④**遗尿**：山茱萸、茯苓、覆盆子各 10 克，附子 3 克，熟地黄 12 克。水煎服。⑤**阳痿**：山茱萸、巴戟天各 15 克，菟丝子、熟地黄各 30 克。水煎取药汁，每日 1 剂，分次服用。⑥**自汗**：山茱萸、党参各 25 克，五味子 15 克。水煎服。

山药

别　名　薯蓣、土薯、山薯、玉延、怀山药、淮山药。

来　源　本品为薯蓣科植物薯蓣 *Dioscorea opposita* Thunb. 的干燥根茎。

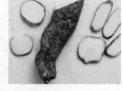

生境分布　生长于排水良好、疏松肥沃的壤土中。全国各地均有栽培。分布于河南焦作市，习称怀山药，质量最佳。

采收加工　冬季（11～12 月）茎叶枯萎后采挖，切去根头，洗净，除去外皮及须根，干燥，称为"毛山药"；或除去外皮，趁鲜切厚片干燥，称为"山药片"；也有选择肥大顺直的干燥山药，置清水中，浸至无干心，闷透，切齐两端，用木板搓成圆柱状，晒干，打光，习称"光山药"。

性味归经　甘，平。归脾、肺、肾经。

功效主治　补脾养胃，生津益肺，补肾涩精。

用量用法　15～30 克。

使用注意　本品养阴而兼涩性，能助湿，故湿盛中满或有积滞者不宜单独使用。实热邪实者忌用。

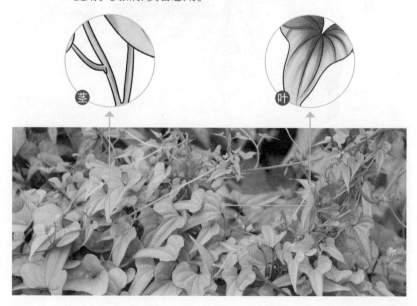

缠绕性宿根草质藤本。块茎长而粗壮，外皮灰褐色，有须根，茎常带紫色。

种子扁圆形，四周有膜质宽翅。花期 6 ~ 9 月，果期 7 ~ 11 月。

单叶在茎下部互生，中部以上对生。少数为 3 叶轮生，叶片三角形至宽卵形或戟形，变异大。

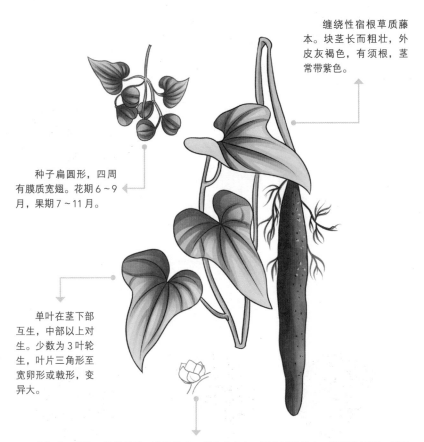

花极小，单性，雌雄异株，穗状花序，雄花序直立，聚生于叶腋内。蒴果扁圆形，具三棱翅状，表面被白粉。

精选偏方

①糖尿病、口渴、尿多：山药 15 克，黄连 6 克。水煎服。②咳嗽痰喘、慢性支气管炎、老人慢性支气管炎：鲜山药适量。捣烂，与甘蔗汁和匀，炖热服，每日 2 次。③肺病发热咳喘、自汗、心悸、便溏：山药 60 ~ 120 克。煮汁饮服；或每日适量煮食之。④项后结核，或赤肿硬痛：生山药 1 挺（去皮），蓖麻子 2 个。同研贴之。⑤痰气喘急：山药适量。捣烂半碗，入甘蔗汁半碗，和匀，顿热饮之。⑥小便多，滑数不禁：干山药（去皮，白矾水内湛过，慢火焙干用之）、白茯苓（去黑皮）各适量。上 2 味，各等份，研为细末，稀米饮调服。⑦治诸风眩运，益精髓，壮脾胃：山药粉适量。同曲米酿酒；或同山茱萸、五味子、人参诸药浸酒煮饮。⑧湿热虚泄：山药、苍术各等份。饭丸，米饮服。⑨冻疮：山药少许。于新瓦上磨为泥，涂疮口上。⑩噤口痢：干山药适量。一半炒黄色，一半生用，研为细末，米饮调下。

山楂

别名 山梨、山查、鼠楂、羊梾、茅楂、赤爪实、赤爪子、棠梾子

来源 本品为蔷薇科植物山里红 *Crataegus pinnatifida* Bge.var.*major* N.E.Br. 或山楂 *Crataegus pinnatifida* Bge. 的干燥成熟果实。

生境分布 生长于山谷或山地灌木丛中。全国大部分地区均产。

采收加工 秋季果实成熟后采收，切片，干燥。

性味归经 酸、甘，微温。归脾、胃、肝经。

功效主治 消食健胃，行气散瘀，化浊降脂。主治肉食积滞，胃脘胀满，泻痢腹痛，瘀血经闭，产后瘀阻，心腹刺痛，胸痹心痛，疝气疼痛，高脂血症。焦山楂消食导滞作用增强。主治肉食积滞，泻痢不爽。

用量用法 9～12 克。

使用注意 对胃酸过多、胃溃疡患者慎用；脾胃虚弱无积滞者慎用。

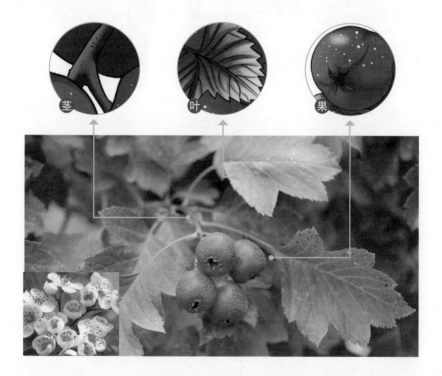

茎　叶　果

伞房花序；萼筒钟状，5齿裂；花冠白色，花瓣5，倒卵形或近圆形；雄蕊约20，花药粉红色；雌蕊1，子房下位，5室，花柱5。

梨果近球形，深红色，有黄白色小斑点，萼片脱落很迟，先端留下一圆形深洼；小核3～5，向外的一面稍具棱，向内面、侧面平滑。花期5～6月，果期8～10月。

落叶乔木，高达6米。枝刺长1～2厘米，或无刺。

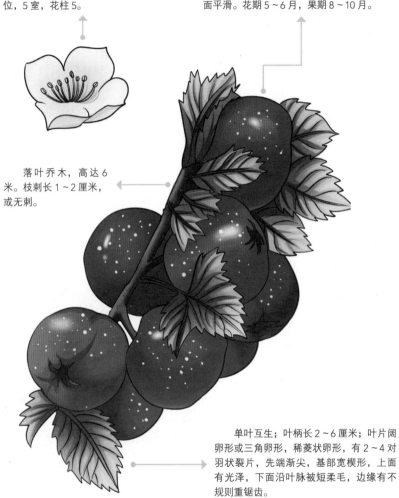

单叶互生；叶柄长2～6厘米；叶片阔卵形或三角卵形，稀菱状卵形，有2～4对羽状裂片，先端渐尖，基部宽楔形，上面有光泽，下面沿叶脉被短柔毛，边缘有不规则重锯齿。

精选偏方

①伤食腹胀、消化不良：炒山楂、炒麦芽、炒莱菔子、陈皮各15克。水煎服。②食肉不消：山楂肉120克。水煮食之，并饮其汁。③一切食积：山楂、白术各200克，神曲100克。上研为末，蒸饼丸梧桐子大，白汤下70丸。④诸滞腹痛：山楂1味。煎汤饮。⑤痢疾赤白相兼：山楂肉不拘多少。炒研为末，每服3～6克，红痢蜜拌，白痢白糖拌，红白相兼，蜜白糖各半拌匀，白汤调，空心下。

山慈菇

别名 毛菇、山茨菇、毛慈菇、光慈菇、冰球子。

来源 本品为兰科植物杜鹃兰 *Cremastra appendiculata* (D.Don) Makino、独蒜兰 *Pleione bulbocodioides* (Franch.) Rolfe 或云南独蒜兰 *Pleione yunnanensis* Rolfe 的干燥假鳞茎。前者习称毛慈菇，后二者习称冰球子。

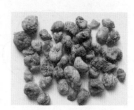

生境分布 生长于山坡及林下阴湿处。分布于长江流域以南地区及山西、陕西、甘肃等地。

采收加工 夏、秋两季采挖，除去地上部分及泥沙，分开大小，置沸水锅内蒸煮至透心，干燥。

性味归经 甘、微辛，凉。归肝、脾经。

功效主治 清热解毒，化痰散结。主治痈肿疔毒，瘰疬痰核，癥瘕痞块，蛇虫咬伤。

用量用法 3～9克。外用：适量。

使用注意 气虚体弱者慎用。

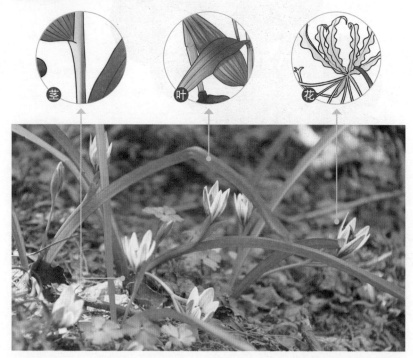

茎　叶　花

　　花葶侧生于假鳞茎顶端，直立，粗壮，通常高出叶外，疏生2枚筒状鞘；总状花序疏生多数花；花偏向一侧，紫红色；花苞片狭披针形，等长或短于花梗（连子房）；花被片呈筒状，先端略开展；萼片和花瓣近相等，倒披针形，长3.5厘米左右，中上部宽约4毫米，先端急尖；唇瓣近匙形，与萼片近等长，基部浅囊状，两侧边缘略向上反折，前端扩大并为3裂，侧裂片狭小，中裂片长圆形，基部具1个紧贴或多少分离的附属物；合蕊柱纤细，略短于萼片。花期6~8月。

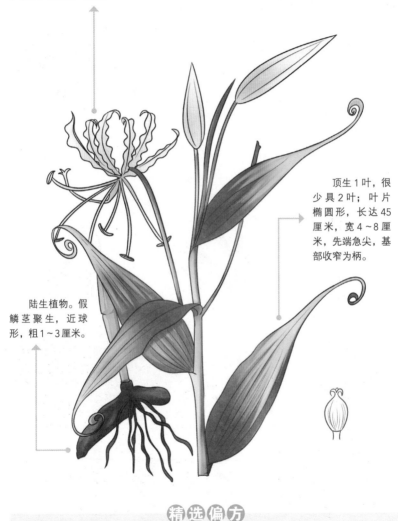

顶生1叶，很少具2叶；叶片椭圆形，长达45厘米，宽4~8厘米，先端急尖，基部收窄为柄。

陆生植物。假鳞茎聚生，近球形，粗1~3厘米。

精选偏方

①咽喉肿痛：山慈菇15克。水煎服。②无名肿毒：山慈菇适量。捣敷。③脸上起小疔疮：山慈菇适量。磨汁搽。④痈疽疔肿、恶疮及黄疸：山慈菇（连根）、苍耳子各等份。捣烂，以好酒一盏，滤汁温服；或干品研为末，每酒服15克。

川贝母

别名 川贝、青贝、松贝、炉贝。

来源 本品为百合科植物川贝母 *Fritillaria cirrhosa* D.Don 等的干燥鳞茎。

生境分布 生于海拔 3200～4500 米的草地上。分布于四川、青海。

采收加工 夏、秋两季或积雪融化时采挖地下鳞茎，除去须根、粗皮及泥沙，晒干或低温干燥。

性味归经 苦、甘，微寒。归肺、心经。

功效主治 清热润肺，化痰止咳，散结消痈。主治肺热燥咳，干咳少痰，阴虚劳嗽，咳痰带血，瘰疬，乳痈，肺痈。

用量用法 3～10 克；研末冲服，每次 1～2 克。

使用注意 不宜与川乌、制川乌、草乌、制草乌、附子同用。

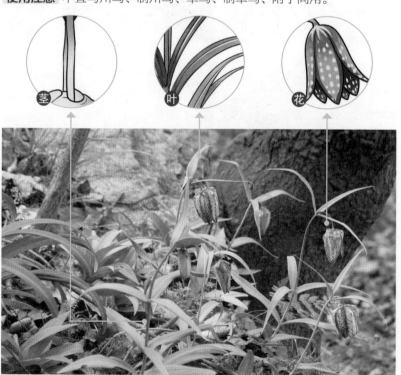

茎　叶　花

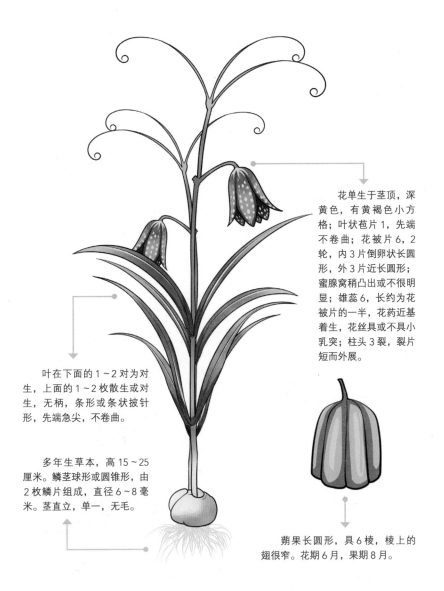

花单生于茎顶，深黄色，有黄褐色小方格；叶状苞片1，先端不卷曲；花被片6，2轮，内3片倒卵状长圆形，外3片近长圆形；蜜腺窝稍凸出或不很明显；雄蕊6，长约为花被片的一半，花药近基着生，花丝具或不具小乳突；柱头3裂，裂片短而外展。

叶在下面的1~2对为对生，上面的1~2枚散生或对生，无柄，条形或条状披针形，先端急尖，不卷曲。

多年生草本，高15~25厘米。鳞茎球形或圆锥形，由2枚鳞片组成，直径6~8毫米。茎直立，单一，无毛。

蒴果长圆形，具6棱，棱上的翅很窄。花期6月，果期8月。

精选偏方

①**肺热咳嗽多痰、咽喉中干**：川贝母（去心）、杏仁（汤浸去皮、尖，炒）各45克。共捣末，炼蜜丸如弹子大，含化咽津。②**小儿肺热咳嗽**：川贝母10克，天花粉20克，石膏、甘草各5克。研末冲服，每次0.5克。

川乌

别名 铁花、五毒、鹅儿花。
来源 本品为毛莨科植物乌头 *Aconitum carmichaelii* Debx. 的干燥母根。

生境分布 生长于山地草坡或灌木丛中。主产于四川、陕西等地。

采收加工 6 月下旬至 8 月上旬采挖，除去子根、须根及泥沙，晒干。

性味归经 辛、苦，热；有大毒。归心、肝、肾、脾经。

功效主治 祛风除湿，温经止痛。主治风寒湿痹，关节疼痛，心腹冷痛，寒疝疼痛及麻醉止痛。

用量用法 一般炮制后用。

使用注意 生品内服宜慎；孕妇禁用；不宜与半夏、瓜蒌、瓜蒌子、瓜蒌皮、天花粉、川贝母、浙贝母、平贝母、伊贝母、湖北贝母、白蔹、白及同用。

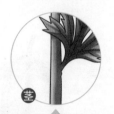

茎

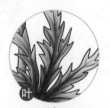

叶

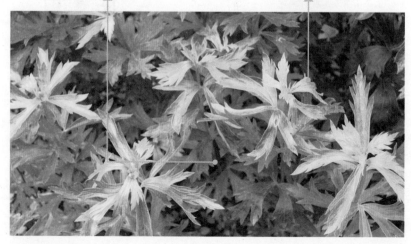

总状圆锥花序狭长，密生反曲的微柔毛；裂片 5，蓝紫色（花瓣状），上裂片高盔形，侧萼片近圆形；花瓣退化，其中 2 枚变成密叶，紧贴萼片下有长爪，距部扭曲；雄蕊多数分离，心皮 3～5，通常有微柔毛。蓇葖果；种子有膜质翅。花期 6～8 月，果期 7～8 月。

多年生草本，高 60～150厘米。主根纺锤形或倒卵形，中央的为母根，周围数个子根（附子）。

叶片五角形，3 全裂，中央裂片菱形，两侧裂片再 2 深裂。

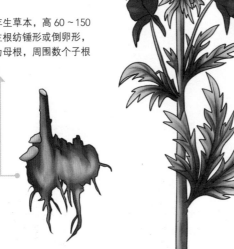

精选偏方

①**年久头痛**：川乌、天南星各适量。研为末，葱汁调和，涂抹太阳穴。②**风痹荣卫不行，四肢疼痛**：川乌 100 克（去皮切碎，与大豆同炒，候豆汁出即住），干蝎 25 克（微炒）。上件药捣罗为末，以酽醋一中盏熬成膏，可丸即丸如绿豆大，每服不计时候，以温酒下 7 丸。③**风寒湿痹，挛痛不能步握**：川乌（炮，去皮、脐）、苍术（薄切酒浸，干）、五灵脂各 100 克，自然铜（烧熟）50 克。上研为细末，水糊为丸如梧桐子大，每服 7 丸，温酒下，渐加丸数，服之病除。

川芎

别名　香果、胡芎、京芎、台芎、贯芎。

来源　本品为伞形科植物川芎 *Ligusticum chuanxiong* Hort. 的干燥根茎。

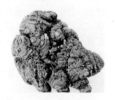

生境分布　生长于向阳山坡或半阳山的荒地或水地，以及土质肥沃、排水良好的沙壤土。分布于四川省的灌县（今都江堰市）、崇庆、温江，栽培历史悠久，野生者较少，为道地药材。西南及北方大部分地区也有栽培。

采收加工　夏季当茎上的节盘显著突出，并略带紫色时采挖，除去泥沙，晒后烘干，再去须根。

性味归经　辛，温。归肝、胆、心包经。

功效主治　活血行气，祛风止痛。主治胸痹心痛，胸胁刺痛，跌扑肿痛，月经不调，经闭痛经，癥瘕肿块，脘腹疼痛，头痛眩晕，风湿痹痛。

用量用法　3～10克。

使用注意　性偏温燥，且有升散作用，阴虚火旺、舌红津少口干者不宜应用，月经过多者也慎用。

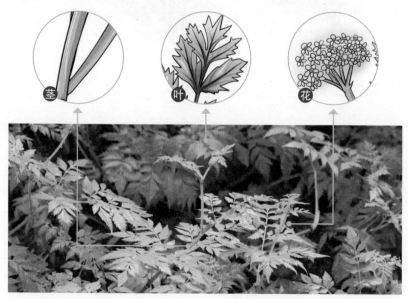

茎　叶　花

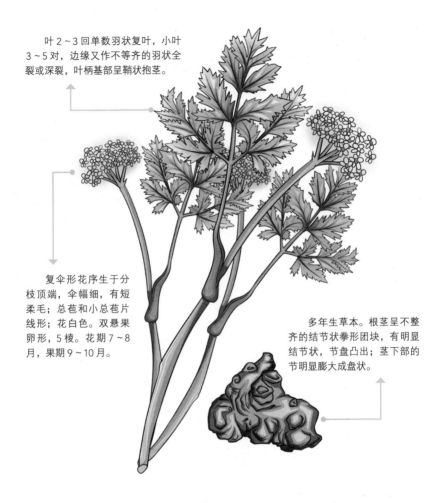

叶2～3回单数羽状复叶，小叶3～5对，边缘又作不等齐的羽状全裂或深裂，叶柄基部呈鞘状抱茎。

复伞形花序生于分枝顶端，伞幅细，有短柔毛；总苞和小总苞片线形；花白色。双悬果卵形，5棱。花期7～8月，果期9～10月。

多年生草本。根茎呈不整齐的结节状拳形团块，有明显结节状，节盘凸出；茎下部的节明显膨大成盘状。

精选偏方

①**月经不调**：川芎10克，当归、白芍各15克，熟地黄、香附、丹参各20克。水煎服。
②**血虚头痛**：川芎、当归各15克。水煎服。③**头痛眩晕**：川芎10克，蔓荆子、菊花各15克，荆芥穗1.25克。水煎服。④**风热头痛**：川芎3克，茶叶6克。水一盅，煎五分，食前热服。⑤**产后血晕**：川芎15克，当归30克，荆芥穗（炒黑）6克。水煎服。⑥**小儿脑热、好闭目、太阳痛或目赤肿**：川芎、薄荷、朴硝各6克。研为末，以少许吹鼻中。⑦**新产块痛**：川芎9克，当归24克，桃仁14粒（去皮、尖，研），黑姜、炙草各1.5克。用黄酒、童便各半煎服。⑧**头风眩急、外合阳气、风寒相搏、胃膈痰饮、偏正头痛**：川芎300克，天麻120克。上研为末，炼蜜为丸，每30克作10丸，每服1丸，细嚼，茶酒下，食后。

女贞子

别名 爆格蚤、冬青子。

来源 本品为木犀科植物女贞 *Ligustrum lucidum* Ait. 的干燥成熟果实。

生境分布 生长于湿润、背风、向阳的地方，尤适合深厚、肥沃、腐殖质含量高的土壤中。我国各地均有栽培。

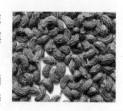

采收加工 冬季果实成熟时采收，除去枝叶，稍蒸，或置沸水中略烫后干燥；或直接干燥。

性味归经 甘、苦，凉。归肝、肾经。

功效主治 滋补肝肾，明目乌发。主治肝肾阴虚，头晕目眩，耳鸣耳聋，腰膝酸软，须发早白，目暗不明，内热消渴，骨蒸潮热。

用量用法 6 ~ 12 克。

使用注意 脾胃虚寒泄泻及阳虚者忌服。

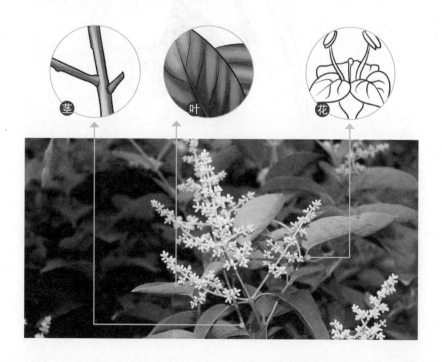

茎　叶　花

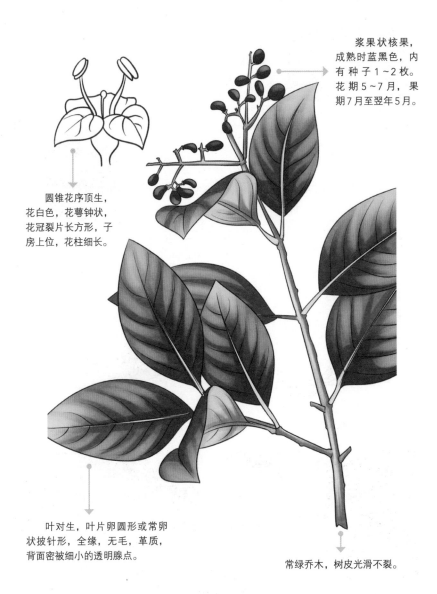

浆果状核果，成熟时蓝黑色，内有种子1~2枚。花期5~7月，果期7月至翌年5月。

圆锥花序顶生，花白色，花萼钟状，花冠裂片长方形，子房上位，花柱细长。

叶对生，叶片卵圆形或常卵状披针形，全缘，无毛，革质，背面密被细小的透明腺点。

常绿乔木，树皮光滑不裂。

精选偏方

①肾阴亏损、腰痛遗精：女贞子、金樱子、芡实各15克，墨旱莲12克。水煎服。②肾虚腰酸：女贞子9克，墨旱莲、桑椹、枸杞子各12克。水煎服，每日1剂。③肝虚视物模糊：女贞子、枸杞子、生地黄、菊花、刺蒺藜各10克。水煎服，每日1剂。④神经衰弱：女贞子、桑椹、墨旱莲各25克。水煎服。

马齿苋

别名 酸苋、马齿草、长命菜、马齿菜、马齿龙芽。

来源 本品为马齿苋科植物马齿苋 *Portulaca oleracea* L. 的干燥地上部分。

生境分布 生长于田野、荒芜地及路旁。南北各地均产。

采收加工 夏、秋两季采收，除去残根及杂质，洗净，略蒸或烫后晒干。

性味归经 酸，寒。归肝、大肠经。

功效主治 清热解毒，凉血止血，止痢。主治热毒血痢，痈肿疔疮，湿疹湿疮，丹毒，蛇虫咬伤，便血，痔血，妇女崩漏。

用量用法 9～15克。外用：适量，捣敷患处。

使用注意 脾胃虚寒、肠滑作泄者忌服。

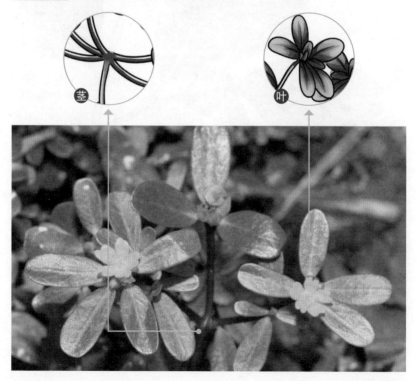

茎

叶

　　单叶互生或近对生；叶片肉质肥厚，长方形或匙形，或倒卵形，先端圆，稍凹下或平截，基部宽楔形，形似马齿，故名"马齿苋"。小花黄色。蒴果圆锥形，自腰部横裂为帽盖状，内有多数黑色扁圆形细小种子。花期5～8月，果期6～9月。

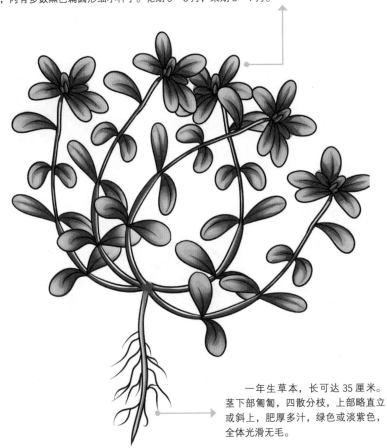

一年生草本，长可达35厘米。茎下部匍匐，四散分枝，上部略直立或斜上，肥厚多汁，绿色或淡紫色，全体光滑无毛。

精选偏方

①**痢疾便血、湿热腹泻**：马齿苋250克，粳米60克。粳米加水适量，煮成稀粥，马齿苋切碎后下，煮熟，空腹食。②**赤白带**：鲜马齿苋适量。洗净捣烂，绞汁约60毫升，生鸡蛋2个，去黄，用蛋白和入马齿苋汁搅和，开水冲服，每日1次。③**痈肿疮疡、丹毒红肿**：马齿苋120克。水煎内服；并以鲜品适量捣烂，外敷患处。④**小便热淋**：马齿苋适量。捣汁服。⑤**痛久不瘥**：马齿苋适量。捣汁，煎以敷之。⑥**蛀脚臁疮**：干马齿苋适量。研末，蜜调敷上一宿，其虫自出。⑦**瘰疬**：马齿苋适量。阴干烧灰，以腊月猪膏和之；暖泔清洗疮，拭干敷膏，每日3次。⑧**肛门肿痛**：马齿苋、三叶酸草各等份。煎汤熏洗，每日2次。⑨**脚气浮肿、心腹胀满、小便涩少**：马齿苋适量，粳米、酱汁各少量。煮食。⑩**蜈蚣咬伤**：马齿苋适量。捣汁涂之。

马鞭草

别名 野荆芥、蜻蜓草、龙芽草、退血草、燕尾草、紫顶龙芽草。

来源 本品为马鞭草科植物马鞭草 *Verbena officinalis* L. 的干燥地上部分。

生境分布 全国各地均产。均为野生。

采收加工 6~8月花开时采割，除去杂质，晒干。

性味归经 苦，凉。归肝、脾经。

功效主治 活血散瘀，解毒，利水退黄，截疟。主治癥瘕积聚，妇女疝痛，痛经经闭，喉痹，痈肿，水肿，黄疸，疟疾寒热。

用量用法 5~10克。

使用注意 孕妇慎服。

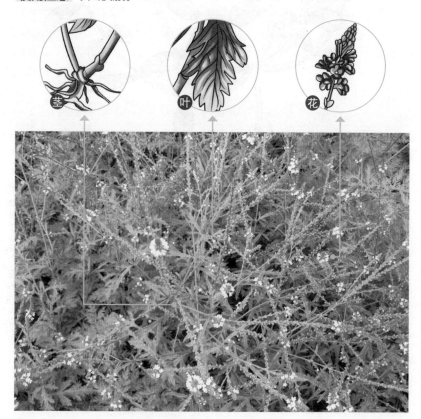

茎　叶　花

花夏秋开放，蓝紫色，无柄，排成细长、顶生或腋生的穗状花序；花萼膜质，筒状，顶端 5 裂；花冠长约 4 毫米，微呈二唇形，5 裂；雄蕊 4，着生于冠筒中部，花丝极短；子房无毛，花柱短，顶端浅 2 裂。

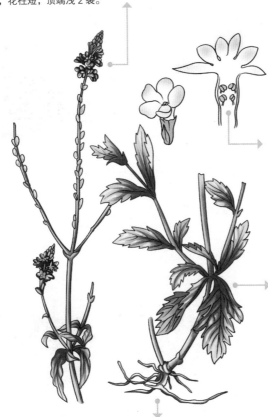

果包藏于萼内，长约 2 毫米，成熟时裂开成 4 个小坚果。花、果期 6～10 月。

单叶对生，卵形至长卵形，长 2～8 厘米，宽 1.5～5 厘米，3～5 深裂，裂片不规则羽状分裂或不分裂而具粗齿，两面被硬毛，下面脉上的毛尤密。

多年生草本，高 30～120 厘米；茎四方形，上部方形，老后下部近圆形，棱和节上被短硬毛。

精选偏方

①**伤风感冒、流行性感冒：**鲜马鞭草 45 克，羌活 15 克，青蒿 30 克。上药煎汤两小碗，每日 2 次分服，连服 2～3 日；咽痛，加鲜桔梗 15 克。②**疟疾：**马鞭草 1 份，黄荆条 2 份。上药晒干，研成粉末，每日 2 次，每次 15～25 克，可连服 1 周。③**痢疾：**鲜马鞭草 100 克，土牛膝 25 克。水煎服，每日 1 剂。孕妇慎用。④**臌胀烦渴、身干黑瘦：**马鞭草适量。细锉，曝干，勿见火，以酒或水同煮，至味出，去渣温服。⑤**妇女疝痛：**马鞭草 30 克。酒煎滚服，以汤浴身，取汗。⑥**乳痈肿痛：**马鞭草 1 握，酒 1 碗，生姜 1 块。擂汁服，渣敷之。⑦**疮疖：**马鞭草适量。煎水洗之。⑧**牙周炎、牙髓炎、牙槽脓肿：**马鞭草 30 克。切碎，晒干备用；水煎服，每日 1 剂。⑨**咽喉肿痛：**鲜马鞭草茎叶适量。捣汁，加入乳适量，调匀含咽。⑩**黄疸：**马鞭草 60 克。水煎调糖服；肝肿痛者加山楂根或山楂 9 克。

天山雪莲

别名 寒雪草、天山雪莲花、新疆雪莲花。

来源 本品系维吾尔族习用药材。为菊科植物天山雪莲 *Saussurea involucrata* (Kar.et Kir.) Sch.-Bip. 的干燥地上部分。

生境分布 生长于高山石缝、砾石和沙质河滩中。分布于新疆、青海、甘肃。

采收加工 夏、秋两季花开时采收，阴干。

性味归经 维吾尔医：性质，二级湿热。中医：微苦，温。

功效主治 维吾尔医：补肾活血，强筋骨，营养神经，调节异常体液。主治风湿性关节炎，关节疼痛，肺寒咳嗽，肾与小腹冷痛，白带过多等。中医：温肾助阳，祛风胜湿，通经活血。主治风寒湿痹痛、类风湿关节炎，小腹冷痛，月经不调。

用量用法 3～6克，水煎或浸酒服。外用：适量。

使用注意 孕妇忌用。

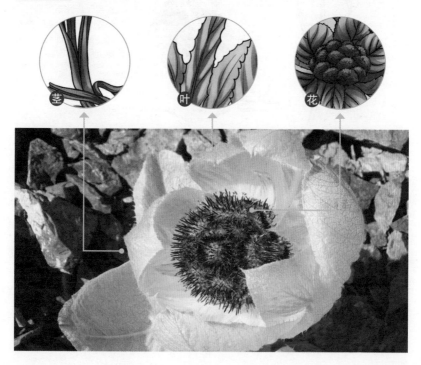

茎　叶　花

叶密集，无柄，叶片倒披针形，长10～13厘米，宽2.5～4.5厘米，先端渐尖，基部抱茎，边缘有锯齿。

头状花序顶生，密集；总苞片叶状，卵形，多层，近似膜质，白色或淡绿黄色；花棕紫色，全为管状花。瘦果，冠毛白色，刺毛状。花期7月。

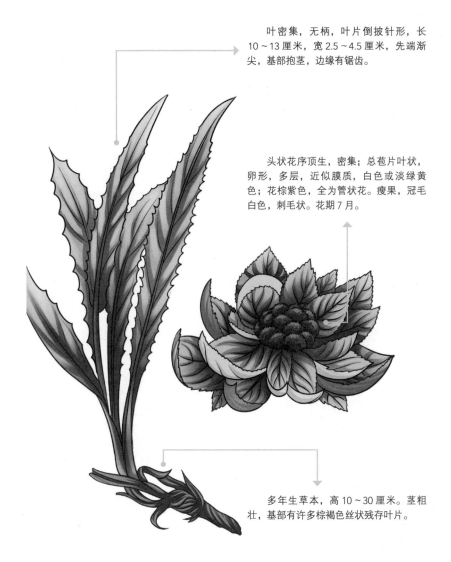

多年生草本，高10～30厘米。茎粗壮，基部有许多棕褐色丝状残存叶片。

精选偏方

①**风湿及类风湿性关节炎**：天山雪莲15克，枸杞子、红花各10克，白酒2500毫升。将以上原料密封于酒瓶内，浸泡15日即可饮用；每日早、晚各服1次，每次10～20毫升。②**刀伤出血**：天山雪莲适量。碾碎为细粉，外敷患处。③**妇女月经不调、痛经及痛经引起的腰背痛、小腹冷痛**：天山雪莲5克，枸杞子、红花各2克，水煎服，每日服2次。④**因寒湿引起的胃寒、胃痛等症**：天山雪莲5克，大枣30克，枸杞子10克。炖鸡肉食用。⑤**男子阳痿、不育症**：天山雪莲6克，当归3克，枸杞子10克。水煎服，每日服1次。

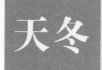

别名 天门冬、天文冬、肥天冬、大天冬、润天冬、鲜天冬、朱天冬。

来源 本品为百合科植物天冬 *Asparagus cochinchinensis* (Lour.) Merr. 的干燥块根。

生境分布 生长于阴湿的山野林边、山坡草丛或丘陵地带灌木丛中。主产贵州、四川、广西、浙江、云南等地。陕西、甘肃、湖北、安徽、河南、江西也产。

采收加工 秋、冬两季采挖，洗净，除去茎基和须根，置沸水中煮或蒸至透心，趁热除去外皮，洗净干燥。

性味归经 甘、苦，寒。归肺、肾经。

功效主治 养阴润燥，清肺生津。主治肺燥干咳，顿咳痰黏，腰膝酸痛，骨蒸潮热，内热消渴，热病津伤，咽干口渴，肠燥便秘。

用量用法 6 ~ 12 克。

使用注意 脾胃虚寒、食少便溏者不宜用；外感风寒咳嗽、虚寒泄泻者忌用。

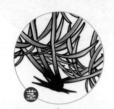

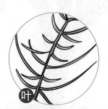

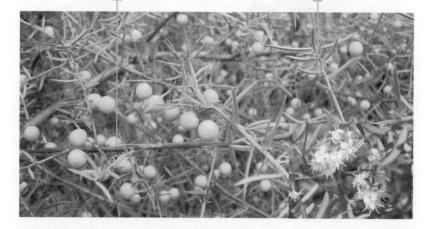

主茎具鳞片状叶，顶端尖长，叶基部伸长为2.5～3厘米硬刺，在分枝上的刺较短或不明显，叶状枝2～3枚簇生叶腋，扁平有棱，镰刀状。

花通常2朵腋生，淡绿色，单性，雌雄异株，雄花花被6，雄蕊6，雌花与雄花大小相似，具6枚退化雌蕊。

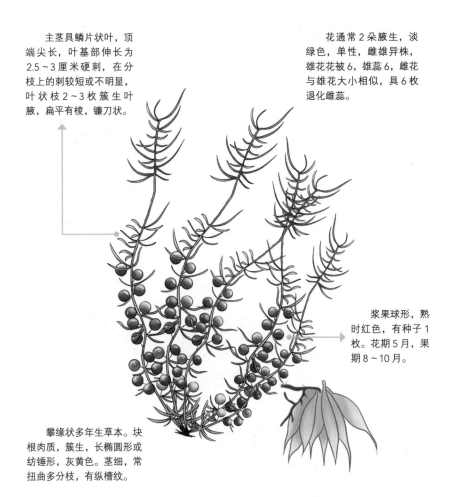

浆果球形，熟时红色，有种子1枚。花期5月，果期8～10月。

攀缘状多年生草本。块根肉质，簇生，长椭圆形或纺锤形，灰黄色。茎细，常扭曲多分枝，有纵槽纹。

精选偏方

①**疝气**：鲜天冬25～50克（去皮）。以水煎服，酒为引。②**催乳**：天冬100克。炖肉服。③**风癫发作（耳如蝉鸣、两胁牵痛）**：天冬（去心、皮）适量。晒干捣为末，酒送服，每日3次。④**心烦**：天冬、麦冬各15克，水杨柳9克。水煎服。⑤**百日咳**：天冬、麦冬各15克，百部根9克，瓜蒌子、橘红各6克。煎2次，1～3岁每次分3顿服；4～6岁每次分2顿服；7～10岁1次服。⑥**诸不足，暖五脏**：天冬、熟地黄、白茯苓各等份。上研为细末，炼蜜为丸如弹子大，每服1丸，温酒调化服。⑦**口疮连年不愈**：天冬（去心）、麦冬（去心）、玄参各等份。共研为细末，炼蜜为丸，如弹子大，每服1丸，嚼化。⑧**扁桃体炎、咽喉肿痛**：天冬、麦冬、板蓝根、桔梗、山豆根各9克，甘草6克。水煎服。

天花粉

别名 花粉、楼根、蒌粉、白药、瑞雪、栝楼根、天瓜粉、屎瓜根、栝蒌粉。

来源 本品为葫芦科植物栝楼 *Trichosanthes kirilowii* Maxim. 或双边栝楼 *Trichosanthes rosthornii* Harms 的干燥根。

生境分布 生长于向阳山坡、石缝、山脚、田野草丛中。产于我国南北各地。

采收加工 秋、冬两季采挖，洗净，除去外皮，切段或纵剖成瓣，干燥。

性味归经 甘、微苦，微寒。归肺、胃经。

功效主治 清热泻火，生津止渴，消肿排脓。主治热病烦渴，肺热燥咳，内热消渴，疔疮肿毒。

用量用法 10 ~ 15 克。

使用注意 孕妇慎用；不宜与川乌、制川乌、草乌、制草乌、附子同用。

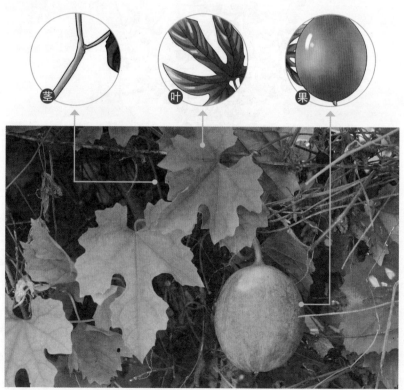

茎　叶　果

叶互生，卵状心形，常掌状 3～5 裂，裂片再分裂，基部心形，两面被毛。

花单性，雌雄异株，雄花 3～8 排，呈总状花序，花冠白色，5 深裂，裂片先端流苏状，雌花单生，子房卵形。

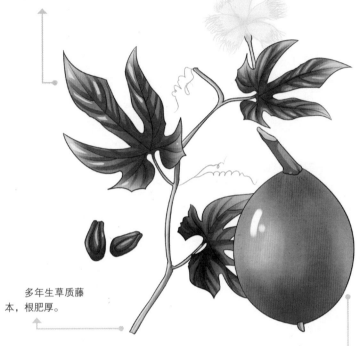

多年生草质藤本，根肥厚。

果实圆球形，成熟时橙红色。花期 5～8 月，果期 8～10 月。

精选偏方

①**肺燥咳嗽、口渴**：天花粉、生地黄、白芍、天冬、麦冬、秦艽各适量。水煎服。②**胃及十二指肠溃疡**：天花粉10克，川贝母6克，鸡蛋壳5个。共研为粉，每次6克，每日3次。③**天疱疮、痱子**：天花粉、金银花、连翘、泽泻、滑石、车前子、赤芍、淡竹叶、甘草各适量。水煎服。④**乳头溃疡**：天花粉6克。研细末，鸡蛋清调敷。⑤**肺热燥咳、干咳带血丝**：天花粉、麦冬各15克，仙鹤草12克。水煎服。⑥**中、晚期小细胞肺癌**：天花粉、川贝母各15克，天冬、党参各20克，白花蛇舌草、猪苓各30克，生牡蛎60克，杏仁10克。水煎取药汁，每日1剂，分2次服用。⑦**虚热咳嗽**：天花粉30克，人参9克。研为末，每服3克，米汤下。⑧**痈肿**：天花粉适量。苦酒熬燥，捣筛之，苦酒和涂纸上摊贴。⑨**小儿忽发黄，面目皮肉并黄**：生天花粉适量。捣取汁二合，蜜一大匙，2味暖相和，分再服。⑩**百合病渴**：天花粉、牡蛎（熬）各等份。研为散，饮服方寸匕。

天南星

别名 南星、白南星、蛇包谷、山苞米、山棒子。

来源 本品为天南星科植物天南星 *Arisaema erubescens* (Wall.) Schott、异叶天南星 *Arisaema heterophyllum* Bl. 或东北天南星 *Arisaema amurense* Maxim. 的干燥块茎。

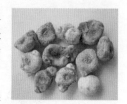

生境分布 生长于丛林之下或山野阴湿处。天南星分布于河南、河北、四川等地；异叶天南星分布于江苏、浙江等地；东北天南星分布于辽宁、吉林等地。

采收加工 秋、冬两季茎叶枯萎时采挖，除去须根及皮，干燥。

性味归经 苦、辛，温；有毒。归肺、肝、脾经。

功效主治 散结消肿。外用治痈疮肿毒，蛇虫咬伤。

用量用法 外用：生品适量，研末，以醋或酒调敷患处。

使用注意 孕妇慎用；生品内服宜慎。

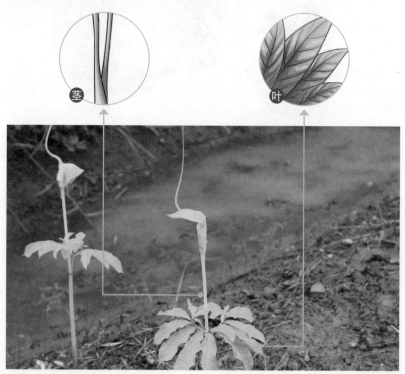

总花梗比叶柄短；佛焰苞绿色和紫色；肉穗花序单性，雌雄异株，雌花序具棒状附属器，下具多数中性花，无花被，子房卵圆形，雄花序的附属器下部光滑，有少数中性花。浆果红色，球形。花期5～6月，果期8月。

叶1枚基生，叶片放射状分裂，披针形至椭圆形，顶端具线形长尾尖，全缘，叶柄长，圆柱形，肉质，下部成鞘，具白色和散生紫色纹斑。

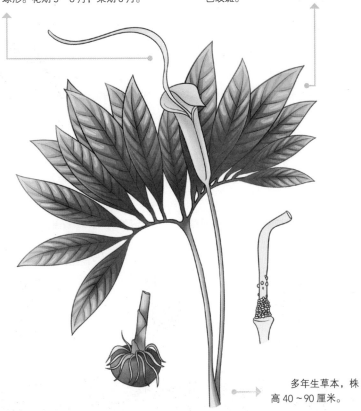

多年生草本，株高40～90厘米。

精选偏方

①痰湿臂痛：天南星、苍术各适量，生姜3片。水煎服。②风痫：天南星适量。九蒸九晒后研为末，姜汁糊丸如梧桐子大，煎人参、石菖蒲汤或麦冬汤下20丸。③诸风口噤：天南星（炮、锉）大人15克、小儿5克，生姜5片，紫苏叶5克。水煎减半，入雄猪胆汁少许，温服。④身面疣子：天南星末适量。醋调涂患处。⑤中风：天南星3克，冰片1.5克，乌梅6克。共研细末搽牙齿。⑥风痰头痛不可忍：天南星（大者，去皮）、小茴香（炒）各等份。研为细末，入盐少许在面内，用淡醋打糊为丸，如梧桐子大，每服30～50丸，食后姜汤下。⑦喉闭：天南星（并生用）、白僵蚕各等份。研为末，以生姜自然汁调一字许，用笔管灌在喉中，仍咬干姜皂子大，引涎出。

天麻

别名 神草、赤箭、离母、木浦、赤箭芝、独摇芝、鬼督邮、定风草。

来源 本品为兰科植物天麻 *Gastrodia elata* Bl. 的干燥块茎。

生境分布 生长于腐殖质较多而湿润的林下，向阳灌木丛及草坡也有。分布于四川、云南、贵州等地。

采收加工 立冬后至次年清明前采挖，立即洗净，蒸透，敞开低温干燥。

性味归经 甘，平。归肝经。

功效主治 息风止痉，平抑肝阳，祛风通络。主治小儿惊风，癫痫，破伤风，头痛头晕，眩晕耳鸣，手足不利，肢体麻木，风湿痹痛。

用量用法 3～10 克。

使用注意 津液衰少，血虚、阴虚者慎用天麻；不可与御风草根同用，否则有令人肠结的危险。

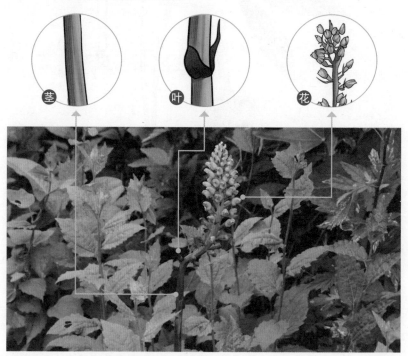

茎　叶　花

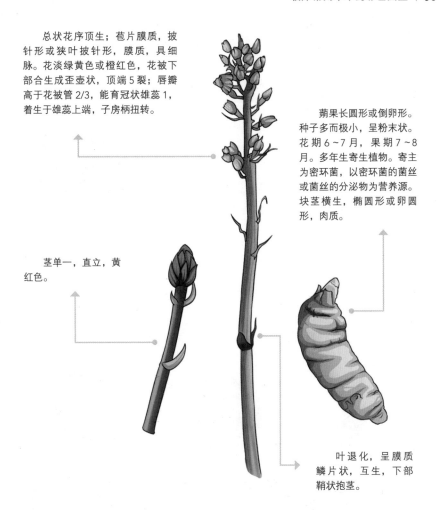

总状花序顶生；苞片膜质，披针形或狭叶披针形，膜质，具细脉。花淡绿黄色或橙红色，花被下部合生成歪壶状，顶端5裂；唇瓣高于花被管2/3，能育冠状雄蕊1，着生于雄蕊上端，子房柄扭转。

蒴果长圆形或倒卵形。种子多而极小，呈粉末状。花期6~7月，果期7~8月。多年生寄生植物。寄主为密环菌，以密环菌的菌丝或菌丝的分泌物为营养源。块茎横生，椭圆形或卵圆形，肉质。

茎单一，直立，黄红色。

叶退化，呈膜质鳞片状，互生，下部鞘状抱茎。

精选偏方

①头晕、肢体疼痛、皮肤瘙痒、偏头痛等：天麻9克，川芎6克。水煎2次，药液混合，早、晚服用，每日1次。②风湿痹、四肢拘挛：天麻25克，川芎100克。共研为末，炼蜜为丸如芡子大，每次嚼服1丸，饭后茶或酒送下。③半身不遂、风湿痹痛、坐骨神经痛、慢性腰腿痛：天麻、杜仲、牛膝各30克，枸杞子50克，羌活20克。切片放入烧酒中，浸泡7日，每次服1小盅，每日2~3次。④妇女风痹，手足不遂：天麻（切）、牛膝、附子、杜仲各60克。上药细锉，以生绢袋盛，用好酒一斗五升，浸经7日，每服温饮下1小盏。⑤心忪烦闷、头晕欲倒、项急、肩背拘倦、神昏多睡、肢节烦痛、皮肤瘙痒、偏正头痛、鼻齆、面目虚浮：天麻15克，川芎60克。研为末，炼蜜丸如芡子大，每食后嚼1丸，茶酒任下。

别名　木梨、木李、木瓜花、木瓜海棠、光皮木瓜。

来源　本品为蔷薇科植物贴梗海棠 *Chaenomeles speciosa* (Sweet) Nakai 的干燥近成熟果实。

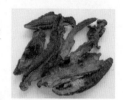

生境分布　生长于山坡地、田边地角、房前屋后。主产于山东、河南、陕西、安徽、江苏、湖北、四川、浙江、江西、广东、广西等地。

采收加工　夏、秋两季果实绿黄时采摘，置沸水中烫至外皮灰白色，对半纵剖，晒干。

性味归经　酸，温。归肝、脾经。

功效主治　舒筋活络，和胃化湿。主治湿痹拘挛，腰膝酸软，关节酸重疼痛，暑湿吐泻，转筋挛痛，脚气水肿。

用量用法　6～9克。

使用注意　无。

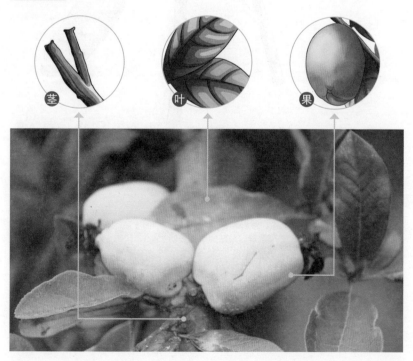

茎　叶　果

花 3~5 朵簇生于二年生枝上，先叶开放，绯红色、稀淡红色或白色；萼筒钟状，基部合生，无毛。

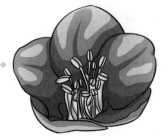

落叶灌木，高达 2 米，小枝无毛，有刺。

叶片卵形至椭圆形，边缘有尖锐重锯齿；托叶大，肾形或半圆形，有重锯齿。

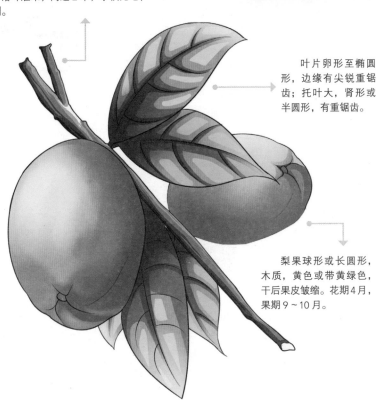

梨果球形或长圆形，木质，黄色或带黄绿色，干后果皮皱缩。花期 4 月，果期 9~10 月。

精选偏方

①吐泻转筋：木瓜干 30 克，吴茱萸（汤七次）15 克，小茴香 0.3 克，甘草（炙）3 克。上锉为散，每服 12 克，水一盏半，姜 3 片，紫苏 10 叶，煎七分，去渣，饭前服。②脚膝筋急痛：木瓜适量。煮令烂，研作浆粥样，用裹痛处，冷即易，一宿三五度，热裹便瘥；煮木瓜时，入一半酒同煮之。

木香

别名　蜜香、五香、青木香、五木香。
来源　本品为菊科植物木香 *Aucklandia lappa* Decne. 的干燥根。

生境分布　生长于高山草地和灌木丛中。木香产于云南、广西者，称为云木香，产于印度、缅甸者，称为广木香。川木香主产四川、西藏等地。

采收加工　秋、冬两季采挖，除去泥沙及须根，切段，大的再纵剖成瓣，干燥后撞去粗皮。

性味归经　辛、苦，温。归脾、胃、大肠、三焦、胆经。

功效主治　行气止痛，健脾消食。主治胸胁、脘腹胀痛，泻痢后重，食积不消，呃逆呕吐，不思饮食。煨木香实肠止泻；主治泄泻腹痛。

用量用法　3～6克。

使用注意　阴虚、津液不足者慎用。

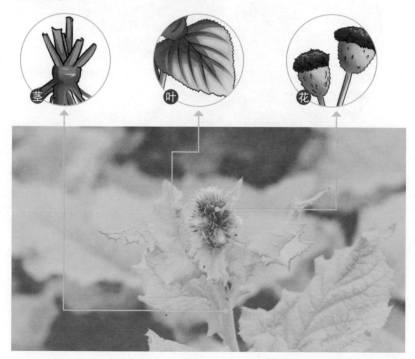

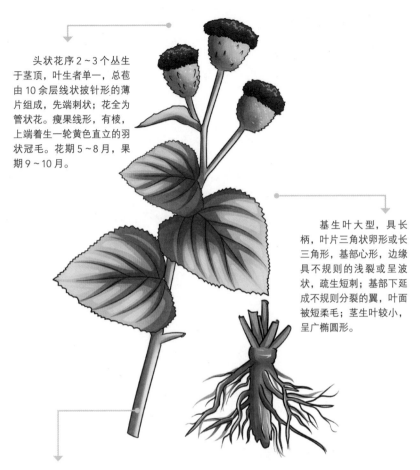

头状花序 2~3 个丛生于茎顶，叶生者单一，总苞由 10 余层线状披针形的薄片组成，先端刺状；花全为管状花。瘦果线形，有棱，上端着生一轮黄色直立的羽状冠毛。花期 5~8 月，果期 9~10 月。

基生叶大型，具长柄，叶片三角状卵形或长三角形，基部心形，边缘具不规则的浅裂或呈波状，疏生短刺；基部下延成不规则分裂的翼，叶面被短柔毛；茎生叶较小，呈广椭圆形。

多年生草本，高 1~2 米。主根粗壮，圆柱形。

精选偏方

①**内灼腹痛**：木香、没药、乳香各 1.5 克。水煎服。②**一切气不和**：木香适量。温水磨浓，热酒调下。③**下痢脓血，里急后重，日夜无度**：木香、大黄、黄芩、黄连各 4.5 克，槟榔 3 克，芍药 30 克，当归 15 克。研为末，每服 9~15 克，水一盏，煎至七分，去渣，温服；如未止，再服，不后重则止。④**腋臭**：木香适量。好醋浸，置腋下夹之。⑤**霍乱转筋**：木香 3 克，木瓜汁 1 盏。上 2 味，以热酒调下，不拘时。⑥**寒疝，以及偏坠、小肠疝痛**：木香、吴茱萸各 3 克，川楝子 9 克，小茴香 1.5 克。水煎服。⑦**恶蛇虺伤**：木香适量。不拘多少，煎水服。

木蝴蝶

别名 纸肉、故纸、千张纸、白玉纸、玉蝴蝶、云故纸、破布子、白故纸

来源 本品为紫葳科植物木蝴蝶 *Oroxylum indicum* (L.) Vent. 的干燥成熟种子。

生境分布 生长于山坡、溪边、山谷及灌木丛中。分布于云南、广西、贵州等地。

采收加工 秋、冬两季采摘成熟果实，暴晒至果实开裂，取出种子，晒干。

性味归经 苦、甘，凉。归肺、肝、胃经。

功效主治 清肺利咽，疏肝和胃。主治肺热咳嗽，喉痹咽痛，音哑，肝胃气痛。

用量用法 1～3克。

使用注意 本品苦寒，脾胃虚弱者慎用。

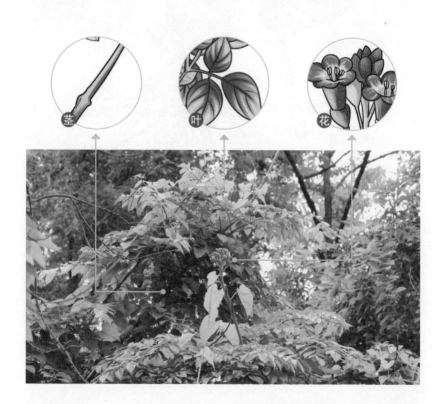

蒴果扁平，长 30～90 厘米，宽 5～8.5 厘米，厚达 1 厘米，边缘稍内弯似马刀，成熟时棕黄色，开裂成 2 片木质的果瓣。种子多数，薄而扁平，卵圆形，有白色透明的膜翅，似蝴蝶。花期夏、秋。

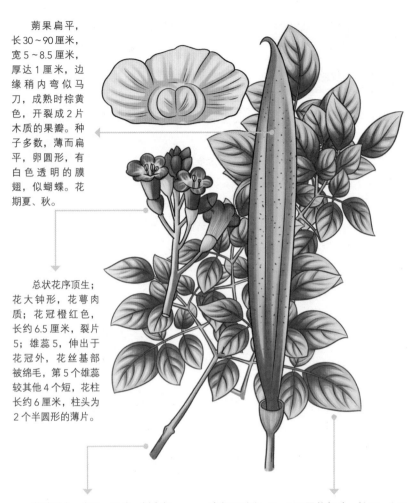

总状花序顶生；花大钟形，花萼肉质；花冠橙红色，长约 6.5 厘米，裂片 5；雄蕊 5，伸出于花冠外，花丝基部被绵毛，第 5 个雄蕊较其他 4 个短，花柱长约 6 厘米，柱头为 2 个半圆形的薄片。

落叶乔木，高 7～12 米。树皮灰色，厚而有皮孔，有细纵裂纹，小枝皮孔极多而突起，叶痕明显而大。

叶交互对生，3～4 回羽状复叶，长 60～160 厘米，宽 20～80 厘米；小叶柄长 5～10 毫米；小叶片椭圆形至宽卵形，长 6～13 厘米，宽 4.5～10 厘米，先端短尾尖，基部圆形或宽楔形而偏斜。

精选偏方

①急性气管炎、百日咳等：木蝴蝶、甘草各 3 克，安南子、桑白皮、款冬花各 9 克，桔梗 4.5 克。水煎，加冰糖 9 克，溶化于药液，制成糖浆，每日数回，频频服之。②肝气痛：木蝴蝶 20～30 张。铜铫上焙干研细，好酒调服。③久咳音哑：木蝴蝶、桔梗、甘草各 6 克。水煎服。

五加皮

别名 五谷皮、南五加皮、红五加皮。

来源 本品为五加科植物细柱五加 *Acanthopanax gracilistylus* W.W.Smith 的干燥根皮。

生境分布 生长于路旁、林缘或灌木丛中。主产于湖北、河南、辽宁、安徽等地。

采收加工 夏、秋两季采挖根部，洗净，剥取根皮，晒干。

性味归经 辛、苦，温。归肝、肾经。

功效主治 祛风除湿，补益肝肾，强筋壮骨，利水消肿。主治风湿痹病，筋骨痿软，小儿行迟，体虚乏力，水肿，脚气。

用量用法 5~10克。

使用注意 阴虚火旺者慎用。

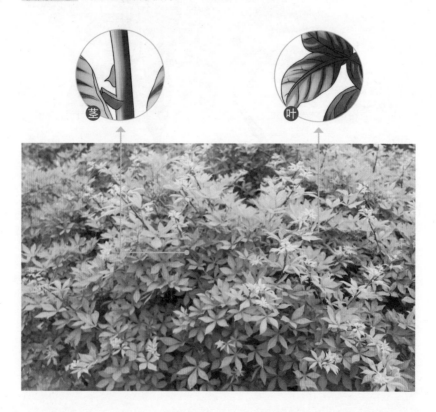

伞形花序单生于叶腋或短枝上，总花梗长2～6厘米，花小，黄绿色，萼齿、花瓣及雄蕊均为5数。

掌状复叶互生，在短枝上簇生，小叶5，稀3～4，中央一片最大，倒卵形或披针形，长3～8厘米，宽1～3.5厘米，边缘有钝细锯齿，上面无毛或沿脉被疏毛，下面有簇毛。

子房下位，2室，花柱2，丝状分离。浆果近球形，侧扁，熟时黑色。

落叶灌木，高2～3米，枝呈灰褐色，无刺或在叶柄部单生扁平刺。

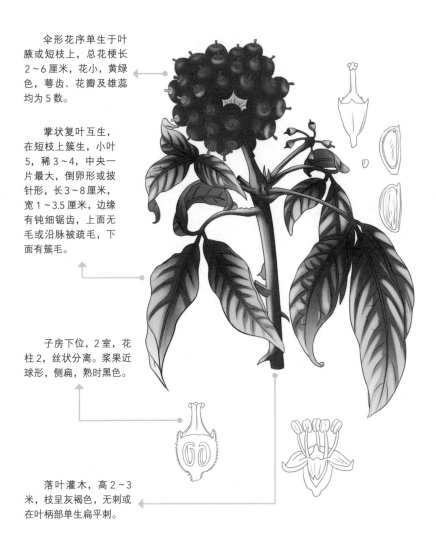

精选偏方

①一切风湿痿痹：五加皮适量。洗刮去骨，煎汁和曲米酿成饮之；或切碎用袋盛，浸酒煮饮；或加当归、牛膝、地榆诸药。②鹤膝风：五加皮240克，当归150克，牛膝120克，无灰酒一斗。煮三炷香，每日2服，以醺为度。③虚劳不足：五加皮、枸杞根皮各一斗。上2味细切，以水一石五斗，煮取汁七斗，分取四斗，浸曲一斗，余三斗用拌饭，下米多少，如常酿法，熟压取服之，多少任意。④阴囊水肿：五加皮9克，仙人头30克。水煎服。⑤皮肤、阴部瘙痒：五加皮适量。煎汤外洗。

五味子
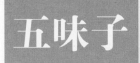

别名 玄及、会及、五味、华中五味子。

来源 本品为木兰科植物五味子 *Schisandra chinensis* (Turcz.) Baill. 的干燥成熟果实。

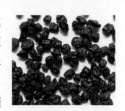

生境分布 生长于半阴阴湿的山沟、灌木丛中。北五味子为传统使用的正品。分布于东北、内蒙古、河北、山西等地。南五味子多产于长江流域以南及西南地区。

采收加工 秋季果实成熟时采摘，晒干或蒸后晒干，除去果梗和杂质。

性味归经 酸、甘，温。归肺、心、肾经。

功效主治 收敛固涩，益气生津，补肾宁心。主治久嗽虚喘，久泻不止，梦遗滑精，遗尿尿频，自汗盗汗，津伤口渴，内热消渴，胸中烦热，心悸失眠。

用量用法 2～6克。

使用注意 本品酸涩收敛，凡新病、实邪者不宜用。

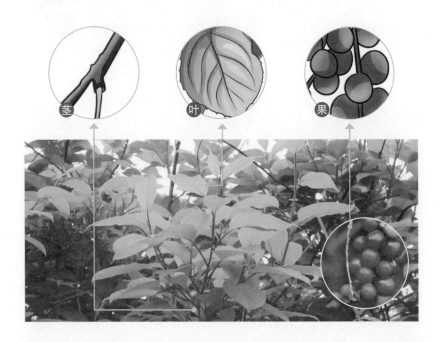

茎　叶　果

花单性，雌雄异株；雄花具长梗，花被6~9，椭圆形，雄蕊5，基部合生；雌花花被6~9，雌蕊多数，螺旋状排列在花托上，子房倒梨形，无花柱，受粉后花托逐渐延长，呈穗状。

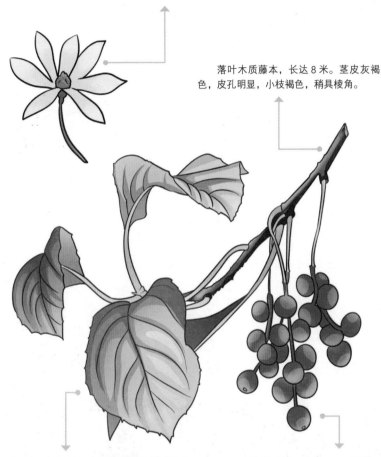

落叶木质藤本，长达8米。茎皮灰褐色，皮孔明显，小枝褐色，稍具棱角。

叶互生，柄细长；叶片薄而带膜质；卵形、阔倒卵形至阔椭圆形，长5~11厘米，宽3~7厘米，先端尖，基部楔形、阔楔形至圆形，边缘有小齿牙，上面绿色，下面淡黄色，有芳香。

浆果球形，直径5~7毫米，成熟时呈深红色，内含种子1~2枚。花期5~7月，果期8~9月。

精选偏方

①肾虚遗精、滑精、虚羸少气：五味子250克。加水适量煎熬取汁，浓缩成稀膏，再加适量蜂蜜，小火煎沸待冷备用；每次1~2匙，空腹时以沸水冲服。②痰嗽并喘：五味子、白矾各等份。研为末，每服9克，以生猪肺炙熟，蘸末细嚼，白汤下。③失眠：五味子6克，丹参15克，远志3克。水煎服，午休及晚上睡前各服1次。④神经衰弱：五味子15~25克。水煎服；或五味子50克，300毫升白酒浸泡7日，每次饮酒1盅。

太子参

别名 童参、米参、孩儿参、双批七、四叶参。

来源 本品为石竹科植物孩儿参 *Pseudostellaria heterophylla* (Miq.) Pax ex Pax et Hoffm. 的干燥块根。

生境分布 生长于林下富腐殖质的深厚土壤中。分布于江苏、安徽、山东等地。

采收加工 夏季茎叶大部分枯萎时采挖，洗净，除去须根，置于沸水中略烫，晒干或直接晒干。

性味归经 甘、微苦，平。归脾、肺经。

功效主治 益气健脾，生津润肺。主治脾虚体倦，食欲不振，病后虚弱，气阴不足，自汗口渴，心悸怔忡，肺燥干咳。

用量用法 9～30 克。

使用注意 邪实之证慎用。

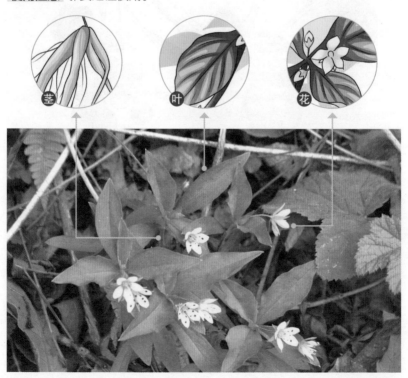

茎　叶　花

花两型，茎下部腋生小的闭锁花，5 花瓣；茎端的花大型，披针形。蒴果近球形。花期 4 月，果期 5~6 月。

叶对生，下部的叶片窄小，长倒披针形，叶基渐狭，全缘；上部的叶片较大，卵状披针形或菱状卵形，叶基渐狭成楔形，叶缘微波状；茎顶端 2 对叶稍密集，叶大，呈十字形排列。

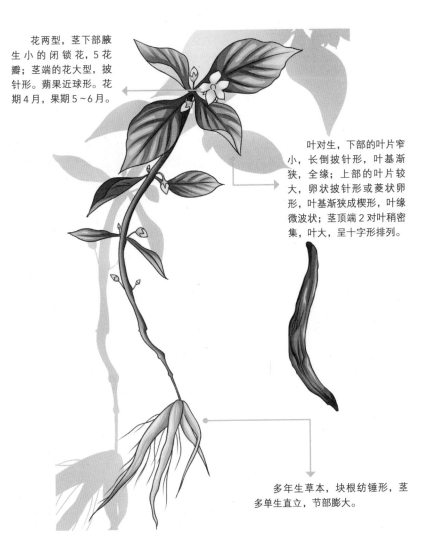

多年生草本，块根纺锤形，茎多单生直立，节部膨大。

精选偏方

①胁痛：太子参、黄芪、茵陈、金钱草、茜草各 15 克，丹参、郁金、白术各 12 克，茯苓、川楝子、延胡索、神曲各 10 克，厚朴 9 克，鸡内金 6 克，甘草 3 克。水煎服。②自汗：太子参 9 克，浮小麦 15 克。水煎服。③肺癌：太子参 15 克，鱼腥草、白英各 30 克，北沙参、海藻、麦冬各 12 克，桔梗 9 克。水煎服，每日 1 剂。

车前草

别名 车轮菜、猪肚菜、灰盆草、车轱辘菜。

来源 本品为车前科植物车前 *Plantago asiatica* L. 或平车前 *Plantago depressa* Willd. 的干燥全草。

生境分布 生长在山野、路旁、花圃、菜圃以及池塘边、河边等地。分布中国各地。

采收加工 夏季采挖，除去泥沙，晒干。

性味归经 甘，寒。归肝、肾、肺、小肠经。

功能主治 清热利尿通淋，祛痰，凉血，解毒。主治热淋涩痛，水肿尿少，淋浊带下，暑湿泄泻，痰热咳嗽，吐血衄血，肝热目赤，咽喉肿痛，痈肿疮毒。

用量用法 9～30克。

使用注意 凡内伤劳倦、阳气下陷、肾虚精滑及内无湿热者，慎服。

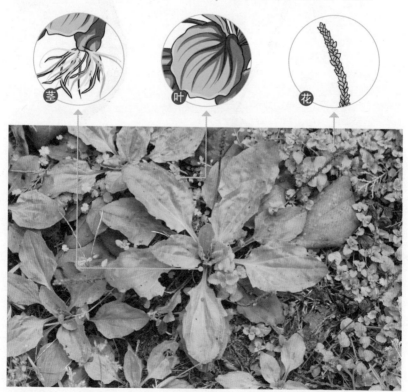

茎　叶　花

花茎数个，高 12～50 厘米，具棱角，有疏毛；穗状花序为花茎的 2/5～1/2；花淡绿色，每花有宿存苞片 1，三角形；花萼 4，基部稍合生，椭圆形或卵圆形，宿存；花冠小，膜质，花冠管卵形，先端 4 裂，裂片三角形，向外反卷；雄蕊 4，着生在花冠筒近基部处，与花冠裂片互生，花药长圆形，2 室，先端有三角形突出物，花丝线形；雌蕊 1，子房上位，卵圆形，2 室（假 4 室），花柱 1，线形，有毛。

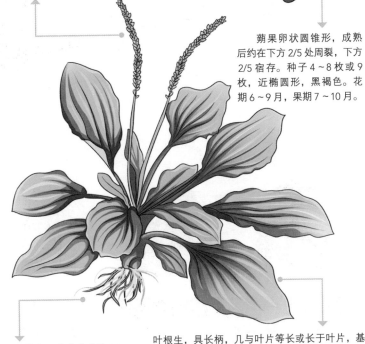

蒴果卵状圆锥形，成熟后约在下方 2/5 处周裂，下方 2/5 宿存。种子 4～8 枚或 9 枚，近椭圆形，黑褐色。花期 6～9 月，果期 7～10 月。

多年生草本，连花茎高达 50 厘米，具须根。

叶根生，具长柄，几与叶片等长或长于叶片，基部扩大；叶片卵形或椭圆形，长 4～12 厘米，宽 2～7 厘米，先端尖或钝，基部狭窄成长柄，全缘或呈不规则波状浅齿，通常有 5～7 条弧形脉。

精选偏方

①**尿血**：车前草适量。捣绞，取汁五合，空腹服之；或车前、地骨皮、墨旱莲各 9 克，炖汤服。②**带下病**：车前草 9 克。捣烂，用糯米淘米水兑服。③**热痢**：车前草适量。捣绞取汁一盅，入蜜一合，同煎一二沸，分温二服。④**泄泻**：车前草 12 克，铁马鞭 6 克。共捣烂，冲凉水服。⑤**黄疸**：车前草 15 克，观音螺 30 克。加酒一杯炖服。⑥**流行性腮腺炎**：车前草 30～60 克（干品 15～30 克）。水煎服。⑦**慢性支气管炎**：车前草 30 克，百部 15 克。水煎服。⑧**肾盂肾炎**：车前草 30 克，金银花、黄连、黄柏、紫花地丁各 12 克，蒲公英、鱼腥草各 20 克，甘草 6 克。每日 1 剂，水煎，早、晚各服 1 次。

瓦松

别名 瓦花、瓦玉、屋松、岩笋、塔松、瓦霜、向天草、昨叶荷草。

来源 本品为景天科植物瓦松 *Orostachys fimbriata* (Turcz.) Berg. 的干燥地上部分。

生境分布 生长于屋顶、墙头及石上。全国各地均有分布。

采收加工 夏、秋两季花开时采收，除去根及杂质，晒干。

性味归经 酸、苦，凉。归肝、肺、脾经。

功效主治 凉血止血，解毒敛疮。主治血痢，便血，痔血，疮口久不愈合。

用量用法 3~9克。外用：适量，研末涂敷患处。

使用注意 脾胃虚寒者忌用。

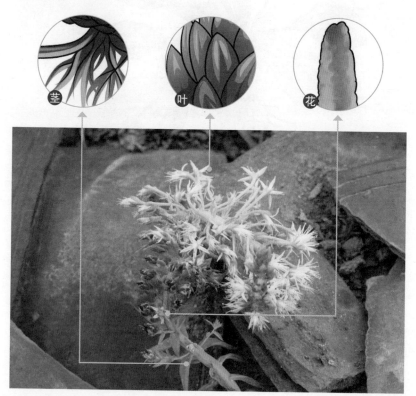

茎　叶　花

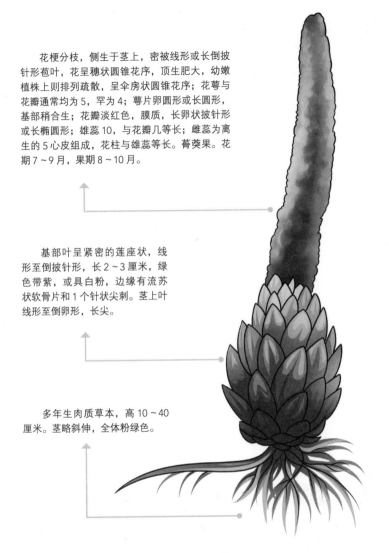

花梗分枝，侧生于茎上，密被线形或长倒披针形苞叶，花呈穗状圆锥花序，顶生肥大，幼嫩植株上则排列疏散，呈伞房状圆锥花序；花萼与花瓣通常均为5，罕为4；萼片卵圆形或长圆形，基部稍合生；花瓣淡红色，膜质，长卵状披针形或长椭圆形；雄蕊10，与花瓣几等长；雌蕊为离生的5心皮组成，花柱与雄蕊等长。蓇葖果。花期7~9月，果期8~10月。

基部叶呈紧密的莲座状，线形至倒披针形，长2~3厘米，绿色带紫，或具白粉，边缘有流苏状软骨片和1个针状尖刺。茎上叶线形至倒卵形，长尖。

多年生肉质草本，高10~40厘米。茎略斜伸，全体粉绿色。

精选偏方

①热毒酒积、肠风血痢：瓦松400克（捣汁，和酒200毫升），白芍药、炮姜末各25克。煎至一半，空腹饮。②疟疾：鲜瓦松25克，烧酒50毫升。隔水炖汁，于早晨空腹时服，连服1~3剂。③火淋、白浊：瓦松适量。熬水调白糖服。④湿疹：瓦松（晒干）适量。烧灰研末，合茶油调抹，止痛止痒。⑤小便沙淋：瓦松适量。煎浓汤，趁热熏洗少腹。⑥痔疮：鲜瓦松适量。煎水熏洗患处。⑦灸疮，恶疮久不敛：瓦松（阴干）适量。研为末，先以槐枝、葱白汤洗，后掺之。⑧唇裂生疮：瓦松、生姜各适量。入盐少许捣涂。⑨牙龈肿痛：瓦松、白矾各等份。水煎漱之。

牛膝

别名 牛茎、百倍、土牛膝、怀牛膝、淮牛膝、红牛膝。

来源 本品为苋科植物牛膝 *Achyranthes bidentata* Bl. 的干燥根。

生境分布 生长于海拔 200～1750 米的地区，常生长在山坡林下。分布于中国除东北外全国各地。

采收加工 冬季茎叶枯萎时采挖，除去须根和泥沙，捆成小把，晒至干皱后将顶端切齐，晒干。

性味归经 苦、甘、酸，平。归肝、肾经。

功效主治 逐瘀通经，补肝肾，强筋骨，利尿通淋，引血下行。主治经闭，痛经，腰膝酸痛，筋骨无力，淋证，水肿，头痛，眩晕，牙痛，口疮，吐血，衄血。

用量用法 5～12 克。

使用注意 孕妇慎用。

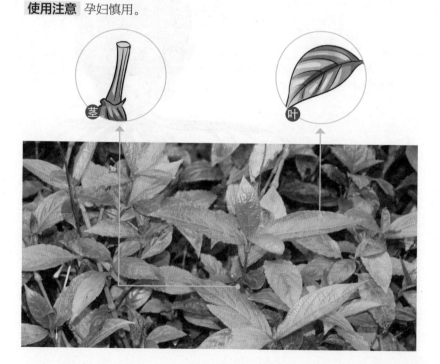

茎　叶

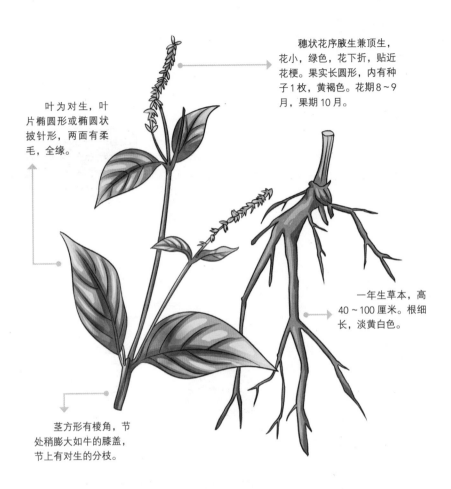

穗状花序腋生兼顶生，花小，绿色，花下折，贴近花梗。果实长圆形，内有种子1枚，黄褐色。花期8～9月，果期10月。

叶为对生，叶片椭圆形或椭圆状披针形，两面有柔毛，全缘。

一年生草本，高40～100厘米。根细长，淡黄白色。

茎方形有棱角，节处稍膨大如牛的膝盖，节上有对生的分枝。

精选偏方

①血瘀闭经：牛膝、红花、桃仁、香附、当归各9克。水煎服。②尿道结石：牛膝30克，乳香9克。水煎服，重症每6小时1剂，轻症每日1～2剂。③功能失调性子宫出血：牛膝30～45克。每日水煎顿服或分2次服。④乳糜尿：牛膝90～120克，芹菜种子45～60克。水煎2次混匀，分2～3次服，一般连用3～4剂。⑤术后肠粘连：牛膝、木瓜各50克。浸泡于500毫升白酒中，7日后即可饮用；每晚睡前饮用1次，以能耐受为度。⑥胎位不正：牛膝、川芎、附子各10克，党参25克，当归15克，升麻3克。水煎服。⑦口中及舌上生疮：牛膝适量。酒渍含漱之，无酒者空含亦佳。⑧风湿痹，腰痛少力：牛膝（去苗）、山茱萸各30克，桂心0.9克。上件药，捣细罗为散，每于食前，以温酒调下6克。⑨消渴不止、下元虚损：牛膝150克。细锉，研为末，生地黄汁5000毫升，浸，昼曝夜浸，汁尽为度，蜜丸桐子大，空心温酒下30丸。⑩痿痹，补虚损，壮筋骨，除久疟：牛膝适量。煎汁和曲米酿酒，或切碎袋盛浸酒，煮饮之。

升麻

别名 龙眼根、莽牛卡架、窟窿牙根。

来源 本品为毛茛科植物大三叶升麻 *Cimicifuga heracleifolia* Kom.、兴安升麻 *Cimicifuga dahurica* (Turcz.) Maxim. 或升麻 *Cimicifuga foetida* L. 的干燥根茎。

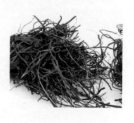

生境分布 生长于山坡、沙地。植物大三叶升麻的根茎为药材关升麻，分布于辽宁、吉林、黑龙江；植物兴安升麻的根茎为药材北升麻，分布于辽宁、黑龙江、河北、山西；植物升麻的根茎为药材西升麻或称川升麻，分布于陕西、四川。

采收加工 秋季采挖，除去泥沙，晒至须根干时，燎去或除去须根，晒干。

性味归经 辛、微甘，微寒。归肺、脾、胃、大肠经。

功效主治 发表透疹，清热解毒，升举阳气。主治风热感冒，头痛，齿痛，口舌生疮，咽喉肿痛，麻疹不透，阳毒发斑，脱肛，子宫脱垂。

用量用法 3～10 克。

使用注意 麻疹疹出已透、阴虚火旺、肝阳上亢、上盛下虚者忌用。

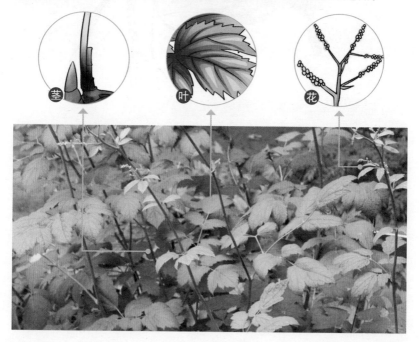

茎　叶　花

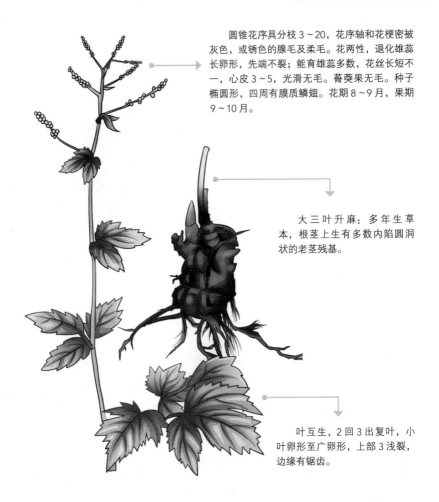

圆锥花序具分枝 3 ~ 20，花序轴和花梗密被灰色，或锈色的腺毛及柔毛。花两性，退化雄蕊长卵形，先端不裂；能育雄蕊多数，花丝长短不一，心皮 3 ~ 5，光滑无毛。蓇葖果无毛。种子椭圆形，四周有膜质鳞翅。花期 8 ~ 9 月，果期 9 ~ 10 月。

大三叶升麻：多年生草本，根茎上生有多数内陷圆洞状的老茎残基。

叶互生，2 回 3 出复叶，小叶卵形至广卵形，上部 3 浅裂，边缘有锯齿。

精选偏方

①**麻疹、斑疹不透**：升麻、赤芍、甘草各 5 克，葛根 10 克。水煎服。②**喉痹作痛**：升麻片适量。含咽；或以 15 克煎服取吐。③**口热生疮**：升麻 30 株，黄连 18 株。研为末，绵裹含，咽汁。④**雷头风、头面疙瘩肿痛，憎寒壮热，状如伤寒**：升麻、苍术各 25 克，荷叶 1 枚。水煎服。⑤**咽喉闭塞、津液不通**：升麻 25 克，马蔺子、白矾、马牙硝、玄参各 0.5 克。将上药捣罗为末，炼蜜和丸如棟子大，用薄绵裹，常含 1 丸咽津。⑥**热痹瘙痒**：升麻适量。煎汤饮；并洗之。⑦**血崩**：升麻、柴胡各 1.5 克，川芎、白芷各 3 克，荆芥穗、当归各 18 克。水二碗，煎一碗，食远服，即止，多不过五六服。⑧**胃热齿痛**：升麻适量。煎汤，热漱咽之。⑨**小儿痘、瘖疹不明，发热头痛，伤风咳嗽，乳蛾疟腮**：升麻、甘葛、桔梗、薄荷各 1.5 克，前胡、栀子各 2.4 克，黄芩、炒牛蒡子、川芎各 3 克，甘草 0.9 克。用灯心草适量煎服。

月季花

别名 月记、四季花、月贵花、斗雪红、月贵红、月月开、月月花。

来源 本品为蔷薇科植物月季 *Rosa chinensis* Jacq. 的干燥花。

生境分布 生长于山坡或路旁。全国各地大多有栽培。分布于江苏、山东、山西、湖北等地。

采收加工 全年均可采收，花微开时采摘，阴干或低温干燥。

性味归经 甘，温。归肝经。

功效主治 活血调经，疏肝解郁。主治气滞血瘀，月经不调，痛经，闭经，胸胁胀痛。

用量用法 3~6 克。

使用注意 多服久用，可能引起便溏腹泻，脾胃虚弱者及孕妇慎用。

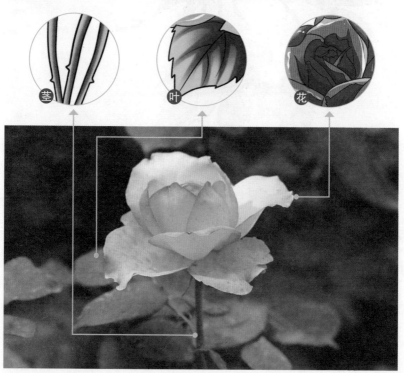

茎　叶　花

花通常数朵簇生，稀单生，红色或玫瑰色，重瓣；总苞2，披针形，先端长尾状，表面有毛，边缘有腺毛；花萼5，向下反卷，有长尾状锐尖头，常羽状裂，外面光滑，内面密被白色绵毛；花瓣倒卵形，先端圆形，脉纹明显，呈覆瓦状排列；雄蕊多数，着生于花萼筒边缘的花盘上；雌蕊多数，包于壶状花托的底部，子房有毛。果实卵形或陀螺形。花期5~9月。

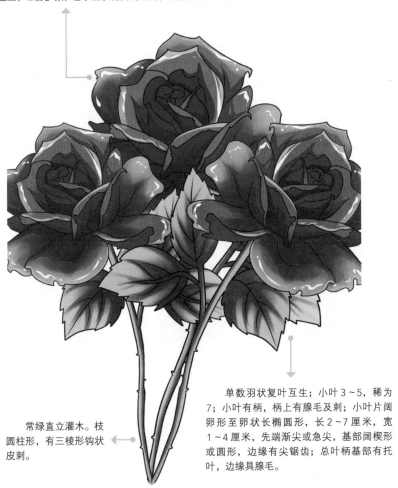

单数羽状复叶互生；小叶3~5，稀为7；小叶有柄，柄上有腺毛及刺；小叶片阔卵形至卵状长椭圆形，长2~7厘米，宽1~4厘米，先端渐尖或急尖，基部阔楔形或圆形，边缘有尖锯齿；总叶柄基部有托叶，边缘具腺毛。

常绿直立灌木。枝圆柱形，有三棱形钩状皮刺。

精选偏方

①月经不调、痛经：月季花、益母草各9克。水煎服。②肺虚咳嗽、咯血：月季花适量。同冰糖炖服。③筋骨疼痛、脚膝肿痛、跌扑损伤：月季花瓣适量。干研末，每服3克，酒冲服。④产后阴挺：月季花30克。炖红酒服。⑤瘰疬未破：月季花头6克，沉香15克，芫花（炒）9克。锉碎，入大鲫鱼腹中，以鱼肠封固，酒水各一盏，煮熟食之。

丹参

别名	赤参、山参、红参、郄蝉草、木羊乳、奔马草、紫丹参、活血根。
来源	本品为唇形科植物丹参 *Salvia miltiorrhiza* Bge. 的干燥根和根茎。

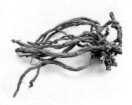

生境分布 生长于山坡、林下草地或沟边。分布于辽宁、河北、山西、陕西、宁夏、甘肃、山东、江苏、安徽、浙江、福建、江西、河南、湖北、湖南、四川、贵州等地。

采收加工 春、秋两季采挖，除去泥沙，干燥。

性味归经 苦，微寒。归心、肝经。

功效主治 活血化瘀，通经止痛，清心除烦，凉血消痈。主治胸痹心痛，胸胁刺痛，脘腹疼痛，癥瘕积聚，热痹疼痛，心烦不眠，月经不调，痛经经闭，疮疡肿痛。

用量用法 10~15 克。

使用注意 不宜与藜芦同用。

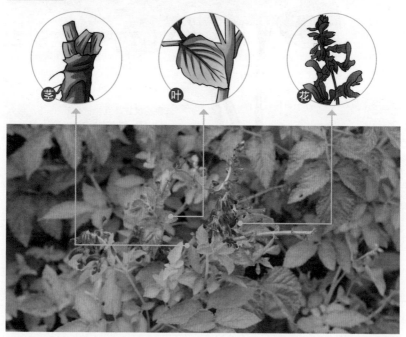

茎　叶　花

轮伞花序组成顶生或腋生的总状花序，每轮有花 3～10，下部者疏离，上部者密集；苞片披针形，上面无毛，下面略被毛；花萼近钟状，紫色；花冠二唇形，蓝紫色，长 2～2.7 厘米，上唇直立，呈镰刀状，先端微裂，下唇较上唇短，先端 3 裂，中央裂片较两侧裂片长且大；发育雄蕊 2，着生于下唇的中部，伸出花冠外，退化雄蕊 2，线形，着生于上唇喉部的两侧，花药退化成花瓣状；花盘前方稍膨大；子房上位，4 深裂，花柱细长，柱头 2 裂，裂片不等。小坚果长圆形，熟时棕色或黑色，长约 3.2 厘米，径约 1.5 毫米，包于宿萼中。花期 5～8 月，果期 8～9 月。

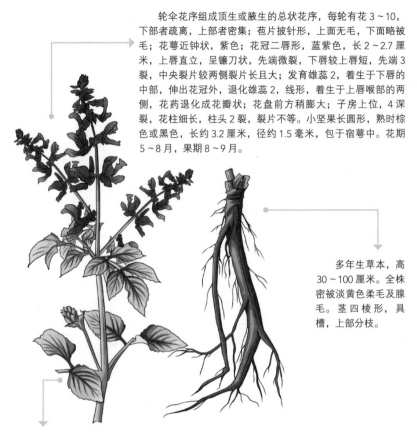

多年生草本，高 30～100 厘米。全株密被淡黄色柔毛及腺毛。茎四棱形，具槽，上部分枝。

叶对生，奇数羽状复叶；叶柄长 1～7 厘米；小叶通常 5，稀 3 或 7，顶端小叶最大，侧生小叶较小，小叶片卵圆形至宽卵圆形，长 2～7 厘米，宽 0.8～5 厘米，先端急尖或渐尖，基部斜圆形或宽楔形，边具圆锯齿，两面密被白色柔毛。

精选偏方

①月经不调、腹痛、腰背痛：丹参适量。研末，每次 6 克，每日 2 次。②慢性胃炎、胃及十二指肠溃疡，胃神经官能症对于气滞血瘀、上腹疼痛者：丹参 30 克，檀香、砂仁各 5 克。水煎服。③痛经：丹参 15 克，郁金 6 克。水煎，每日 1 剂，分 2 次服。④急、慢性肝炎、两胁作痛：丹参、郁金、板蓝根各 9 克，茵陈 15 克。水煎服。⑤寒疝，小腹及阴中相引痛，自汗出欲死：丹参 15 克。锉，捣细罗为散，每服，以热酒调下 6 克。⑥神经衰弱：丹参 15 克，五味子 30 克。水煎服。⑦月经不调：紫丹参 300 克。切薄片，于烈日中晒脆，为细末，用好酒泛为丸，每服 9 克，清晨开水送下。⑧腹中包块：丹参、三棱、莪术各 9 克，皂角刺 3 克。水煎服。⑨经血涩少，产后瘀血腹痛，闭经腹痛：丹参、益母草、香附各 9 克。水煎服。⑩心腹诸痛，属半虚半实者：丹参 30 克，白檀香、砂仁各 4.5 克。水煎服。

巴戟天

别 名 糠藤、黑藤钻、鸡肠风、兔仔肠、鸡眼藤、三角藤。

来 源 本品为茜草科植物巴戟天 *Morinda officinalis* How 的干燥根。

生境分布 生长于山谷、溪边或林下。主产广东高要、德庆，广西苍梧等地。

采收加工 全年均可采挖，洗净，除去须根，晒至六七成干，轻轻捶扁，晒干。

性味归经 甘、辛、微温。归肾、肝经。

功效主治 补肾阳，强筋骨，祛风湿。主治阳痿遗精，宫冷不孕，月经不调，少腹冷痛，风湿痹痛，筋骨痿软。

用量用法 3～10 克。

使用注意 阴虚火旺者不宜单用。

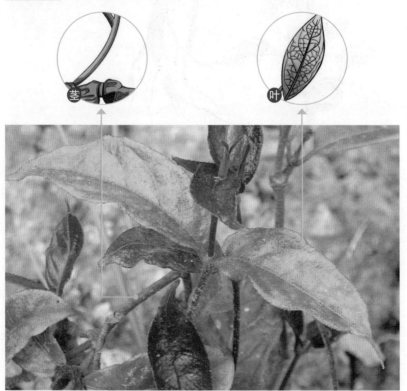

头状花序，有花 2～10，排列于枝端，花序梗被污黄色短粗毛，花萼先端有不规则的齿裂或近平截，花冠白色，肉质；子房下位，4 室，花柱纤细，2 深裂，藏于花冠内。

叶对生，叶片长椭圆形，全缘，叶缘常有稀疏的短毛，下面中脉被短粗毛，托叶鞘状。

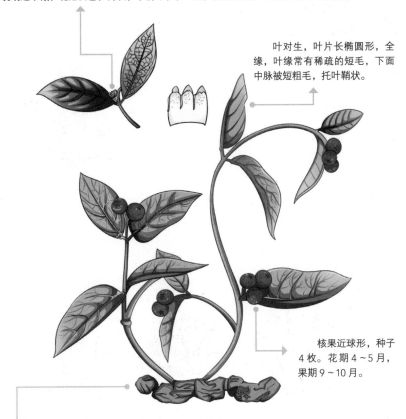

核果近球形，种子 4 枚。花期 4～5 月，果期 9～10 月。

藤状灌木。根肉质肥厚，圆柱形，呈结节状，茎有纵棱，小枝幼时有褐色粗毛。

精选偏方

①老人衰弱、足膝痿软：巴戟天、熟地黄各 10 克，人参 4 克（或党参 10 克），菟丝子、补骨脂各 6 克，小茴香 2 克。水煎服，每日 1 剂。②遗尿、小便不禁：巴戟天、覆盆子各 12 克，益智 10 克。水煎服，每日 1 剂。③虚羸阳道不举、五劳七伤百病：巴戟天、生牛膝各 900 克。以酒五斗浸之，去渣温服，常令酒气相及，勿至醉吐。④白浊：巴戟天（去心，酒浸煮）、菟丝子（酒煮一日，焙干）、补骨脂（炒）、鹿茸、山药、赤石脂、五味子各 30 克。上研为末，酒糊丸，空心盐汤下。⑤风冷腰胯疼痛，行步不得：巴戟天、羌活、桂心、五加皮、干姜（炮裂，锉）各 45 克，牛膝（去苗）90 克，杜仲（去粗皮，炙微黄，锉）60 克。上药捣罗为末，炼蜜和捣三二百杵，丸如梧桐子大，每于食前，以温酒饮下 30 丸。

别名	美草、密甘、密草、国老、粉草、甜根子、甜草根、粉甘草、红甘草。
来源	本品为豆科植物甘草 *Glycyrrhiza uralensis* Fisch.、胀果甘草 *Glycyrrhiza inflata* Bat. 或光果甘草 *Glycyrrhiza glabra* L. 的干燥根及根茎。

生境分布 生长于干旱、半干旱的荒漠草原、沙漠边缘和黄土丘陵地带。分布于内蒙古、山西、甘肃、新疆等地，以内蒙古所产者品质最优。

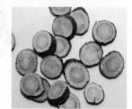

采收加工 春、秋两季采挖，除去须根，晒干。

性味归经 甘，平。归心、肺、脾、胃经。

功效主治 补脾益气，清热解毒，祛痰止咳，缓急止痛，调和诸药。主治脾胃虚弱，倦怠乏力，心悸气短，咳嗽痰多，脘腹、四肢挛急疼痛，痈肿疮毒，缓解药物毒性、烈性。

用量用法 2～10 克。

使用注意 不宜与海藻、京大戟、红大戟、甘遂、芫花同用。

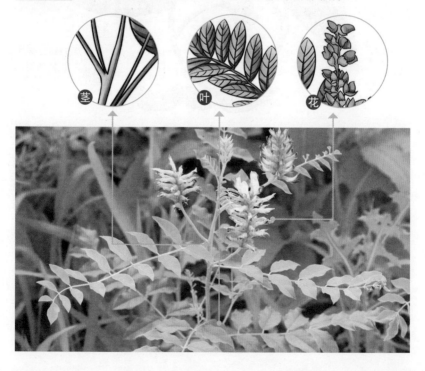

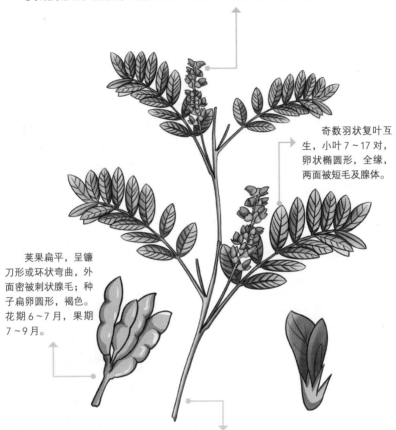

总状花序腋生，花密集；花萼钟状，外被短毛或刺状腺体；花冠蝶形，紫红色或蓝紫色。

奇数羽状复叶互生，小叶 7～17 对，卵状椭圆形，全缘，两面被短毛及腺体。

荚果扁平，呈镰刀形或环状弯曲，外面密被刺状腺毛；种子扁卵圆形，褐色。花期 6～7 月，果期 7～9 月。

多年生草本植物，高 30～80 厘米，根茎多横走，主根甚发达。外皮红棕色或暗棕色。茎直立，有白色短毛和刺毛状腺体。

精选偏方

①**消化性溃疡**：甘草粉适量。口服，每次 3～5 克，每日 3 次。②**原发性血小板减少性紫癜**：甘草 12～20 克。水煎，早、晚分服。③**室性期前收缩**：生甘草、炙甘草、泽泻各 30 克。水煎服，每日 2 剂，早、晚分服。④**肺结核**：甘草 50 克。每日 1 剂，煎汁，分 3 次服用。⑤**伤寒咽痛（少阴症）**：甘草 60 克。蜜水炙过，加水 2000 毫升煮成 1500 毫升，每服五合，每日服 2 次。⑥**痘疮烦渴**：甘草（炙）、瓜蒌根各等份。水煎服。⑦**肺痿（头昏眩，吐涎沫，小便频数，但不咳嗽）**：炙甘草 120 克，炮干姜 60 克。水 3000 毫升，煮成 1500 毫升，分次服。⑧**口疮**：甘草 2 寸，白矾 1 块（如粟米大）。同放口中细嚼，汁咽下。⑨**失眠、烦热、心悸**：甘草 3 克，石菖蒲 1.5～3 克。水煎服，每日 1 剂，分 2 次内服。

艾叶

别名 冰台、艾蒿、医草、蕲艾、艾蓬、野莲头、阿及艾、狼尾蒿子。

来源 本品为菊科植物艾 *Artemisia argyi* Lévl.et Vant. 的干燥叶。

生境分布 生长于荒地、林缘，有栽培。全国大部分地区均产，以湖北蕲春产者为佳。

采收加工 夏季花未开时采摘，除去杂质，晒干。

性味归经 辛、苦，温；有小毒。归肝、脾、肾经。

功效主治 温经止血，散寒止痛，外用祛湿止痒。主治吐血，衄血，便血，崩漏，月经过多，胎漏下血，少腹冷痛，经寒不调，痛经，宫冷不孕，心腹冷痛，久泻久痢；外治皮肤瘙痒。

用量用法 3~9克。外用：适量，供灸治或熏洗用。

使用注意 阴虚血热者慎用。

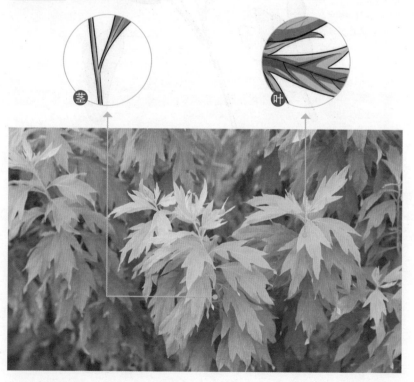

茎

叶

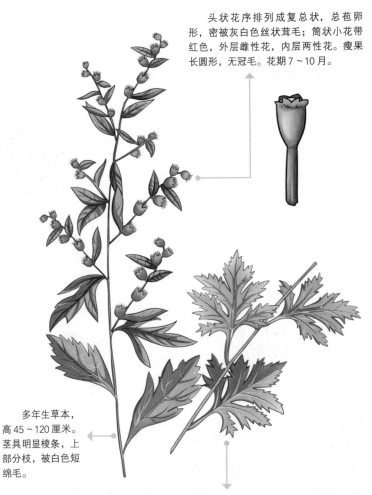

头状花序排列成复总状，总苞卵形，密被灰白色丝状茸毛；筒状小花带红色，外层雌性花，内层两性花。瘦果长圆形，无冠毛。花期7～10月。

多年生草本，高45～120厘米。茎具明显棱条，上部分枝，被白色短绵毛。

单叶，互生，茎中部叶卵状三角形或椭圆形，有柄，羽状深裂，两侧2对裂片椭圆形至椭圆状披针形，中间又常3裂，裂片边缘均具锯齿，上面暗绿色，密布小腺点，稀被白色柔毛，下面灰绿色，密被白色茸毛；茎顶部叶全缘或3裂。

精选偏方

①脾胃冷痛：艾叶10克。研为末，水煎服。②鼻血不止：艾叶适量。水煎服。③湿疹：艾叶炭、枯矾、黄柏各等份。共研细末，用香油调膏，外敷。④皮肤湿疹瘙痒：艾叶30克。煎煮后用水洗患处。⑤肠炎、急性尿路感染、膀胱炎：艾叶、辣蓼各6克，车前48克。水煎服，每日1剂，早、晚各服1次。⑥功能失调性子宫出血、产后出血：艾叶炭30克，蒲黄、蒲公英各15克。每日1剂，煎服2次。

石韦

别名	石皮、石剑、潭剑、金星草、生扯拢、虹霓剑草。
来源	本品为水龙骨科植物庐山石韦 *Pyrrosia sheareri* (Bak.) Ching、石韦 *Pyrrosia lingua* (Thunb.) Farwell 或有柄石韦 *Pyrrosia petiolosa* (Christ) Ching 的干燥叶。

生境分布 生长于山野的岩石上或树上。主产长江以南各地。

采收加工 全年均可采收，除去根茎及根，晒干或阴干。

性味归经 甘、苦，微寒。归肺、膀胱经。

功效主治 利尿通淋，清肺止咳，凉血止血。主治热淋，血淋，石淋，小便不通，淋沥涩痛，肺热喘咳，吐血，衄血，尿血，崩漏。

用量用法 6～12 克。

使用注意 阴虚及无湿热者忌服。

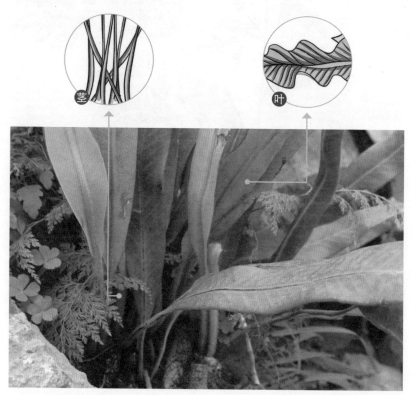

茎

叶

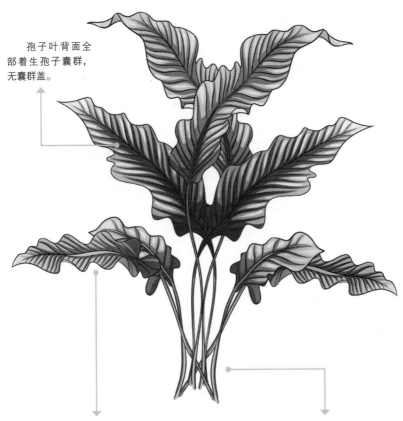

孢子叶背面全部着生孢子囊群，无囊群盖。

叶近二型，疏生，相距1～2厘米；叶柄基部有关节，被星状毛；叶片披针形至卵圆状椭圆形，长8～20厘米，宽2～5厘米，先端渐尖，基部渐窄，中脉及侧脉明显，叶上面疏被星状毛或无毛，有小凹点，下面密被灰棕色星状毛。

多年生草本，高10～30厘米。根状茎细长如铁丝而横走，被有披针形的茶褐色鳞片，边缘有茸毛。

精选偏方

①慢性支气管炎：石韦、冰糖各100克。水煎服，重症为每日量，轻症为2日量。②血淋：石韦、当归、蒲黄、芍药各等份。上4味治下筛，酒服方寸匕，每日3服。③泌尿系统结石：石韦、车前草各50～100克，栀子50克，甘草15～25克。水煎当茶饮。④淋浊尿血：石韦、猪鬃草、连钱草各15克。煨水服。⑤心经蕴热，传于小肠，始觉小便微涩赤黄，渐渐不通，小腹膨胀：石韦（去毛，锉）、车前子（车前叶亦可）各适量。煮汁饮。⑥痢疾：石韦全草50克。煎水调冰糖25克，饭前服。⑦崩中漏下：石韦适量。研为末，每服9克，温酒服。⑧气热咳嗽：石韦、槟榔各适量。等份研为末，每服6克，姜汤送下。⑨放射治疗和化学治疗引起的白细胞下降：石韦50克，大枣25克，甘草5克。水煎服。

石菖蒲

别名 水剑草、山菖蒲、金钱蒲、药菖蒲、菖蒲叶、香菖蒲。

来源 本品为天南星科植物石菖蒲 *Acorus tatarinowii* Schott 的干燥根茎。

生境分布 生长于阴湿环境，在郁密度较大的树下也能生长。分布于四川、浙江、江苏等地。

采收加工 秋、冬两季采挖，除去叶、须根及泥沙，晒干。

性味归经 辛、苦，温。归心、胃经。

功效主治 开窍豁痰，醒神益智，化湿开胃。主治脘痞不饥，噤口下痢，神昏癫痫，耳鸣耳聋，健忘失眠。

用量用法 3～10 克。

使用注意 凡阴亏血虚及精滑多汗者不宜用。

茎　叶　花

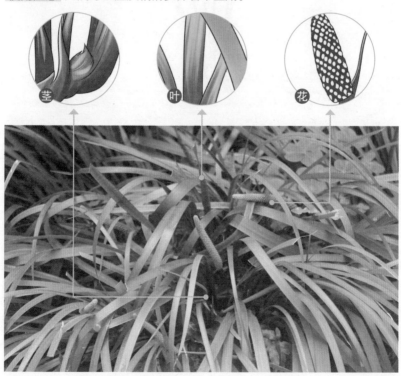

叶根生；剑状线形，长 30～50 厘米，宽 2～6 毫米，罕达 1 厘米，先端渐尖，暗绿色，有光泽，叶脉平行，无中脉。

浆果肉质，倒卵形，长、宽均约 2 毫米。花期 6～7 月，果期 8 月。

花茎高 10～30 厘米，扁三棱形；佛焰苞叶状。肉穗花序自佛焰苞中部旁侧裸露而出，无梗，斜上或稍直立，呈狭圆柱形，柔弱；花两性，淡黄绿色，密生；花被 6，倒卵形，先端钝；雄蕊 6，稍长于花被，花药黄色，花丝扁线形；子房长椭圆形。

多年生草本，根茎横卧，直径 5～8 毫米，外皮黄褐色。

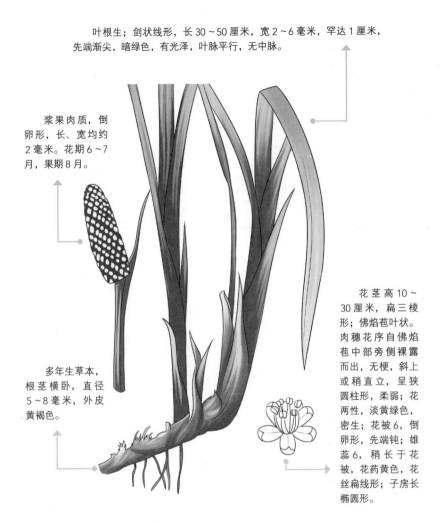

精选偏方

①中暑腹痛：石菖蒲根 15～25 克。磨水顿服。②健忘、抑郁：石菖蒲 30 克，远志、人参各 3 克，茯苓 60 克。研末，口服 1 克，每日 3 次。③痰迷心窍：石菖蒲、生姜各适量。共捣汁灌之。④耳聋：石菖蒲根 1 寸，巴豆 1 粒（去皮心）。二物合捣，筛，分作七丸，绵裹，卧即塞，夜易之。⑤噤口恶痢，粒米不入者：石菖蒲 30 克，川黄连、甘草、五谷虫各 9 克。研为末，蜜汤调送少许。⑥赤白带下：石菖蒲、补骨脂各适量。等份，炒研为末，每服 3 克，更以石菖蒲浸酒调服，每日 1 服。⑦跌扑损伤：石菖蒲鲜根适量，甜酒糟少许。捣烂外敷。⑧阴汗湿痒：石菖蒲、蛇床子各等份。研为末，每日搽二三次。⑨痈肿发背：石菖蒲适量。捣贴；若疮干，捣末，以水调涂之。

石斛

别名 禁生、林兰、黄草、杜兰、金钗花、千年润、吊兰花。

来源 本品为兰科植物金钗石斛 *Dendrobium nobile* Lindl.、鼓槌石斛 *Dendrobium chrysotoxum* Lindl. 或流苏石斛 *Dendrobium fimbriatum* Hook. 的栽培品及其同属植物近似种的新鲜或干燥茎。

生境分布 生长于海拔 100～3000 米高度之间，常附生于树上或岩石上。分布于四川、云南、贵州、广东、广西、湖北等地，陕西、河南、江西等地也产。

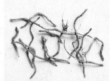

采收加工 全年均可采收，鲜用者除去根及泥沙；干用者采收后，除去杂质，用开水略烫或烘软，再边搓边烘晒，至叶鞘搓净，干燥。

性味归经 甘，微寒。归胃、肾经。

功效主治 益胃生津，滋阴清热。主治热病津伤，口干烦渴，胃阴不足，食少干呕，病后虚热，虚劳消瘦，阴虚火旺，骨蒸劳热，目暗不明，筋骨痿软。

用量用法 6～12 克，鲜品 15～30 克。

使用注意 本品有敛邪之弊，故温热病初期不宜用，又味甘助湿，湿温未化燥者忌用。

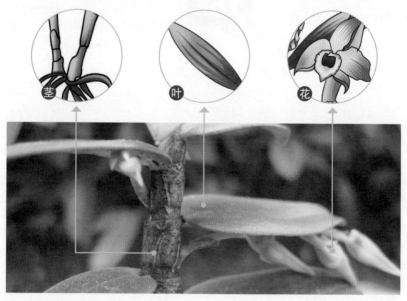

茎　叶　花

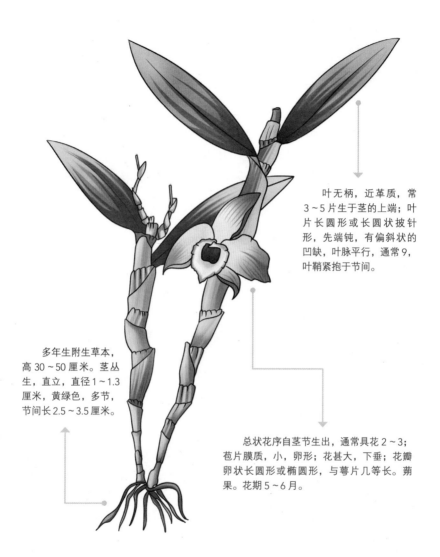

叶无柄，近革质，常3～5片生于茎的上端；叶片长圆形或长圆状披针形，先端钝，有偏斜状的凹缺，叶脉平行，通常9，叶鞘紧抱于节间。

多年生附生草本，高30～50厘米。茎丛生，直立，直径1～1.3厘米，黄绿色，多节，节间长2.5～3.5厘米。

总状花序自茎节生出，通常具花2～3；苞片膜质，小，卵形；花甚大，下垂；花瓣卵状长圆形或椭圆形，与萼片几等长。蒴果。花期5～6月。

精选偏方

①**胃酸缺乏**：石斛、玄参各15克，白芍9克，麦冬、山楂各12克。水煎服，每日1剂。
②**阴虚目暗，视物昏花**：石斛、熟地黄各15克，枸杞子、山药各12克，山茱萸9克，白菊花6克。水煎服，每日1剂。③**温热有汗、风热化火、热病伤津、温疟舌苔变黑**：鲜石斛、连翘（去心）各9克，天花粉6克，鲜生地黄、麦冬（去心）各12克，人参叶2.4克。水煎服。

石榴皮

别名 石榴壳、酸榴皮、西榴皮、酸石榴皮。

来源 本品为石榴科植物石榴 *Punica granatum* L. 的干燥果皮。

生境分布 生长于山坡向阳处或栽培于庭园。我国大部分地区有分布。

采收加工 秋季果实成熟后收集果皮，晒干。

性味归经 酸、涩，温。归大肠经。

功效主治 涩肠止泻，止血，驱虫。主治久泻久痢，便血，脱肛，崩漏下血，带下，虫积腹痛。

用量用法 3 ~ 9 克。

使用注意 阴虚火旺者忌服，恶小蓟。

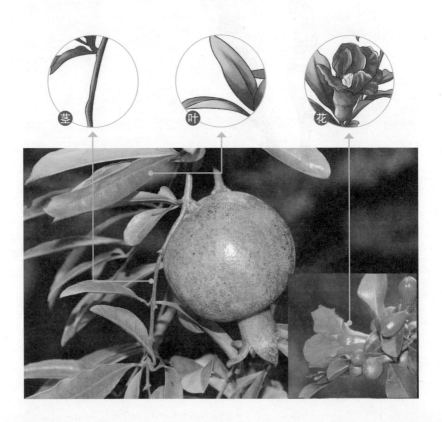

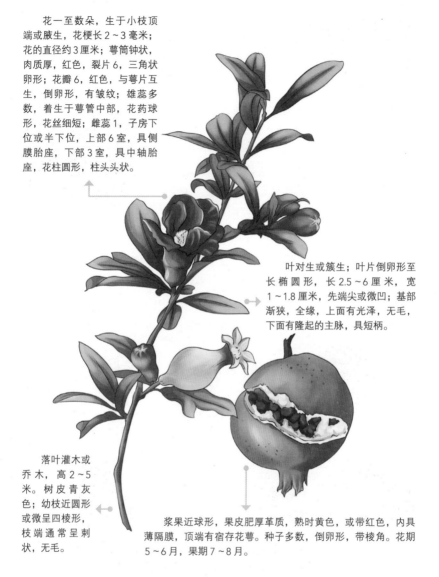

花一至数朵，生于小枝顶端或腋生，花梗长2～3毫米；花的直径约3厘米；萼筒钟状，肉质厚，红色，裂片6，三角状卵形；花瓣6，红色，与萼片互生，倒卵形，有皱纹；雄蕊多数，着生于萼管中部，花药球形，花丝细短；雌蕊1，子房下位或半下位，上部6室，具侧膜胎座，下部3室，具中轴胎座，花柱圆形，柱头头状。

叶对生或簇生；叶片倒卵形至长椭圆形，长2.5～6厘米，宽1～1.8厘米，先端尖或微凹；基部渐狭，全缘，上面有光泽，无毛，下面有隆起的主脉，具短柄。

落叶灌木或乔木，高2～5米。树皮青灰色；幼枝近圆形或微呈四棱形，枝端通常呈刺状，无毛。

浆果近球形，果皮肥厚革质，熟时黄色，或带红色，内具薄隔膜，顶端有宿存花萼。种子多数，倒卵形，带棱角。花期5～6月，果期7～8月。

精选偏方

①慢性中耳炎：石榴皮9克。焙枯，加冰片少许，共压碾成细面，吹入耳内。②粪前有血，令人面黄：石榴皮适量。炙研末，每服6克，用茄子枝煎汤服。③疔肿恶毒：石榴皮适量。以针刺四畔，榴皮着疮上，以面围四畔灸之，以痛为度，仍用榴末敷上，急裹，经宿，连根自出也。④霉疮：石榴皮、香附子各30克，甘草0.6克。上3味，以水1000毫升，煮取500毫升，去渣温服。⑤牛皮癣：石榴皮适量。蘸极细的明矾粉搓患处；初搓时微痛。

龙胆

别名 陵游、胆草、草龙胆、龙胆草、地胆草、苦龙胆草。

来源 本品为龙胆科植物条叶龙胆 *Gentiana manshurica* Kitag.、龙胆 *Gentiana scabra* Bge.、三花龙胆 *Gentiana triflora* Pall. 或坚龙胆 *Gentiana rigescens* Franch. 的干燥根和根茎。

生境分布 生长于山坡草丛、灌木丛中及林缘。分布于黑龙江、吉林、辽宁、内蒙古、河北、山东、江苏、安徽、浙江、福建、江西、湖南、湖北、贵州、四川、广东、广西等地。

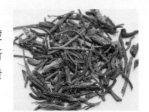

采收加工 春、秋两季采挖，洗净，干燥。

性味归经 苦，寒。归肝、胆经。

功效主治 清热燥湿，泻肝胆火。主治湿热黄疸，阴肿阴痒，带下，湿疹瘙痒，肝火旺盛目赤，耳鸣耳聋，胁痛口苦，强中，惊风抽搐。

用量用法 3～6克。

使用注意 脾胃虚弱作泻及无湿热实火者忌服。

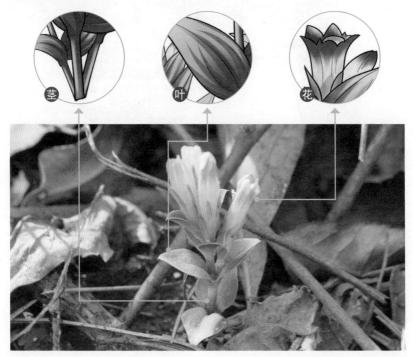

茎　叶　花

花无梗，数朵成束，簇生于茎顶及上部叶腋；苞片披针形；花萼绿色，钟形，膜质，长约 2.5 厘米，先端 5 裂，裂片披针形至线形；花冠深蓝色至蓝色，钟形，长约 5 厘米，先端 5 裂，裂片卵形，先端锐尖，裂片间有 5 褶状三角形副冠片，全缘或偶有 2 齿；雄蕊 5，着生于花冠管中部的下方；子房长圆形，1 室，花柱短，柱头 2 裂。

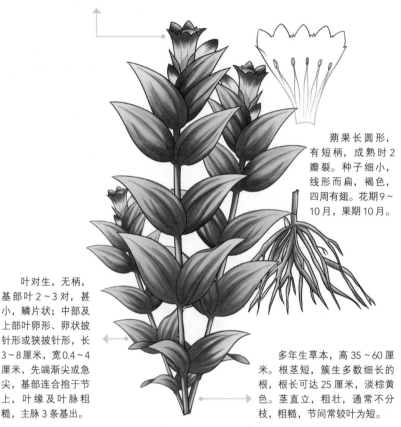

蒴果长圆形，有短柄，成熟时 2 瓣裂。种子细小，线形而扁，褐色，四周有翅。花期 9～10 月，果期 10 月。

叶对生，无柄，基部叶 2～3 对，甚小，鳞片状；中部及上部叶卵形、卵状披针形或狭披针形，长 3～8 厘米，宽 0.4～4 厘米，先端渐尖或急尖，基部连合抱于节上，叶缘及叶脉粗糙，主脉 3 条基出。

多年生草本，高 35～60 厘米。根茎短，簇生多数细长的根，根长可达 25 厘米，淡棕黄色。茎直立，粗壮，通常不分枝，粗糙，节间常较叶为短。

精选偏方

①目赤肿痛：龙胆 15～30 克。捣汁服。②急性黄疸型肝炎：龙胆、茵陈、栀子各 12 克，郁金、黄柏各 6 克，大枣 6 枚。水煎服。③皮肤刀伤肿痛：龙胆适量。加茶油捣烂，贴患处。④伤寒发狂：龙胆适量。为末，入鸡蛋清、白蜜化凉水服 6 克。⑤雀盲夜不见物：龙胆、黄连各 30 克。2 味为细末，食后用热羊肝蘸药末服。⑥眼中漏脓：龙胆、当归等份。为末，每服 6 克，温水下。⑦咽喉肿痛：龙胆 1 把。捣汁，泔漱服之。⑧卒下血不止：龙胆 1 握。切，以水 5000 毫升，煮取 2500 毫升，分为 5 服，如不瘥更服。⑨伤寒汗后，盗汗不止，或妇女小儿一切盗汗，并宜之：龙胆不以多少。焙干，为细末，每服 3 克，猪胆汁 90 毫升，点入温酒少许，调服，空心临卧。⑩绣球风：龙胆、经霜桃叶、蜂房、藜芦、千张纸各适量。共捣细末，芝麻油调搽。

龙眼肉

别名 元肉、圆眼、龙目、桂圆、比目、龙眼干、桂圆肉、荔枝奴。

来源 本品为无患子科植物龙眼 *Dimocarpus longan* Lour. 的假种皮。

生境分布 生长于低山丘陵台地半常绿雨林。分布于福建、广西、台湾、广东等地，云南、贵州、四川等地也有栽培。

采收加工 夏、秋两季采收成熟果实，干燥，除去壳、核，晒至干爽不黏。

性味归经 甘，温。归心、脾经。

功效主治 补益心脾，养血安神。主治气血不足，心悸怔忡，失眠健忘，血虚萎黄。

用量用法 9~15克。

使用注意 湿阻中满及有停饮者不宜用。

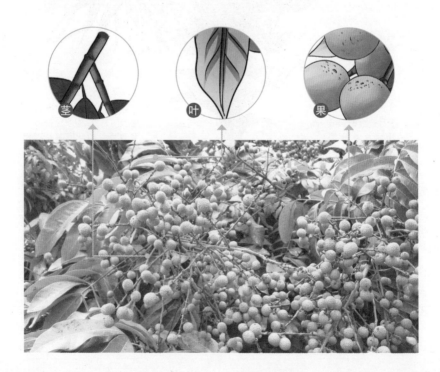

茎　叶　果

双数羽状复叶，互生，长 15～20 厘米；小叶 2～5 对，通常互生，革质，椭圆形至卵状披针形，长 6～15 厘米。先端短尖或钝，基部偏斜，全缘或波浪形，暗绿色，嫩时褐色，下面通常粉绿色。

常绿乔木，高达 10 米以上。幼枝被锈色柔毛。

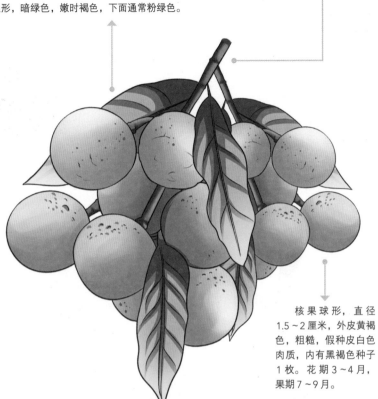

核果球形，直径 1.5～2 厘米，外皮黄褐色，粗糙，假种皮白色肉质，内有黑褐色种子 1 枚。花期 3～4 月，果期 7～9 月。

花两性，或单性花与两性花共存；为顶生或腋生的圆锥花序；花小，黄白色，直径 4～5 毫米，被锈色星状小柔毛；花萼 5 深裂，裂片卵形；花瓣 5，匙形，内面有毛；雄蕊通常 8；子房 2～3 室，柱头 2 裂。

精选偏方

①产后水肿：龙眼肉、大枣、生姜各等份。煎汤服。②虚弱衰老：龙眼肉 30 克。加白糖少许，一同蒸至稠膏状，分 2 次用沸水冲服。③贫血、神经衰弱、心悸怔忡、自汗盗汗：龙眼肉 4～6 枚，莲子、芡实各适量。加水炖汤于睡前服。④温补脾胃，助精神：龙眼肉不拘多少。上好烧酒内浸百日，常饮数杯；若内有痰火及食滞停饮者忌服，以免引起痰痰堵塞在胸口而引起哮喘。⑤脾虚泄泻：龙眼干 14 粒，生姜 3 片。煎汤服。

生姜

别名 姜、姜皮、鲜姜、姜根、百辣云、炎凉小子。
来源 本品为姜科植物姜 *Zingiber officinale* Rosc. 的新鲜根茎。

生境分布 生长于阳光充足、排水良好的沙质地。全国各地均产，其中以四川、广东、山东、陕西为主产地。

采收加工 秋、冬两季采挖，除去须根和泥沙。

性味归经 辛，微温。归肺、脾、胃经。

功效主治 解表散寒，温中止呕，化痰止咳，解鱼蟹毒。主治风寒感冒，咳嗽痰多，胃寒呕吐，鱼蟹中毒。

用量用法 3～10 克。

使用注意 阴虚内热者忌服。

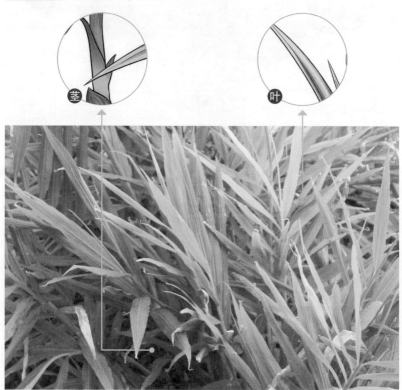

茎

叶

　　花茎直立，被以覆瓦状疏离的鳞片；穗状花序卵形至椭圆形，长约5厘米，宽约2.5厘米；苞片卵形，淡绿色；花稠密，长约2.5厘米，先端锐尖，萼短筒状；花冠3裂，裂片披针形，黄色，唇瓣较短，长圆状倒卵形，呈淡紫色，有黄白色斑点；雄蕊1，挺出，子房下位；花柱丝状，为淡紫色，柱头呈放射状。蒴果长圆形，长约2.5厘米。花期6～8月。

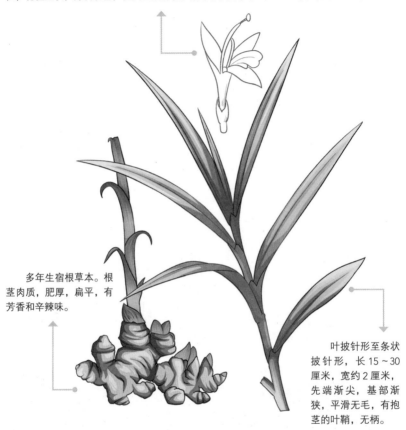

多年生宿根草本。根茎肉质，肥厚，扁平，有芳香和辛辣味。

叶披针形至条状披针形，长15～30厘米，宽约2厘米，先端渐尖，基部渐狭，平滑无毛，有抱茎的叶鞘，无柄。

精选偏方

①**产后腹痛**：生姜、红花、川芎、炙甘草各10克，桃仁、蒲黄（包煎）各15克，五灵脂20克（包煎）。水煎服。②**肠胃虚寒、心腹冷痛、泄泻不止**：生姜、炮附子（去皮、脐）、肉豆蔻（面裹、煨）各适量。捣为细末，米糊为丸如梧桐子大，每服50丸，空腹米饮下。③**风寒感冒**：生姜15克。水煎加红糖适量，趁热服；或加紫苏叶10克，葱白2根，水煎服。④**呕吐，百药不瘥**：生姜30克。切如绿豆大，以醋浆七合，于银器煎取四合，空腹和滓旋呷之。⑤**牙齿疼痛，日夜呻吟**：老生姜适量。切片，安瓦上，用炭火，将白矾掺姜上，候焦研为末，擦痛处。⑥**霍乱心腹胀痛，烦满短气，未得吐下**：生姜300克。切，以水7000毫升煮取2000毫升，分作3服。⑦**风湿痹痛**：生姜适量。捣汁，和黄明胶熬贴。

仙茅

别名 天棕、山棕、茅爪子、蟠龙草、风苔草、冷饭草、婆罗门参、独脚仙茅。

来源 本品为石蒜科植物仙茅 *Curculigo orchioides* Gaertn. 的干燥根茎。

生境分布 生长于平原荒草地阳处或混生在山坡茅草及芒箕骨丛中。主产四川、云南、贵州，广东、广西、湖南、湖北也产。

采收加工 秋、冬两季采挖，除去根头和须根，洗净，干燥。

性味归经 辛，热；有毒。归肾、肝、脾经。

功效主治 补肾阳，强筋骨，祛寒湿。主治阳痿精冷，筋骨痿软，腰膝冷痛，阳虚冷泻。

用量用法 3～10 克。

使用注意 本品有毒，不宜久服。燥热性强、阴虚火旺者忌服。

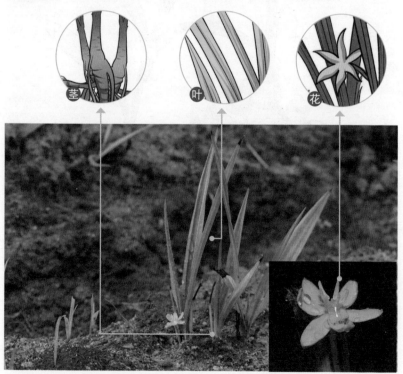

茎　叶　花

叶3～6，狭披针形，长10～25厘米，先端渐尖，基部下延成柄，再向下扩大呈鞘状，绿白色，边缘膜质，叶脉明显，有中脉，两面疏生长柔毛，后渐光滑。

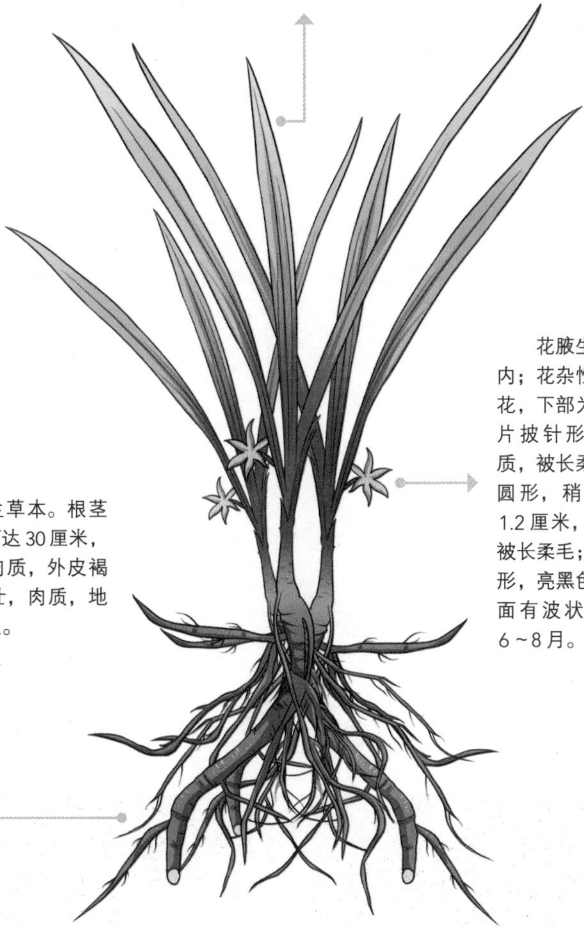

花腋生，藏在叶鞘内；花杂性，上部为雄花，下部为两性花；苞片披针形，绿色，膜质，被长柔毛。浆果椭圆形，稍肉质，长约1.2厘米，先端有喙，被长柔毛；种子稍呈球形，亮黑色，有喙，表面有波状沟纹。花期6～8月。

多年生草本。根茎延长，长可达30厘米，圆柱状，肉质，外皮褐色；根粗壮，肉质，地上茎不明显。

精选偏方

①**阳痿、耳鸣**：仙茅、金樱子根及果实各25克。炖肉吃。②**妇女红崩下血**：仙茅（研为末）15克，全当归、蛇果草各适量。将2味煎汤，点水酒将仙茅末送下。③**老年遗尿**：仙茅50克。泡酒服。④**定喘，补心肾，下气**：仙茅（米泔浸3宿，晒干，炒）15克，团参0.3克，阿胶（炒）3.9克，鸡膍胵15克。上研为末，每服6克，糯米饮调，空腹服。⑤**痈疽火毒，漫肿无头，色青黑**：仙茅不拘多少。连根须煎，点水酒服；或以新鲜者捣烂敷之；有脓者溃，无脓者消。⑥**冲任不调症状的高血压**：仙茅、淫羊藿、巴戟天、知母、黄柏、当归各等份。煎成浓缩液，每日服2次，每次15～30克。⑦**蛇咬**：仙茅适量。同半边莲捣烂贴患处。

白及

别名 甘根、白给、白根、冰球子、羊角七、白乌儿头。

来源 本品为兰科植物白及 *Bletilla striata* (Thunb.) Reichb.f. 的干燥块茎。

生境分布 生长于林下阴湿处或山坡草丛中。分布于四川、贵州、湖南、湖北、浙江等地。

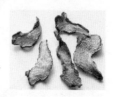

采收加工 夏、秋两季采挖，除去须根，洗净，置沸水中煮至无白心，晒至半干，除去外皮，晒干。

性味归经 苦、甘、涩，微寒。归肺、肝、胃经。

功效主治 收敛止血，消肿生肌。主治咯血，吐血，外伤出血，疮疡肿毒，皮肤皲裂。

用量用法 6 ~ 15 克；研末吞服。外用：适量。

使用注意 不宜与川乌、制川乌、草乌、制草乌、附子同用。

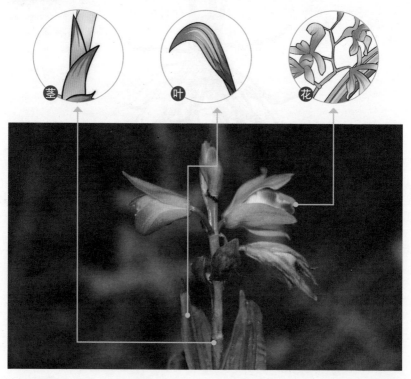

茎 叶 花

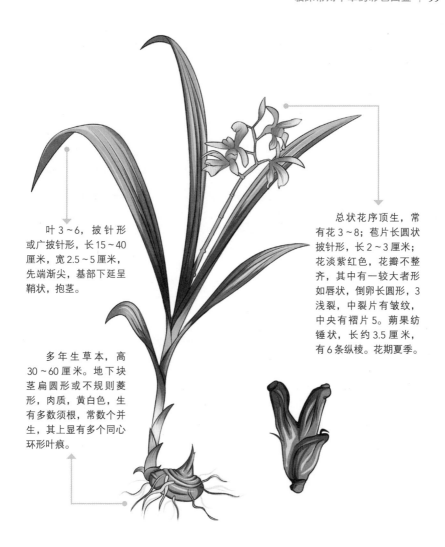

叶3～6，披针形或广披针形，长15～40厘米，宽2.5～5厘米，先端渐尖，基部下延呈鞘状，抱茎。

总状花序顶生，常有花3～8；苞片长圆状披针形，长2～3厘米；花淡紫红色，花瓣不整齐，其中有一较大者形如唇状，倒卵长圆形，3浅裂，中裂片有皱纹，中央有褶片5。蒴果纺锤状，长约3.5厘米，有6条纵棱。花期夏季。

多年生草本，高30～60厘米。地下块茎扁圆形或不规则菱形，肉质，黄白色，生有多数须根，常数个并生，其上显有多个同心环形叶痕。

精选偏方

①**肺结核咯血**：白及、川贝母、百合各等量。共研细粉，每次5克，每日2～3次。②**支气管扩张咯血、肺结核咯血**：白及、海螵蛸、三七各180克。共研细粉，每服15克，每日3次。③**胃肠道出血**：白及适量。研粉，每服10克，每日3次。④**肺热吐血不止**：白及适量。研细末，每服6克，白汤下。⑤**鼻渊**：白及适量。研末，酒糊丸，每服9克，黄酒下，半月愈。⑥**心气疼痛**：白及、石榴皮各3克。研为末，炼蜜丸黄豆大，每服3丸，艾醋汤下。⑦**手足皲裂**：白及适量。研末，水调塞之，勿犯水。⑧**疔疮肿毒**：白及末1.5克。以水澄之，去水，摊于厚纸上贴之。⑨**跌扑骨折**：白及末6克。酒调服。

白术

别名　冬术、浙术、种术、白荣、山蓟、天蓟、山姜、乞力伽。

来源　本品为菊科植物白术 *Atractylodes macrocephala* Koidz. 的干燥根茎。

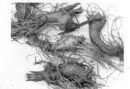

生境分布　原生长于山区丘陵地带，野生种在原产地几已绝迹。现广为栽培，主产于浙江、湖北、湖南等地。以浙江于潜产者最佳，称为"于术"。

采收加工　冬季下部叶枯黄，上部叶变脆时采挖2~3年生的根茎。除去泥沙，烘干或晒干，再除去须根。

性味归经　苦、甘，温。归脾、胃经。

功效主治　健脾益气，燥湿利水，止汗，安胎。主治脾虚食少，腹胀泄泻，痰饮眩悸，水肿，自汗，胎动不安。

用量用法　6~12克。

使用注意　本品燥湿伤阴，阴虚内热、津液亏耗者忌用。

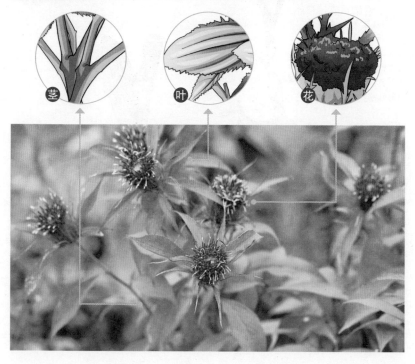

茎　叶　花

叶互生，茎下部叶有长柄，叶片3深裂，偶为5深裂，顶端裂片最大，裂片椭圆形至卵状披针形，边缘有刺状齿；茎上部叶柄渐短，叶片不分裂，椭圆形至卵状披针形，先端渐尖，基部渐窄下延成柄，边缘有弱刺，叶脉显著。

头状花序单生于枝端，总苞钟状，总苞片7～8层，覆瓦状排列，总苞基部被一轮羽状深裂的叶状苞片包围；全为管状花，花冠紫色，先端5裂，开展或反卷；雄蕊5；子房下位，表面密被茸毛，花柱细长，柱头头状，顶端有一浅裂缝。冠毛羽状分枝，与花冠略等长。

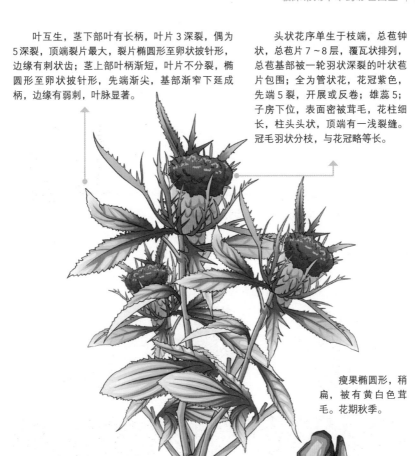

瘦果椭圆形，稍扁，被有黄白色茸毛。花期秋季。

多年生草本，高30～60厘米。根状茎肥厚，略呈拳状，有不规则分枝，外皮灰黄色。茎直立，上部分枝，基部木质化，有不明显纵槽。

精选偏方

①久泻、久痢：白术300克。水煎浓缩成膏，放一夜，倾出上面清水，每次1～2匙，蜜汤调服。②脾虚泄泻：白术30克，芍药（冬月不用芍药，加肉豆蔻，泄者炒）15克。上研为末，粥丸。③湿泻暑泻：白术、车前子各等份。炒研为末，白汤下6～9克。④风虚头重眩，苦极，不知食味：白术60克，附子1枚半（炮去皮），甘草30克（炙）。上3味，锉，每15克，姜5片，枣1枚，水盏半，煎七分，去渣，温服。⑤便秘：生白术60克，生地黄30克，升麻3克。将以上3味药先用冷水浸泡1小时，然后加水适量煎煮2次，早、晚各服1次，每日1剂。

白头翁

别名 翁草、白头公、野丈人、老翁花、犄角花、胡王使者。

来源 本品为毛茛科植物白头翁 *Pulsatilla chinensis* (Bge.) Regel 的干燥根。

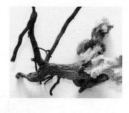

生境分布 生长于平原或低山山坡草地、林缘或干旱多岩石的坡地。分布于我国北方各省。

采收加工 春、秋两季采挖，除去泥沙，干燥。

性味归经 苦，寒。归胃、大肠经。

功效主治 清热解毒，凉血止痢。主治热毒血痢，阴痒带下。

用量用法 9 ~ 15 克。

使用注意 虚寒泻痢者忌服。

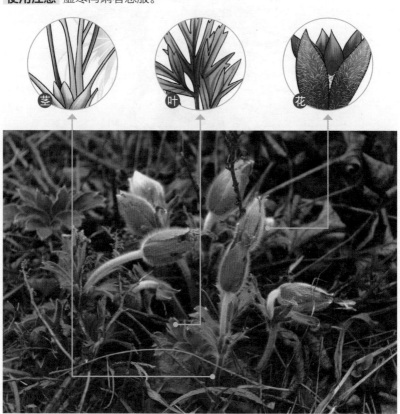

茎

叶

花

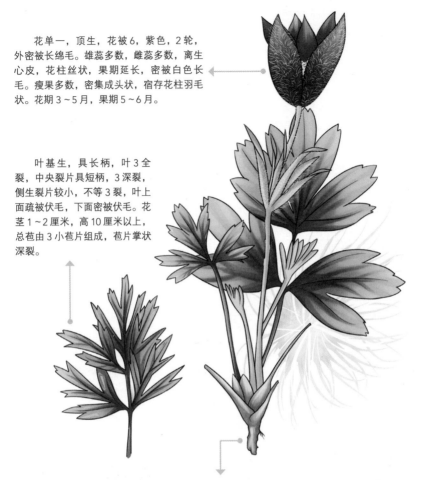

花单一，顶生，花被6，紫色，2轮，外密被长绵毛。雄蕊多数，雌蕊多数，离生心皮，花柱丝状，果期延长，密被白色长毛。瘦果多数，密集成头状，宿存花柱羽毛状。花期3~5月，果期5~6月。

叶基生，具长柄，叶3全裂，中央裂片具短柄，3深裂，侧生裂片较小，不等3裂，叶上面疏被伏毛，下面密被伏毛。花茎1~2厘米，高10厘米以上，总苞由3小苞片组成，苞片掌状深裂。

多年生草本，高达50厘米，全株密被白色长柔毛。主根粗壮，圆锥形。

精选偏方

①少小阴㿗：生白头翁根适量。捣烂，敷患处。②妇女产后带下：白头翁（去芦头）25克，艾叶100克（微炒）。上2味，研为末，米醋1000毫升，入药500毫升，先熬成膏，和丸梧桐子大，每服30丸，空心食前，米汤送服。③瘰疬延生、身发寒热：白头翁100克，当归尾、牡丹皮、半夏各50克。炒研为末，每服15克，白汤调服。④温疟发作、昏迷如死：白头翁50克，柴胡、半夏、黄芩、槟榔各10克，甘草3.5克。水煎服。⑤外痔肿痛：白头翁根适量。捣烂外涂。⑥热痢下重：白头翁60克，黄连、黄柏、秦皮各90克。上4味，以水7000毫升，煮取2000毫升去渣，温服1000毫升，不愈更服。

白芍

别名 杭芍、生白芍、大白芍、金芍药。
来源 本品为毛茛科植物芍药 *Paeonia lactiflora* Pall. 的干燥根。

生境分布 生长于山坡、山谷的灌木丛或草丛中。分布于浙江、安徽、四川、山东等地，河南、湖南、陕西等地也有栽培。

采收加工 夏、秋两季采挖，洗净，除去头尾及细根，置沸水中煮后，除去外皮，或去皮后再煮，晒干。

性味归经 苦、酸，微寒。归肝、脾经。

功效主治 养血调经，敛阴止汗，柔肝止痛，平抑肝阳。主治血虚萎黄，月经不调，自汗，盗汗，胁痛，腹痛，四肢挛痛，头痛眩晕。

用量用法 6 ~ 15 克。

使用注意 不宜与藜芦同用。

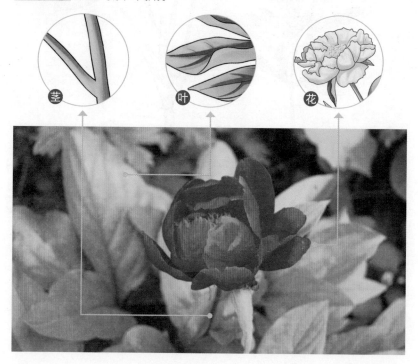

茎　叶　花

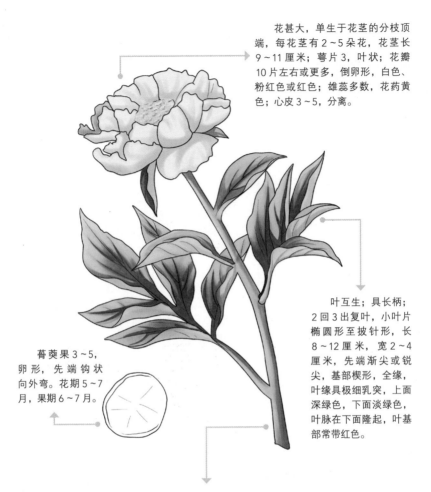

花甚大，单生于花茎的分枝顶端，每花茎有 2～5 朵花，花茎长 9～11 厘米；萼片 3，叶状；花瓣 10 片左右或更多，倒卵形，白色、粉红色或红色；雄蕊多数，花药黄色；心皮 3～5，分离。

叶互生；具长柄；2 回 3 出复叶，小叶片椭圆形至披针形，长 8～12 厘米，宽 2～4 厘米，先端渐尖或锐尖，基部楔形，全缘，叶缘具极细乳突，上面深绿色，下面淡绿色，叶脉在下面隆起，叶基部常带红色。

蓇葖果 3～5，卵形，先端钩状向外弯。花期 5～7 月，果期 6～7 月。

多年生草本，高 50～80 厘米。根肥大，通常圆柱形或略呈纺锤形。茎直立，光滑无毛。

精选偏方

①**血流不止**：白芍 30 克。熬令黄，杵细罗为散，酒或米饮下 6 克。②**下痢便脓血、里急后重，下血调气**：白芍 30 克，当归、黄连、黄芩各 15 克，槟榔、木香、甘草（炒）各 6 克，大黄 9 克，官桂 7.5 克。上细切，每服 15 克，水 240 毫升煎至 120 毫升，食后温服。③**妇女怀妊腹中痛**：白芍 300 克，白术、茯苓 120 克，川芎、泽泻各 150 克，当归 90 克。上 6 味杵为散，取梧桐子大小 10 粒，酒和，每日服 3 次。④**产后血气攻心腹痛**：白芍 60 克，桂枝（去粗皮）、甘草（炙）各 30 克。上 3 味粗捣筛，每服 9 克，水 200 毫升煎至 140 毫升，去渣温服，不拘时候。

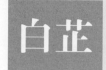

白芷

别名	芷、香棒、白臣、番白芷、杭白芷、川白芷、兴安白芷、库页白芷。
来源	本品为伞形科植物白芷 *Angelica dahurica* (Fisch.ex Hoffm.) Benth.et Hook.f. 或杭白芷 *Angelica dahurica* (Fisch.ex Hoffm.) Benth.et Hook.f. var. *formosana* (Boiss.) Shan et Yuan 的干燥根。

生境分布 生长于山地林缘。分布于四川、浙江、河南、河北、安徽等地。

采收加工 夏、秋两季叶黄时采挖，除去须根和泥沙，晒干或低温干燥。

性味归经 辛，温。归胃、大肠、肺经。

功效主治 解表散寒，祛风止痛，宣通鼻窍，燥湿止带，消肿排脓。主治感冒头痛，眉棱骨痛，鼻塞流涕，鼻鼽，鼻渊，牙痛，带下，疮疡肿痛。

用量用法 3 ~ 10 克。

使用注意 阴虚血热者慎服。

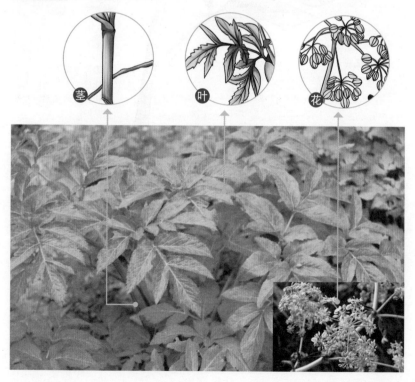

基生叶有长柄，基部叶鞘紫色，叶片 2～3 回 3 出式羽状全裂，最终裂片长圆形或披针形，边缘有粗锯齿，基部沿叶轴下延呈翅状；茎上部叶有显著膨大的囊状鞘。

复伞形花序顶生或腋生，总苞片通常缺，或 1～2，长卵形，膨大呈鞘状。花白色，双悬果椭圆形，无毛或极少毛，分果侧棱成翅状，棱槽中有油管 1，合生面有 2。花期 5～6 月，果期 6～7 月。

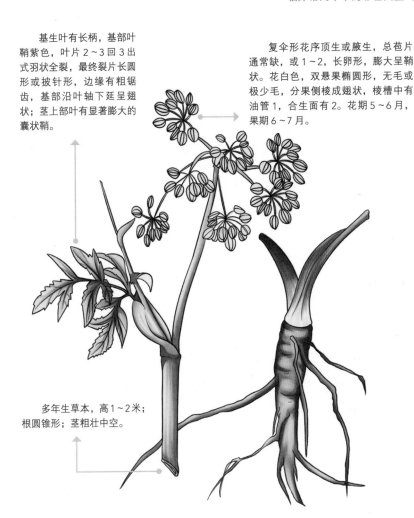

多年生草本，高 1～2 米；根圆锥形；茎粗壮中空。

精选偏方

①**鼻窦炎**：白芷、辛夷各 15 克，苍耳子 10 克。水煎服。②**感冒及鼻窦炎引起的头痛**：白芷、菊花各 15 克。水煎服。③**眉框痛，属风热与痰**：白芷、黄芩（酒浸炒）各适量。上研为末，每服 6 克，茶水送服。④**痈疽赤肿**：白芷、大黄各等份。研为末，米饮服 6 克。⑤**半边头痛**：白芷、细辛、石膏、乳香、没药（去油）各适量。上各味等份，研为细末，吹入鼻中，左痛右吹，右痛左吹。⑥**肠风**：白芷适量。研为细末，米饮调下。⑦**大便风秘**：白芷适量。炒研为末，每服 6 克，米饮入蜜少许，连进 2 服。⑧**痔疮肿痛**：白芷适量。研末；先以皂角烟熏之，后以鹅胆汁调白芷末涂之。⑨**肿毒热痛**：白芷适量。研末，醋调敷之。⑩**刀箭伤疮**：白芷适量。嚼烂涂之。

白茅根

别名 茅根、兰根、茹根、地筋、白茅菅、白花茅根。

来源 本品为禾本科植物白茅 *Imperata cylindrica* Beauv. var.*major* (Nees) C.E.Hubb. 的干燥根茎。

生境分布 生长于低山带沙质草甸、平原河岸草地、荒漠与海滨。全国大部分地区均产。

采收加工 春、秋两季采挖，洗净，晒干，除去须根及膜质叶鞘，捆成小把。

性味归经 甘，寒。归肺、胃、膀胱经。

功效主治 凉血止血，清热利尿。主治血热吐血，衄血，尿血，热病烦渴，肺热喘急，湿热黄疸，胃热呃逆，水肿尿少，热淋涩痛。

用量用法 9～30 克。

使用注意 脾胃虚寒、溲多不渴者忌服。

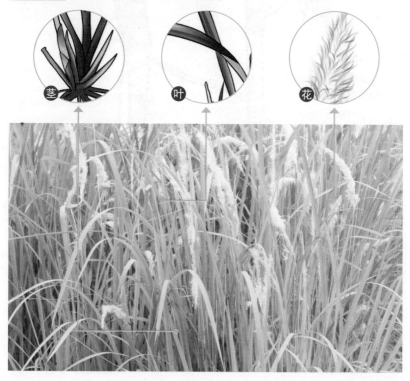

茎　叶　花

圆锥花序柱状，长 5 ~ 20 厘米，宽 1.5 ~ 3 厘米，分枝短缩密集；小穗披针形或长圆形，长 3 ~ 4 毫米，基部密生长 10 ~ 15 毫米的丝状柔毛，具长短不等的小穗柄；两颖相等或第一颖稍短，除背面下部略呈革质外，余均膜质，边缘具纤毛，背面疏生丝状柔毛，第一颖较狭，具 3 ~ 4 脉，第二颖较宽，具 4 ~ 6 脉；第一外稃卵状长圆形，长约 1.5 毫米，先端钝，内稃缺如；第二外稃披针形，长约 1.2 毫米，先端尖，两侧略呈细齿状；内稃长约 1.2 毫米，宽约 1.5 毫米，先端截平，具尖钝划、不同的数齿；雄蕊 2，花药黄色，长约 3 毫米；柱头 2，深紫色。颖果。花期夏、秋两季。

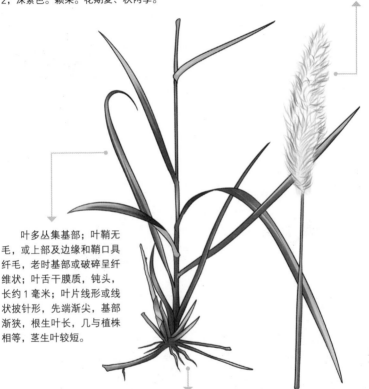

叶多丛集基部；叶鞘无毛，或上部及边缘和鞘口具纤毛，老时基部或破碎呈纤维状；叶舌干膜质，钝头，长约 1 毫米；叶片线形或线状披针形，先端渐尖，基部渐狭，根生叶长，几与植株相等，茎生叶较短。

多年生草本。根茎密生鳞片。秆丛生，直立，高 30 ~ 90 厘米，具 2 ~ 3 节，节上有长 4 ~ 10 毫米的柔毛。

精选偏方

①吐血不止：白茅根适量。水煎服。②血热鼻衄：白茅根汁 60 毫升。饮之。③胃反，食即吐出，上气：白茅根、芦根各 60 克。细切，以水 4000 毫升煮取 2000 毫升，顿服之，得下，良。④小便热淋：白茅根适量。水一斗五升，煮取五升，适冷暖饮之，每日 3 服。⑤劳伤溺血：白茅根、干姜各等份。入蜜一匙，水二盏，煎一盏，每日 1 服。⑥病毒性肝炎：白茅根 60 克。水煎服 2 次，分 2 次服，每日 1 剂。⑦黄疸、谷疸、酒疸、女疸、劳疸、黄汗：生白茅根 1 把。细切，以猪肉 300 克，合作羹，尽啜食之。

白前

别名 石蓝、嗽药、水杨柳、草白前、鹅白前、白马虎。

来源 本品为萝藦科植物柳叶白前 *Cynanchum stauntonii* (Decne.) Schltr.ex Lévl. 或芫花叶白前 *Cynanchum glaucescens* (Decne.) Hand.-Mazz. 的干燥根茎及根。

生境分布 生长于山地林缘。分布于四川、浙江、河南、河北、安徽等地。

采收加工 夏、秋两季叶黄时采挖，除去须根和泥沙，晒干或低温干燥。

性味归经 辛，温。归胃、大肠、肺经。

功效主治 解表散寒，祛风止痛，宣通鼻窍，燥湿止带，消肿排脓。主治感冒头痛，眉棱骨痛，鼻塞流涕，鼻鼽，鼻渊，牙痛，带下，疮疡肿痛。

用量用法 3～10 克。

使用注意 阴虚血热者慎服。

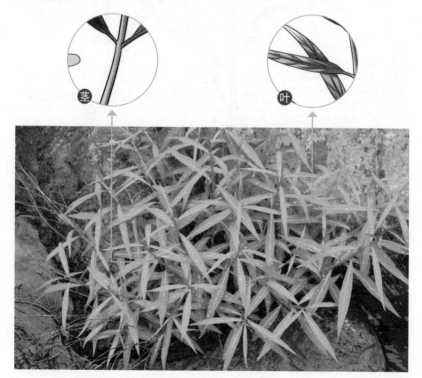

单叶对生，具短柄；叶片披针形至线状披针形，先端渐尖，基部渐狭，边缘反卷，下部的叶较短而宽，顶端的叶渐短而狭。

聚伞花序腋生，总花梗长8～15毫米，中部以上着生多数小苞片；花萼绿色，裂片卵状披针形。蓇葖果角状，长约7厘米。种子多数，顶端具白色细茸毛。花期6月，果期10月。

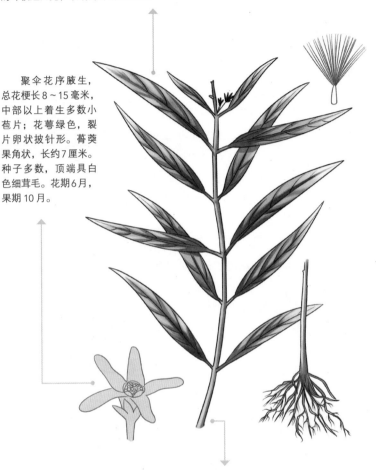

多年生草本，高30～60厘米。根茎匍匐；茎直立，单一，下部木质化。

精选偏方

①**久患咳嗽，喉中作声，不得眠**：白前适量。捣为末，温酒调6克服。②**久嗽兼唾血**：白前90克，桑白皮、桔梗各60克，甘草30克（炙）。上4味切，以水2000毫升煮取1000毫升，空腹顿服；若重者，十数剂。忌猪肉、海藻、菘菜。③**胃脘痛、虚热痛**：白前、重阳木根各15克。水煎服。④**疟母（脾大）**：白前15克。水煎服。⑤**小儿疳积**：白前、重阳木或兖州卷柏全草各9克。水炖服。⑥**跌扑胁痛**：白前15克，香附9克，青皮3克。水煎服。

白蔹

别名 兔核、昆仑、白根、猫儿卵、见肿消、鹅抱蛋、穿山老鼠。

来源 本品为葡萄科植物白蔹 *Ampelopsis japonica* (Thunb.) Makino 的干燥块根。

生境分布 生长于荒山的灌木丛中。产于东北、华北、华东及河北、陕西、河南、湖北、四川等地。

采收加工 春、秋两季采挖，除去泥沙及细根，切成纵瓣或斜片，晒干。

性味归经 苦，微寒。归心、胃经。

功效主治 清热解毒，消痈散结，敛疮生肌。主治痈疽发背，疔疮，瘰疬，烧烫伤。

用量用法 5~10克。外用：适量，煎汤洗或研成极细粉敷患处。

使用注意 不宜与川乌、制川乌、草乌、制草乌、附子同用。

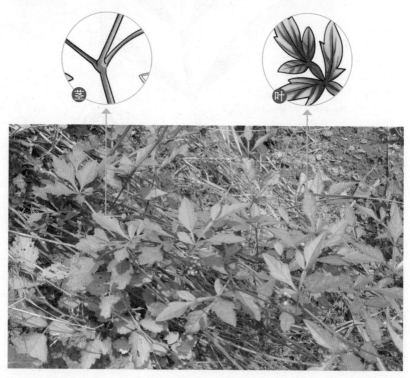

茎　　叶

掌状复叶互生，一部分羽状分裂，一部分羽状缺刻，边缘疏生粗锯齿，叶轴有宽翅，裂片基部有关节，两面无毛。

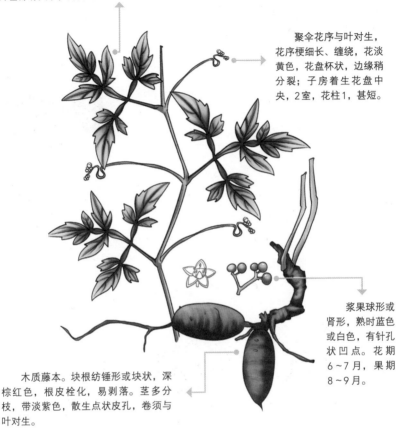

聚伞花序与叶对生，花序梗细长、缠绕，花淡黄色，花盘杯状，边缘稍分裂；子房着生花盘中央，2室，花柱1，甚短。

浆果球形或肾形，熟时蓝色或白色，有针孔状凹点。花期6～7月，果期8～9月。

木质藤本。块根纺锤形或块状，深棕红色，根皮栓化，易剥落。茎多分枝，带淡紫色，散生点状皮孔，卷须与叶对生。

精选偏方

①水火烫伤：白蔹、地榆各等量。共研为末，适量外敷；或麻油调敷患处。②痈肿：白蔹、乌头（炮）、黄芩各等量。捣末筛，和鸡蛋白敷上。③敛疮：白蔹、白及、络石藤各15克，取干者，研为细末，干撒疮上。④慢性细菌性痢疾：白蔹适量。焙干研末，每次1～3克，每日3次。⑤聤耳出脓血：白蔹、黄连（去须）、龙骨、赤石脂、乌贼鱼骨（去甲）各30克。上5味，捣罗为散，先以绵拭脓干，用药3克，绵裹塞耳中。⑥皮肤中热痱、瘑疡：白蔹、黄连各60克，生胡粉30克。上捣筛，容脂调和敷之。⑦冻耳成疮，或痒或痛：白蔹、黄柏各15克。研为末，先以汤洗疮，后用香油调涂。⑧扭挫伤：白蔹2个，食盐适量。捣烂外敷。⑨吐血、咯血不止：白蔹90克，阿胶（炙令燥）60克。上2味，粗捣筛，每服6克，酒水共一盏，入生地黄汁二合，同煎至七分，去渣，食后温服；如无地黄汁，入生地黄一分同煎亦得。

白鲜皮

别名 藓皮、臭根皮、北鲜皮、白膻皮。

来源 本品为芸香科植物白鲜 *Dictamnus dasycarpus* Turcz. 的干燥根皮。

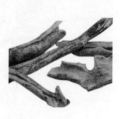

生境分布 生长于土坡、灌木丛中、森林下及山坡阳坡。产于辽宁、河北、四川、江苏等地。

采收加工 春、秋两季采挖根部，除去泥沙及粗皮，剥取根皮，干燥。

性味归经 苦，寒。归脾、胃、膀胱经。

功效主治 清热燥湿，祛风解毒。主治湿热疮毒，黄水淋漓，湿疹，风疹，疥癣疮癞，风湿热痹，关节肿痛，黄疸尿赤。

用量用法 5~10克。外用：适量，煎汤洗或研粉敷。

使用注意 虚寒者慎用。

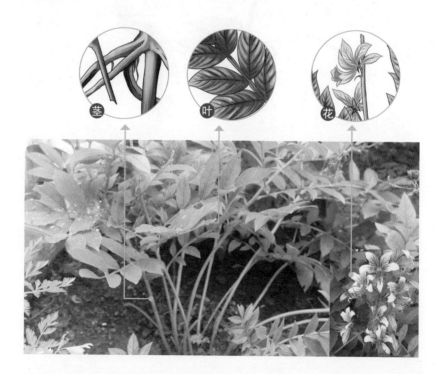

茎　叶　花

单数羽状复叶互生；有叶柄；叶轴有狭翼，小叶通常 9～11，无柄，卵形至长圆状椭圆形，长 3.5～9 厘米，宽 2～4 厘米，先端锐尖，边缘具细锯齿，表面密布腺点，叶两面沿脉有柔毛，尤以背面较多，至果期脱落，近光滑。

总状花序；花轴及花梗混生白色柔毛及黑色腺毛；花梗基部有线状苞片 1；花淡红色而有紫红色线条；萼片 5，长约为花瓣的 1/5；花瓣 5，倒披针形或长圆形，基部渐细呈柄状；雄蕊 10；子房 5 室。蒴果，密被腺毛，成熟时 5 裂，每瓣片先端有 1 针尖。种子 2～3 枚，黑色，近圆形。花期 4～5 月，果期 5～6 月。

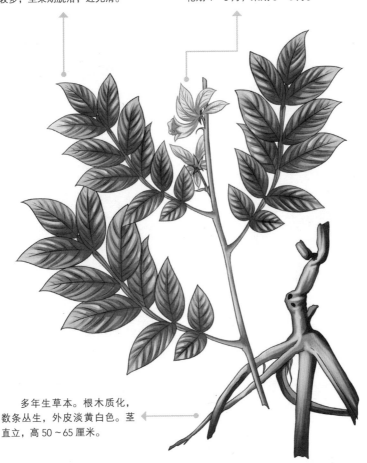

多年生草本。根木质化，数条丛生，外皮淡黄白色。茎直立，高 50～65 厘米。

精选偏方

①外伤出血：白鲜皮适量。研细粉，敷患处。②痛黄：白鲜皮、茵陈蒿各等份。水煎服，每日 2 次。③产后中风，虚人不可服他药：白鲜皮 150 克。以水 3000 毫升，煮取 1000 毫升，分服，耐酒者可酒、水等份煮之。④急性肝炎：白鲜皮、栀子、大黄各 9 克，茵陈 15克。水煎服。

白薇

别名 春草、芒草、白微、白幕、薇草、骨美、龙胆白薇。

来源 本品为萝藦科植物白薇 *Cynanchum atratum* Bge. 或蔓生白薇 *Cynanchum versicolor* Bge. 的干燥根和根茎。

生境分布 生长于树林边缘或山坡。主产于山东、安徽、辽宁、四川、江苏、浙江、福建、甘肃、河北、陕西等地。

采收加工 春、秋两季采挖，洗净，干燥。

性味归经 苦、咸，寒。归胃、肝、肾经。

功效主治 清热凉血，利尿通淋，解毒疗疮。主治阴虚发热，骨蒸劳热，产后血虚发热，热淋，血淋，痈疽肿毒。

用量用法 5～10克。

使用注意 脾胃虚寒、食少便溏者不宜服用。

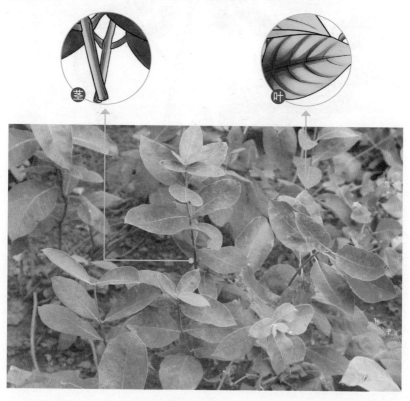

茎

叶

聚伞花序腋生，花深紫色，直径 1 ~ 1.5 厘米，花冠 5 深裂，副花冠裂片 5，与蕊柱几等长。雄蕊 5，花粉块每室 1，下垂。

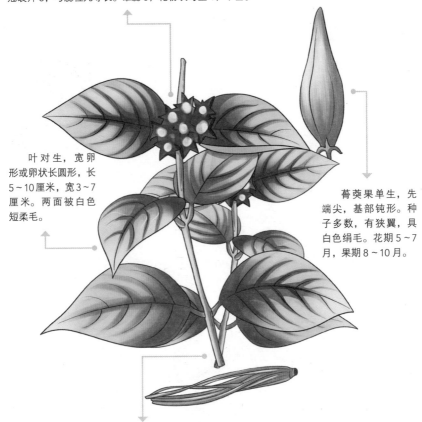

叶对生，宽卵形或卵状长圆形，长 5 ~ 10 厘米，宽 3 ~ 7 厘米。两面被白色短柔毛。

蓇葖果单生，先端尖，基部钝形。种子多数，有狭翼，具白色绢毛。花期 5 ~ 7 月，果期 8 ~ 10 月。

多年生草本，高约 50 厘米。根茎短，簇生多数细长的条状根。茎直立，通常不分枝，密被灰白色短柔毛。

精选偏方

①产后血虚发热：白薇 9 克，当归 12 克，人参 5 克，甘草 6 克。水煎服。②虚热盗汗：白薇、地骨皮各 12 克，鳖甲、银柴胡各 9 克。水煎服。③尿路感染：白薇 9 克，石韦 12 克，滑石 15 克，木通 10 克，生甘草 5 克。水煎服。或白薇 25 克，车前草 50 克。水煎服。④阴虚潮热：白薇、银柴胡、地骨皮各 15 克，生地黄 25 克。水煎服。⑤肺实鼻塞：白薇、款冬花、川贝母（去心）各 50 克，百部 100 克。研为末，每次 5 克，米饮调下。⑥风湿关节痛：白薇、臭山羊、大鹅儿肠根各 25 克。泡酒服。⑦金疮血不止：白薇适量。研为末，贴之。⑧瘰疬：鲜白薇、鲜天冬各等份。捣烂敷患处。⑨妇女遗尿，不知出时：白薇、芍药各 50 克。上 2 味，治下筛，酒服方寸匕，每日 3 次。

瓜蒌

别名 栝楼、苦瓜、天撤、山金匏、药瓜皮。

来源 本品为葫芦科植物栝楼 *Trichosanthes kirilowii* Maxim. 或双边栝楼 *Trichosanthes rosthornii* Harms 的干燥成熟果实。

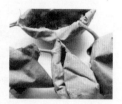

生境分布 生长于山坡、草丛、林缘半阴处。全国均产，栽培或野生。分布于山东、河北、河南、安徽、浙江等地，以山东产者质量优。

采收加工 秋季果实成熟时，连果梗剪下，置通风处阴干。

性味归经 甘、微苦，寒。归肺、胃、大肠经。

功能主治 清热涤痰，宽胸散结，润燥滑肠。主治肺热咳嗽，痰浊黄稠，胸痹心痛，结胸痞满，乳痈，肺痈，肠痈，大便秘结。

用量用法 9～15 克。

使用注意 脾胃虚寒，大便不实，有寒痰、湿痰者不宜服用。

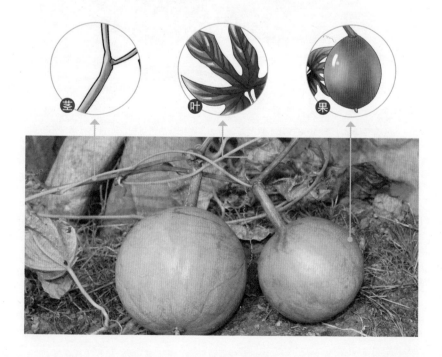

茎　叶　果

雄花生长于上端 1/3 处，3~8 朵成总状花序，有时单生，萼片线形，花冠白色，裂片扇状倒三角形，先端流苏长 1.5~2 厘米；雌花单生，花梗长约 6 厘米。

叶互生，叶片宽卵状心形，长宽相近，5~14 厘米，3~5 浅裂至深裂，边缘常再分裂，小裂片较圆，两面稍被毛。

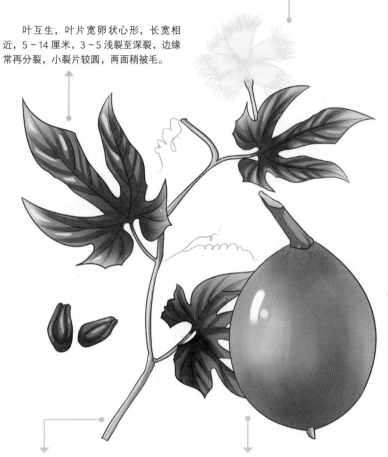

多年生草质藤本。茎有棱线，卷须 2~3 歧。

果实椭圆形至球形，长 7~11 厘米，果瓤橙黄色。种子扁椭圆形。花期 6~8 月，果期 9~10 月。

精选偏方

①**痰嗽**：黄熟瓜蒌 1 个。取出子若干枚后，杏仁于皮内，火烧存性，醋糊为丸，如梧子大，每服 20 丸，临卧时，白萝卜汤送下。②**喘**：瓜蒌 2 个，明矾（如枣子大）1 块。明矾入瓜蒌内，烧煅存性，研为末，将萝卜煮烂，蘸药末服之，汁过口。③**热游丹赤肿**：瓜蒌末 100 克。酽醋调敷之。④**小儿黄疸，脾热眼黄，并治酒黄**：瓜蒌青者适量。焙研为末，每服 5 克，水一盏，煎七分，去渣，临卧服，五更泻下黄物立可。

冬虫夏草

别名 虫草、冬虫草。
来源 本品为麦角菌科真菌冬虫夏草菌 *Cordyceps sinensis* (BerK.) Sacc. 寄生在蝙蝠蛾科昆虫幼虫上的子座和幼虫尸体的干燥复合体。

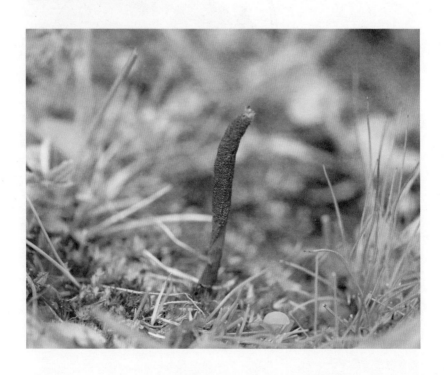

生境分布 生长于海拔 3000～4500 米的高山草甸区。分布于四川、青海、西藏等地，云南、甘肃、贵州也有。

采收加工 夏初子座出土，孢子未发散时挖取，晒六七成干，除去似纤维状的附着物及杂质，晒干或低温干燥。

性味归经 甘，平。归肺、肾经。

功效主治 补肾益肺，止血化痰。主治肾虚精亏，阳痿遗精，腰膝酸痛，久咳虚喘，劳嗽咯血。

用量用法 3～9 克。

使用注意 有表邪者慎用。

子囊壳大部分陷入子座中，先端突出于子座之外，卵形或椭圆形；每一子囊壳内有多数细长的子囊，每一子囊内有 8 个具有隔膜的子囊孢子，一般只有 2 个成活，线形。

上部为子座头部，稍膨大，呈圆柱形，褐色，密生多数子囊壳。

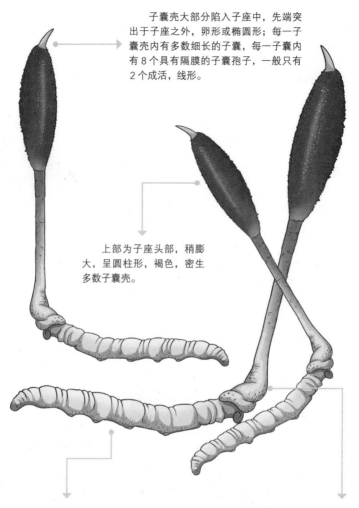

冬虫夏草菌子囊菌的子座出自寄主幼虫的头部，单生，细长如棒球棍状，长 4 ~ 11 厘米。

寄主为鳞翅目、鞘翅目等昆虫的幼虫，冬季菌丝侵入蛰居于土中的幼虫体内，使虫体充满菌丝而死亡。夏季长出子座。

精选偏方

①肺结核咳嗽、咯血、老年虚喘：冬虫夏草 30 克，川贝母 15 克，百合 12 克。水煎服。
②肾虚腰痛：冬虫夏草、枸杞子各 30 克。以黄酒 1000 毫升浸泡 1 周，每次 1 小盅，每日 2 次。③阳痿、遗精：冬虫夏草 3 ~ 9 克，枸杞子、山药、山茱萸各 10 克。水煎服，每日 1 剂。④虚喘：冬虫夏草 15 ~ 30 克。配老雄鸭蒸服。⑤贫血、阳痿、遗精：冬虫夏草 15 ~ 30 克。炖肉或炖鸡服。

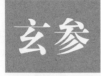

别名 元参、黑参、鹿肠、玄台、逐马、浙玄参、乌元参、野脂麻。

来源 本品为玄参科植物玄参 *Scrophularia ningpoensis* Hemsl. 的干燥根。

生境分布 生长于溪边、山坡林下及草丛中。产于我国长江流域及陕西、福建等省，野生、栽培均有。

采收加工 冬季茎叶枯萎时采挖，除去根茎、幼芽、须根及泥沙，晒或烘至半干。堆放 3~6 日，反复数次至干燥。

性味归经 甘、苦、咸，微寒。归肺、胃、肾经。

功效主治 清热凉血，滋阴降火，解毒散结。主治温邪入营，内陷心包，温毒发斑，热病伤阴，舌绛烦渴，津伤便秘，骨蒸劳嗽，目赤，咽痛，白喉，瘰疬，痈肿疮毒。

用量用法 9~15 克。

使用注意 不宜与藜芦同用。

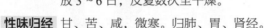

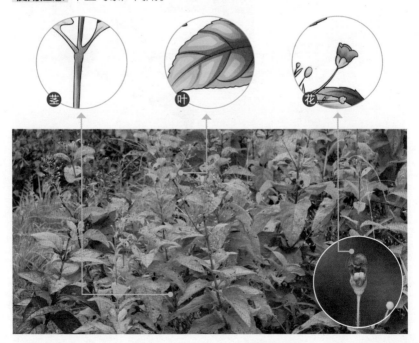

聚伞花序顶生，开展呈圆锥状，花冠暗紫色，5裂，上面2裂片较长而大，侧面2裂片次之，最下1片裂片最小。蒴果卵圆形，萼宿存。花期7～8月，果期8～9月。

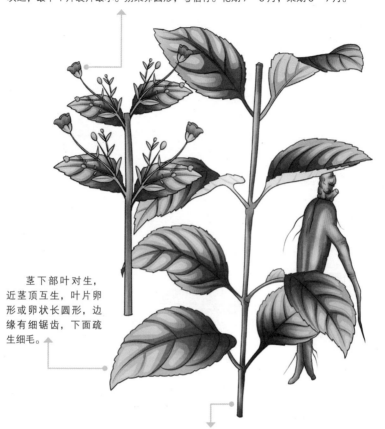

茎下部叶对生，近茎顶互生，叶片卵形或卵状长圆形，边缘有细锯齿，下面疏生细毛。

多年生草本，根肥大。茎直立，四棱形，光滑或有腺状毛。

精选偏方

①慢性咽喉肿痛：玄参、生地黄各15克，连翘、麦冬各10克。水煎服。②热毒壅盛、高热神昏、发斑发疹：玄参、甘草各10克，石膏30克，知母12克，水牛角60克，粳米9克。水煎服。③瘰疬、颈部淋巴结肿大：玄参、牡蛎、川贝母各等量。研粉，炼蜜为丸，每服9克，每日2次。④三焦积热：玄参、黄连、大黄各30克。研为末，炼蜜丸梧子大，每服30～40丸，白汤下，小儿丸粟米大。⑤急喉痹风，不拘大人小儿：玄参、鼠黏子（半生半炒）各30克。研为末，新汲水服1盏。⑥解诸热，消疮毒：玄参、生地黄各30克，大黄（煨）15克。上研为末，炼蜜丸，灯心、淡竹叶汤下；或入白糖少许亦可。⑦赤脉贯瞳：玄参适量。研为末，以米泔煮猪肝，日日蘸食之。

半边莲

别名 瓜仁草、急解索、长虫草、半边花、细米草、蛇舌草。

来源 本品为桔梗科植物半边莲 *Lobelia chinensis* Lour. 的干燥全草。

生境分布 生长于肥沃、潮湿、多有机质、排水良好的土壤里。主产于安徽、江苏及浙江等地。

采收加工 夏季采收，除去泥沙，洗净，晒干。

性味归经 辛，平。归心、小肠、肺经。

功效主治 清热解毒，利尿消肿。主治痈肿疔疮，蛇虫咬伤，臌胀水肿，湿热黄疸，湿疹湿疮。

用量用法 9 ~ 15 克。

使用注意 虚证水肿者忌用。

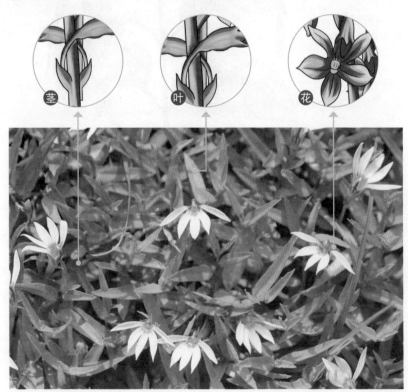

茎　叶　花

叶互生，狭披针形至线形，长 0.7~2 厘米，宽 3~7 毫米，全缘或疏生细齿；具短柄或近无柄。

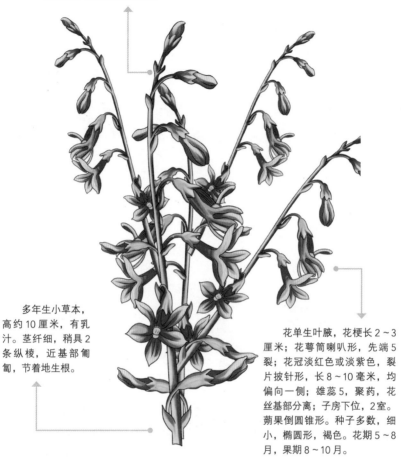

多年生小草本，高约 10 厘米，有乳汁。茎纤细，稍具 2 条纵棱，近基部匍匐，节着地生根。

花单生叶腋，花梗长 2~3 厘米；花萼筒喇叭形，先端 5 裂；花冠淡红色或淡紫色，裂片披针形，长 8~10 毫米，均偏向一侧；雄蕊 5，聚药，花丝基部分离；子房下位，2 室。蒴果倒圆锥形。种子多数，细小，椭圆形，褐色。花期 5~8 月，果期 8~10 月。

精选偏方

①**寒朐气喘及疟疾寒热**：半边莲、雄黄各 6 克。捣泥，碗内覆之，待青色，以饭丸如梧桐子大，每服 9 丸，空心盐汤下。②**疗疮、一切阳性肿毒**：鲜半边莲、食盐各适量。加食盐同捣烂，敷患处，有黄水渗出，渐愈。③**小儿多发性疖肿**：半边莲 50 克，紫花地丁 25 克，野菊花 15 克，金银花 10 克。水煎服，取第 3 次煎汁洗患处。④**乳腺炎**：鲜半边莲适量。捣烂敷患处。⑤**黄疸、水肿、小便不利**：半边莲、白茅根各 30 克。水煎，分 2 次用白糖调服。⑥**毒蛇咬伤**：半边莲适量。浸烧酒搽之。⑦**湿热泄泻**：半边莲 30 克。水煎服。⑧**痢疾**：生半边莲 60 克。水煎，和黄糖适量服。⑨**急性中耳炎**：半边莲适量。揭烂绞汁，和酒少许滴耳。⑩**盲肠炎**：半边莲 240 克，双料酒适量。半边莲捣烂，加料酒与水煎，每日 5 次分服；渣再和入米酒少许，外敷患处。

半枝莲

别名 半向花、半面花、偏头草、挖耳草、通经草、狭叶韩信草。

来源 本品为唇形科植物半枝莲 *Scutellaria barbata* D.Don 的干燥全草。

生境分布 多生于沟旁、田边及路旁潮湿处。分布于江苏、江西、福建、广东、广西等省（区）。

采收加工 夏、秋两季茎叶茂盛时采挖，洗净，晒干。

性味归经 辛、苦，寒。归肺、肝、肾经。

功效主治 清热解毒，化瘀利尿。主治疔疮肿毒，咽喉肿痛，跌扑伤痛，水肿，黄疸，蛇虫咬伤。

用量用法 15 ~ 30 克。

使用注意 孕妇和血虚者慎服。

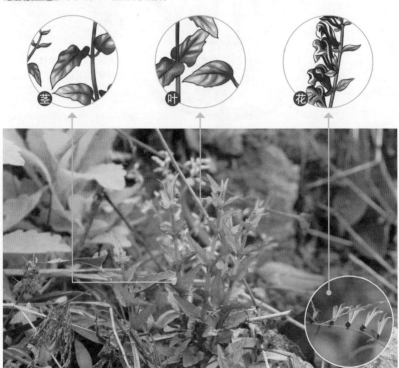

茎　叶　花

花冠唇形，蓝紫色，外面密被柔毛；雄蕊4，二强；子房4裂，柱头完全着生在子房底部，顶端2裂。小坚果卵圆形，棕褐色。花期5~6月，果期6~8月。

叶对生，叶片三角状卵形或卵圆形，边缘有波状钝齿，下部叶片较大，叶柄极短。花小，2朵对生，排列成偏侧的总状花序，顶生；花梗被黏性短毛；苞片叶状，向上渐变小，被毛。花萼钟状，外面有短柔毛，二唇形，上唇具盾片。

多年生草本花卉，株高30~40厘米。茎下部匍匐生根，上部直立；茎方形，绿色。

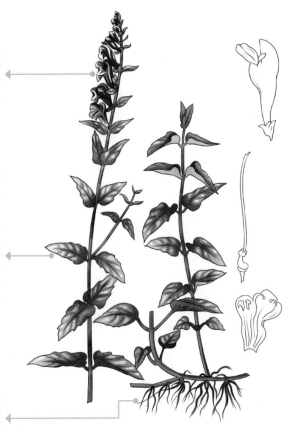

精选偏方

①咽喉肿痛：鲜半枝莲、鲜马鞭草各24克，食盐少许。水煎服。②吐血、咯血：鲜半枝莲50~100克。捣烂绞汁，调蜜少许，炖热温服，每日2次。③尿道炎、小便血尿疼痛：鲜半枝莲50克，冰糖适量。洗净，煎汤，调冰糖服，每日2次。④热性血痢：半枝莲100克。水煎服。⑤肝炎：鲜半枝莲25克，大枣5枚。水煎服。⑥淋巴结结核：半枝莲60克。水煎服。或半枝莲、水龙骨各30克，加瘦猪肉适量煮熟，吃肉喝汤。⑦胃气痛：干半枝莲30克，和猪肚或鸡1只（去头及脚尖、内脏），水、酒各半炖熟，分二三次服。⑧肺脓肿：半枝莲、鱼腥草各30克。水煎服。⑨一切毒蛇咬伤：鲜半枝莲适量。洗净捣烂，绞汁，调黄酒少许温服，渣敷患处。⑩癌症：半枝莲、蛇葡萄根各30克，藤梨根120克，水杨梅根60克，白茅根、凤尾草、半边莲各15克。水煎服。

半夏

别名 地文、示姑、水玉、守田、地茨菇、老黄嘴、野芋头。

来源 本品为天南星科植物半夏 *Pinellia ternata* (Thunb.) Breit. 的干燥块茎。

生境分布 生长于山坡、溪边阴湿的草丛中或林下。我国大部分地区均有。分布于四川、湖北、江苏、安徽等地。以四川、浙江产者量大质优。

采收加工 夏、秋两季采挖，洗净，除去外皮及须根，晒干。

性味归经 辛、温；有毒。归脾、胃、肺经。

功效主治 燥湿化痰，降逆止呕，消痞散结。主治湿痰寒痰，咳喘痰多，痰饮眩晕，心悸不宁，痰厥头痛，呕吐反胃，胸脘痞闷，梅核气；外治痈肿痰核。

用量用法 一般炮制后使用，3～9克。外用：适量，磨汁涂或研末以酒调敷患处。

使用注意 不宜与川乌、制川乌、草乌、制草乌、附子同用；生品内服宜慎。

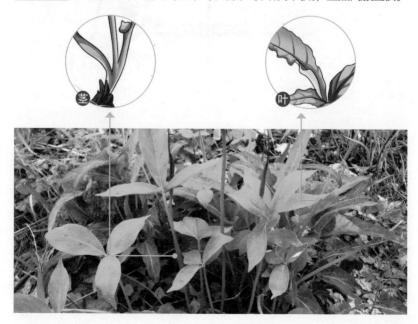

花单性同株，肉穗花序，花序下部为雌花，贴生于佛焰苞，中部不育花，上部为雄花，花序中轴先端附属物延伸呈鼠尾状，伸出在佛焰苞外。浆果卵状椭圆形，绿色，成熟时红色。花期5~7月，果期8~9月。

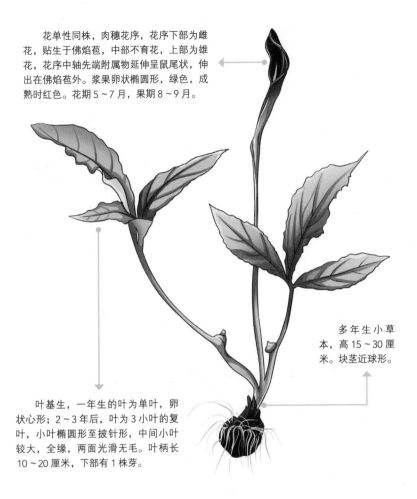

多年生小草本，高15~30厘米。块茎近球形。

叶基生，一年生的叶为单叶，卵状心形；2~3年后，叶为3小叶的复叶，小叶椭圆形至披针形，中间小叶较大，全缘，两面光滑无毛。叶柄长10~20厘米，下部有1株芽。

精选偏方

①湿痰喘急、心痛：半夏适量。香油炒，研末，作丸梧桐子大，每次30~50丸，姜汤下。②时气呕逆不下、吐呕：半夏15克，生姜、茯苓各10克。水煎服。③癫狂痛证：半夏15克，黍米30克，蜂蜜20毫升。水煎服。④妊娠呕吐不止：干姜、人参各30克，半夏60克。上3味，研末之，以生姜汁糊为丸，如梧子大，饮服10丸，每日3服。⑤小儿痰热、咳嗽惊悸：半夏、南星等份。研为末，牛胆汁，入胆内和，悬风处待干，蒸饼丸，绿豆大，每服3~5丸，姜汤下。⑥霍乱心腹胀痛，烦满短气，未得吐下：半夏、肉桂各等份。研末，方寸匕，以水1000毫升和服。⑦喉痹肿塞：生半夏适量。研末，搐鼻内。⑧产后晕厥：半夏适量。研末，冷水和丸，大豆大，纳鼻中。⑨小儿惊风：生半夏3克，皂角1.5克。研为末，吹少许入鼻。⑩外伤性出血：生半夏、海螵蛸各等份。研细末，撒患处。

丝瓜络

别名 瓜络、丝瓜筋、丝瓜布、天萝筋、丝瓜网、丝瓜壳、絮瓜瓤、丝瓜瓤。

来源 本品为葫芦科植物丝瓜 *Luffa cylindrica* (L.) Roem. 的干燥成熟果实中的维管束。

生境分布 我国各地均有栽培。

采收加工 夏、秋两季果实成熟、果皮变黄、内部干枯时采摘，除去外皮及果肉，洗净，晒干，除去种子。

性味归经 甘，平。归肺、胃、肝经。

功效主治 祛风通络，活血下乳。主治关节痹痛，肢体拘挛，胸胁胀痛，乳汁不通，乳痈肿痛。

用量用法 5～12克。

使用注意 寒嗽、寒痰者慎用。

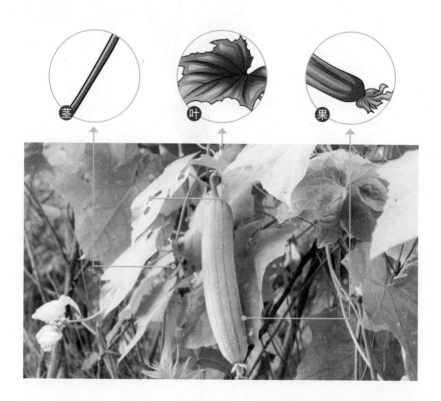

茎　　叶　　果

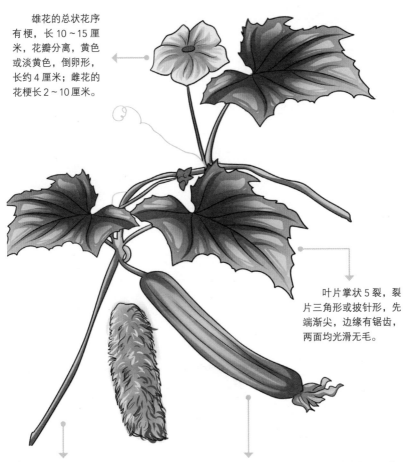

雄花的总状花序有梗，长 10 ~ 15 厘米，花瓣分离，黄色或淡黄色，倒卵形，长约 4 厘米；雌花的花梗长 2 ~ 10 厘米。

叶片掌状 5 裂，裂片三角形或披针形，先端渐尖，边缘有锯齿，两面均光滑无毛。

一年生攀缘草本。茎有 5 棱，光滑或棱上有粗毛；卷须通常 3 裂。

果实长圆柱形，长 20 ~ 50 厘米，直或稍弯，下垂，无棱角，表面绿色，成熟时黄绿色至褐色，果肉内有强韧的纤维，呈网状。种子椭圆形，扁平，黑色，边缘有膜质狭翅。花、果期 8 ~ 10 月。

精选偏方

①**痛疽不敛**：丝瓜络适量。烧黑后内服。②**乳肿疼痛**：丝瓜络适量。烧灰存性，冲酒调下。③**烫火伤**：丝瓜络适量。研末，调香油外涂。④**湿疹**：丝瓜络 60 克。水煎，熏洗患处。⑤**乳腺炎**：丝瓜络 1 个。烧存性，研末，用醋煮开，红糖水送服。⑥**水肿、腹水**：丝瓜络 60 克。水煎服。⑦**关节痛**：丝瓜络 150 克。白酒 500 毫升浸泡 7 日，去渣饮酒，每次 1 盅，每日服 2 次。⑧**慢性腰痛**：丝瓜络适量。切碎，焙成焦黄，研末，每日 1 个，分 2 次服，加黄酒少许冲服。⑨**小肠气痛，绕脐冲心**：丝瓜络适量。烧存性研末，每服 9 克，热酒调下。

地黄

别名 生地黄、鲜生地、山菸根。

来源 本品为玄参科植物地黄 *Rehmannia glutinosa* Libosch. 的新鲜或干燥块根。

生境分布 喜温和气候及阳光充足之地，分布于我国河南、河北、东北及内蒙古，大部分地区有栽培。尤以河南产怀地黄为道地药材。

采收加工 秋季采挖，除去芦头、须根及泥沙，鲜用；或将地黄缓缓烘焙至约八成干。前者习称"鲜地黄"，后者习称"生地黄"。

性味归经 甘、苦，寒。归心、肝、肾经。

功效主治 清热生津，凉血止血。主治热病伤阴，舌绛烦渴，温毒发斑，吐血，衄血，喉痹，咽喉肿痛。

用量用法 鲜地黄：12 ~ 30 克；生地黄：10 ~ 15 克，煎服。

使用注意 本品性寒滞腻，脾虚腹满便溏及胸闷食少者不宜用。

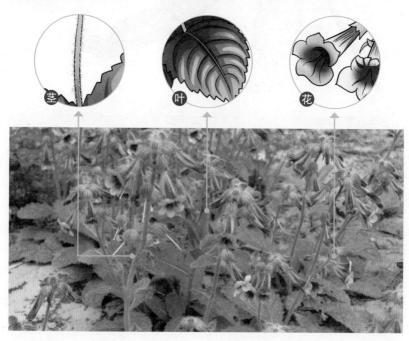

茎　叶　花

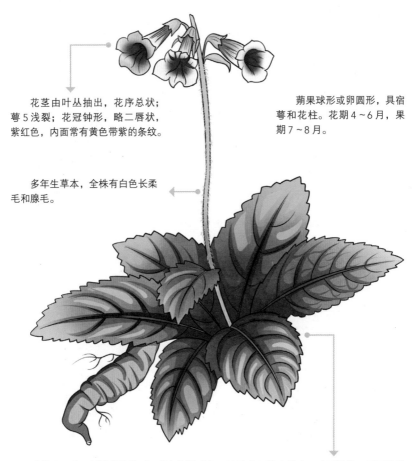

花茎由叶丛抽出，花序总状；萼5浅裂；花冠钟形，略二唇状，紫红色，内面常有黄色带紫的条纹。

蒴果球形或卵圆形，具宿萼和花柱。花期4~6月，果期7~8月。

多年生草本，全株有白色长柔毛和腺毛。

叶基生呈丛，倒卵状披针形，基部渐狭成柄，边缘有不整齐钝齿，叶面皱缩，下面略带紫色。

精选偏方

①**血热生癣**：地黄汁适量。频服。②**肝肾阴亏、虚热动血、胸腹胀满**：地黄、白茅根各30克，丹参15克，川楝子9克。水煎服。③**贫血**：熟地黄20克，当归、阿胶各15克，陈皮6克。水煎服，每日1剂。④**高血压**：熟地黄20克。水煎服，每日1剂。⑤**糖尿病**：生地黄15克，黄连3克，天冬12克。水煎服，每日1剂。⑥**关节炎**：生地黄100克。水煎，分1~2次服用。⑦**吐血经日**：生地黄汁1000毫升，川大黄（锉碎，微炒末）30克。上药相和，煎至200毫升，分为2服，待温食后服。⑧**阳盛于阴，以致吐血、衄血**：生荷叶、生艾叶、生柏叶、生地黄各等份。上研，丸鸡蛋大，每服1丸，水煎服。⑨**坠马伤折手足，痛甚**：生地黄300克，生姜120克。捣细末，入糟300克同炒匀，趁热以布裹罨伤处，冷即易之，先能止痛，后整骨。

别名 黄瓜香、猪人参、山地瓜、血箭草。

来源 本品为蔷薇科植物地榆 *Sanguisorba officinalis* L. 或长叶地榆 *Sanguisorba officinalis* L.var.*longifolia* (Bert.) Yü et Li 的根。

生境分布 生长于山地的灌木丛、山坡、草原或田岸边。全国均产，以浙江、江苏、山东、安徽、河北等地产量多。

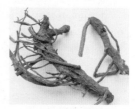

采收加工 春季将发芽时或秋季植株枯萎后采挖，除去须根，洗净，干燥，或趁鲜切片，干燥。

性味归经 苦、酸、涩，微寒。归肝、大肠经。

功效主治 凉血止血，解毒敛疮。主治便血，痔血，血痢，崩漏，水火烫伤，痈肿疮毒。

甩量用法 9～15克。外用：适量，研末涂敷患处。

使用注意 本品酸涩性凉，虚寒性出血及出血夹瘀者慎服。大面积烧、烫伤，不宜大量以地榆外涂，以免引起药物性肝炎。

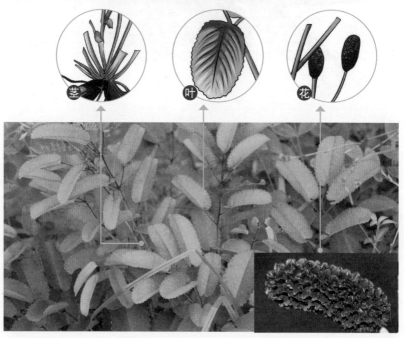

茎　叶　花

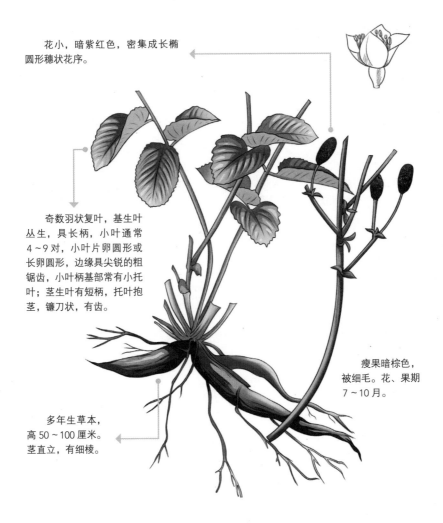

花小，暗紫红色，密集成长椭圆形穗状花序。

奇数羽状复叶，基生叶丛生，具长柄，小叶通常4~9对，小叶片卵圆形或长卵圆形，边缘具尖锐的粗锯齿，小叶柄基部常有小托叶；茎生叶有短柄，托叶抱茎，镰刀状，有齿。

瘦果暗棕色，被细毛。花、果期7~10月。

多年生草本，高50~100厘米。茎直立，有细棱。

精选偏方

①鼻衄、功能失调性子宫出血、尿血：地榆、飞廉、茜草各15克。水煎服。②便血：地榆、槐花各10克，五倍子5克。水煎服。③胃肠炎：地榆15~25克，兰香草全草50克。水煎服。④胃及十二指肠球部溃疡出血：地榆75克。制成煎剂200毫升，每次服10毫升，每日3次。或用本品配黄连须、侧柏叶、海螵蛸，浓煎冷服，如复方黄连汤。⑤久病肠风，痛痒不止：地榆15克，苍术30克。水二盅，煎一盅，空心服，每日1服。⑥红白痢、噤口痢：白地榆6克，炒乌梅5枚，山楂3克。水煎服，红痢红糖为引，白痢白糖为引。⑦湿疹：地榆30克。加水2碗，煎成半碗，用纱布蘸药液湿敷。⑧烧烫伤：地榆根适量。炒炭存性，磨粉，用麻油调成50%软膏，涂于创面，每日数次。⑨原发性血小板减少性紫癜：生地榆、太子参各30克，或加怀牛膝30克。水煎服，连服2个月。

西红花

别名 番红花、藏红花。

来源 本品为鸢尾科植物番红花 *Crocus sativus* L. 的干燥柱头。

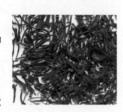

生境分布 主要分布在欧洲、地中海及中亚等地。北京、上海、浙江、江苏等地有引种栽培。

采收加工 10～11 月下旬，晴天早晨日出时采花，再摘取柱头，随即晒干，或在 55～60℃ 下烘干。

性味归经 甘，平。归心、肝经。

功能主治 活血化瘀，凉血解毒，解郁安神。主治经闭癥瘕，产后瘀阻，温毒发斑，忧郁痞闷，惊悸发狂。

用量用法 1～3 克，煎服或沸水泡服。

使用注意 孕妇慎用。

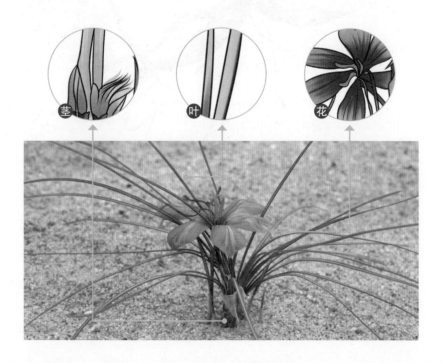

自鳞茎生出 2~14 株丛，每丛有叶 2~13，基部为 3~5 片广阔鳞片乌黑叶，线形，长 15~35 厘米，宽 2~4 毫米，边缘反卷，具细毛。

花顶生；花被片 6，倒卵圆形，淡紫色，花筒细管状；雄蕊 3，花药基部箭形；子房下位，3 室，花柱细长，黄色，柱头 3，膨大呈漏斗状，伸出花被筒外而下垂，深红色。蒴果长圆形，具 3 钝棱。种子多数，球形。花期 10~11 月。

多年生草本。鳞茎扁球形，大小不一，直径 0.5~10 厘米，外被褐色膜质鳞叶。

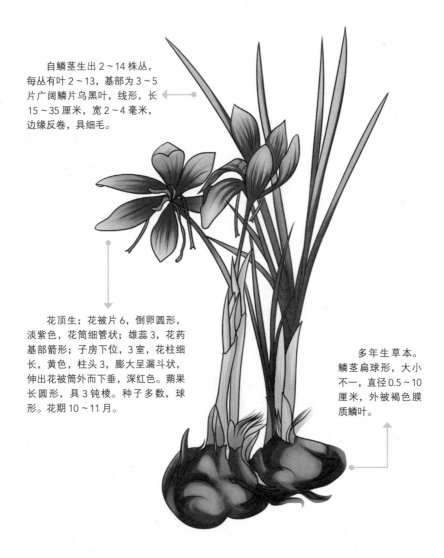

精选偏方

①各种痞结：西红花适量。每服 1 朵，冲汤下，忌食油荤、盐，宜食淡粥。②经闭经痛，产后腰痛：西红花 2 克，丹参 15 克，益母草 30 克，香附 12 克。水煎服。③吐血（不论虚实、何经所吐之血）：西红花 1 朵，无灰酒 1 盏。将花入酒内，隔汤顿出汁饮之。④产后瘀血：西红花 2 克，大黄 4.5 克，牡丹皮、当归、干荷叶各 6 克。研末，调服，每日 3 次，每次 6 克，开水送下。⑤月经不调：西红花 3 克，黑豆 150 克，红糖 90 克。水煎服。⑥跌扑损伤：西红花 3 克。煎汁，加白酒少许，外洗患处。

西洋参

别名 洋参、花旗参、美国人参。
来源 本品为五加科植物西洋参 *Panax quinquefolium* L. 的干燥根。

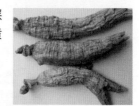

生境分布 均系栽培品，生长于土质疏松、土层较厚、肥沃、富含腐殖质的森林沙质壤土。分布于美国、加拿大及法国，我国也有栽培。

采收加工 秋季采挖，洗净，晒干或低温干燥。

性味归经 甘、微苦，凉。归心、肺、肾经。

功效主治 补气养阴，清热生津。主治气虚阴亏，虚热烦倦，咳喘痰血，内热消渴，口燥咽干。

用量用法 3～6克，另煎兑服。

使用注意 中阳虚衰、寒湿中阻及气郁化火等一切实证患者慎用。反藜芦，忌铁器及火炒炮制本品。

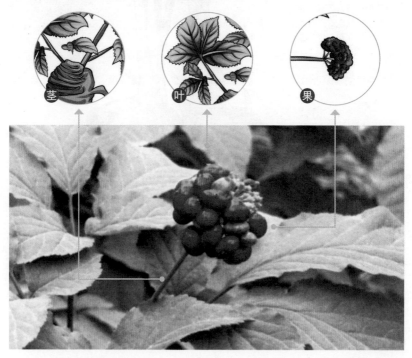

茎　叶　果

伞状花序顶生，总花梗常较叶柄略长，花 6～20，萼绿色。

浆果状核果，扁圆形，熟时鲜红色，种子 2 枚。花期 5～6 月，果期 6～9 月。

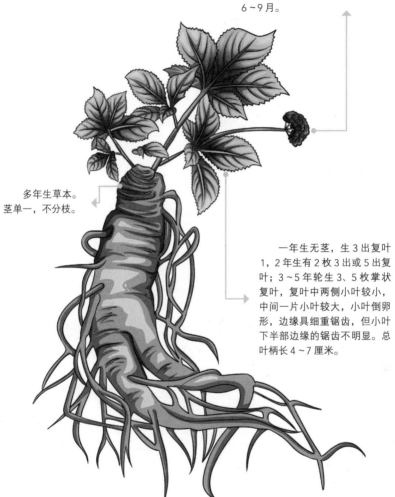

多年生草本。茎单一，不分枝。

一年生无茎，生 3 出复叶 1，2 年生有 2 枚 3 出或 5 出复叶；3～5 年轮生 3、5 枚掌状复叶，复叶中两侧小叶较小，中间一片小叶较大，小叶倒卵形，边缘具细重锯齿，但小叶下半部边缘的锯齿不明显。总叶柄长 4～7 厘米。

精选偏方

①失眠：西洋参 3 克，灵芝 15 克。水煎代茶饮。②热病气阴两伤、烦热口渴，或老人气阴虚少、咽干口燥、津液不足、舌干少苔：西洋参 3 克，麦冬 10 克。沸水浸泡，代茶饮。③气虚：西洋参、麦冬、石斛、六一散各 10 克。用开水冲饮；剩下的渣子也可以嚼着吃。④大便出血：西洋参适量，蒸龙眼服。

百合

别名 强瞿、山丹、番韭、倒仙。

来源 本品为百合科植物百合 *Lilium brownii* F. E. Brown var. *viridulum* Baker、卷丹 *Lilium lancifolium* Thunb. 或细叶百合 *Lilium pumilum* DC. 的干燥肉质鳞叶。

生境分布 生长于山野林内及草丛中。全国大部分地区均产，分布于湖南、浙江、江苏、陕西、四川等地。

采收加工 秋季采挖，洗净，剥取鳞片，置沸水中略烫，干燥。

性味归经 甘，寒。归心、肺经。

功效主治 养阴润肺，清心安神。主治阴虚燥咳，劳嗽咯血，虚烦惊悸，失眠多梦，精神恍惚。

用量用法 6~12克。

使用注意 甘寒滑利之品，风寒咳嗽、中寒便溏者忌服。

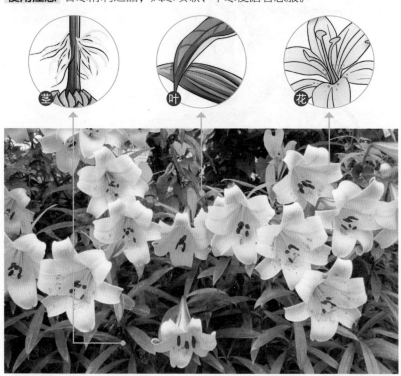

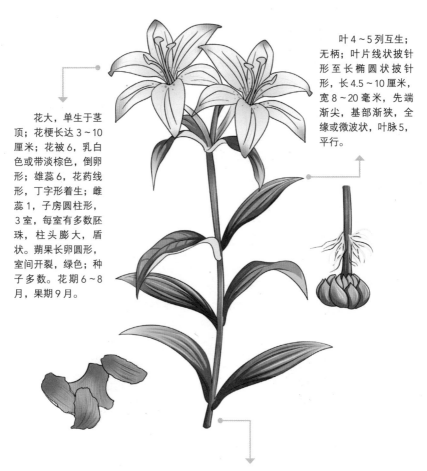

叶 4~5 列互生；无柄；叶片线状披针形至长椭圆状披针形，长 4.5~10 厘米，宽 8~20 毫米，先端渐尖，基部渐狭，全缘或微波状，叶脉 5，平行。

花大，单生于茎顶；花梗长达 3~10 厘米；花被 6，乳白色或带淡棕色，倒卵形；雄蕊 6，花药线形，丁字形着生；雌蕊 1，子房圆柱形，3 室，每室有多数胚珠，柱头膨大，盾状。蒴果长卵圆形，室间开裂，绿色；种子多数。花期 6~8 月，果期 9 月。

多年生草本，高 60~100 厘米。鳞茎球状，白色，肉质，先端常开放如荷花状，长 3.5~5 厘米，直径 3~4 厘米，下面着生多数须根。茎直立，圆柱形，常有褐紫色斑点。

精选偏方

①**神经衰弱、心烦失眠**：百合 25 克，菖蒲 6 克，酸枣仁 12 克。水煎，每日 1 剂。②**天疱疮**：生百合适量。捣烂，敷于患处，每日 1~2 次。③**肺脓肿、化脓性肺炎**：百合 30~60 克。捣研绞汁，白酒适量，以温开水饮服。④**肺脏壅热烦闷**：新百合 120 克。用蜜拌和百合，蒸令软，时时含如枣大，咽津。⑤**咳嗽不已，或痰中有血**：百合（焙、蒸）、款冬花各等份。上研为细末，炼蜜为丸如龙眼大，每服 1 丸，食后临卧细嚼，姜汤咽下，嚼化尤佳。

百部

别名	百奶、肥百部、制百部、百条根、九丛根、一窝虎、野天门冬
来源	本品为百部科植物直立百部 *Stemona sessilifolia* (Miq.) Miq.、蔓生百部 *Stemona japonica* (Bl.) Miq. 或对叶百部 *Stemona tuberosa* Lour. 的干燥块根。

生境分布 生长于阳坡灌木林下或竹林下。分布于安徽、江苏、湖北、浙江、山东等地。

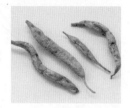

采收加工 春、秋两季采挖，除去须根，洗净，置沸水中略烫或蒸至无白心，取出，晒干。

性味归经 甘、苦，微温。归肺经。

功效主治 润肺下气止咳，杀虫灭虱。主治新久咳嗽，肺痨咳嗽，顿咳；外用于头虱，体虱，蛲虫病，阴痒。蜜百部润肺止咳。主治阴虚劳嗽。

用量用法 3～9克。外用：适量，水煎或酒浸。

使用注意 易伤胃滑肠，脾虚便溏者慎服。本品有小毒，服用过量，可引起呼吸中枢麻痹。

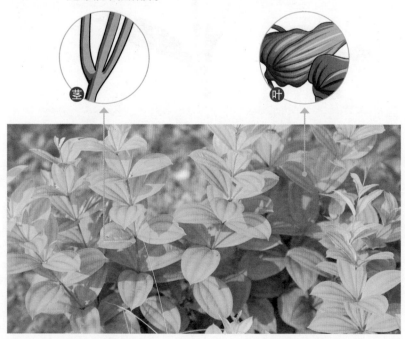

茎

叶

叶常 3~4 片轮生，偶为 5；卵形、卵状椭圆形至卵状披针形，长 3.5~5.5 厘米，宽 1.8~3.8 厘米，先端急尖或渐尖，基部楔形，叶脉通常 5，中间 3 条特别明显；有短柄或几无柄。

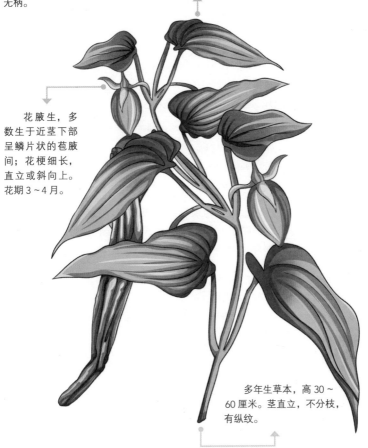

花腋生，多数生于近茎下部呈鳞片状的苞腋间；花梗细长，直立或斜向上。花期 3~4 月。

多年生草本，高 30~60 厘米。茎直立，不分枝，有纵纹。

精选偏方

①猝得咳嗽：百部汁、生姜汁各适量。合煎服 120 毫升。②暴嗽：百部藤根适量。捣成汁，和蜜等量，沸汤煎成膏咽之。③喉痹：百部、款冬花各 50 克，麦冬 150 克，桔梗 15 克。各研为细末，蜜炼为丸如芡实大，噙化，每日 3 丸。④肺壅寒嗽，微有痰：百部（炒）90 克，麻黄、杏仁各 40 个。上研为末，炼蜜丸如芡实大，热水化下，加松子仁肉 50 粒，糖丸之，含化。⑤遍身黄肿：新鲜百部根适量。洗捣，罨脐上，以糯米饭半升，拌水酒半合，揉软盖在药上，以帛包住，待一二日后，口内作酒气，则水从小便中出，肿自消也。⑥蚰蜒入耳：百部（切、焙）适量。捣罗为末，以 1.5 克，生油调涂于耳门上。⑦牛皮癣：百部、白鲜皮、蓖麻子（去壳）、鹤虱、黄柏、当归、生地黄各 30 克，黄蜡 60 克，明雄黄末 15 克，麻油 240 毫升。先将百部等 7 味入锅熬枯，滤去渣，复将油熬至滴水成珠，再下黄蜡，试水中不散为度，端起锅来将雄黄末和入，候稍冷，倾入瓷盆中收贮，退火外用。

别名	云归、秦归、西当归、岷当归。
来源	本品为伞形科植物当归 *Angelica sinensis* (Oliv.) Diels 的干燥根。

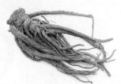

生境分布 生长于高寒多雨的山区；多栽培。分布于甘肃省岷县（古秦州），产量大质优。其次四川、云南、湖北、陕西、贵州等地也有栽培。

采收加工 秋末采挖，除去须根及泥沙，待水分稍蒸发后，捆成小把，上棚，用烟火慢慢熏干。

性味归经 甘、辛，温。归肝、心、脾经。

功效主治 补血活血，调经止痛，润肠通便。主治血虚萎黄，眩晕心悸，月经不调，经闭痛经，虚寒腹痛，风湿痹痛，跌扑损伤，痈疽疮疡，肠燥便秘。酒当归活血通经。主治经闭痛经，风湿痹痛，跌扑损伤。

用量用法 6 ~ 12 克。

使用注意 本品味甘，滑肠、湿盛中满、大便溏泻者不宜用。

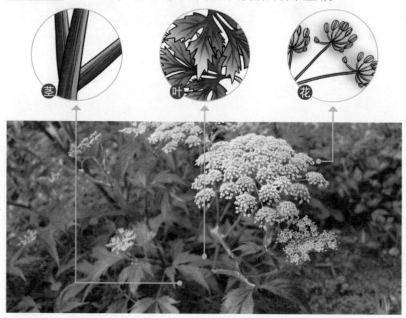

茎　叶　花

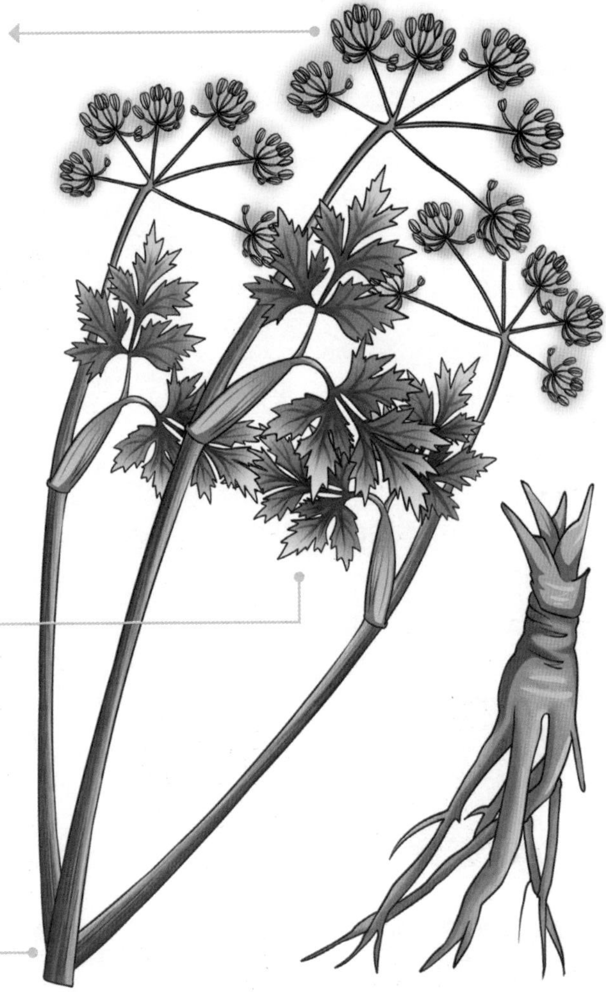

复伞形花序顶
生，无总苞或有2。

叶为2~3回奇
数羽状复叶，叶柄
基部膨大呈鞘状，
叶片卵形，小叶片
呈卵形或卵状披针
形，近顶端一对无
柄，1~2回分裂，
裂片边缘有缺刻。

多年生草本，
茎带紫色，有纵直
槽纹。

精选偏方

①室女月水不通：当归（切，焙）30克，干漆（炒烟出）、川芎各15克。上3味捣罗为末，炼蜜和丸如梧桐子大，每服20丸，温酒调下。②血瘕痛胀、脉滞涩：当归、血竭各90克，桂心、白芍、延胡索各45克（酒炒），蒲黄60克（炒）。研为散，酒煎9克，去渣温服。③血崩：当归30克，龙骨60克（炒赤），香附子9克（炒），棕毛灰15克。上研为末，米饮调9~12克，空心服。④盗汗：当归、生地黄、熟地黄、关黄柏、黄芩、黄连各等份，黄芪加一倍。上研为粗末，每服15克，水二盏，煎至一盏，饭前服；小儿减半服之。

肉苁蓉

别名 大芸（淡大芸）、寸芸、苁蓉（甜苁蓉、淡苁蓉）、地精、查干告亚。

来源 本品为列当科植物肉苁蓉 *Cistanche deserticola* Y. C. Ma 或管花肉苁蓉 *Cistanche tubulosa* (Schenk) Wight 的干燥带鳞叶的肉质茎。

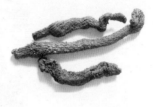

生境分布 肉苁蓉生长于盐碱地、干河沟沙地、戈壁滩一带。寄生在红沙、盐爪爪、着叶盐爪、珍珠、西伯利亚白刺等植物的根上。分布于内蒙古、陕西、甘肃、宁夏、新疆等地。

采收加工 春季苗刚出土或秋季冻土之前采挖，除去茎尖。切段，晒干。

性味归经 甘、咸，温。归肾、大肠经。

功效主治 补肾阳，益精血，润肠通便。主治肾阳不足，精血亏虚，阳痿不孕，腰膝酸软，筋骨无力，肠燥便秘。

用量用法 6~10 克。

使用注意 药力和缓，用量宜大。助阳滑肠，故阳事易举、精滑不固、腹泻便溏者忌服，实热便秘者亦不宜。

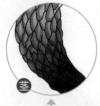
茎

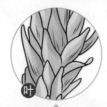
叶

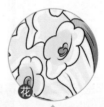
花

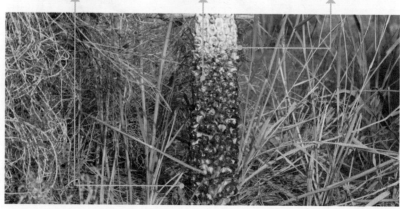

穗状花序顶生于花茎；每花下有1苞片，小苞片2，基部与花萼合生；背面被毛，花萼5浅裂，有缘毛；花冠管状钟形，黄色，顶端5裂，裂片蓝紫色；雄蕊4。蒴果卵形，褐色。种子极多，细小。花期5～6月。

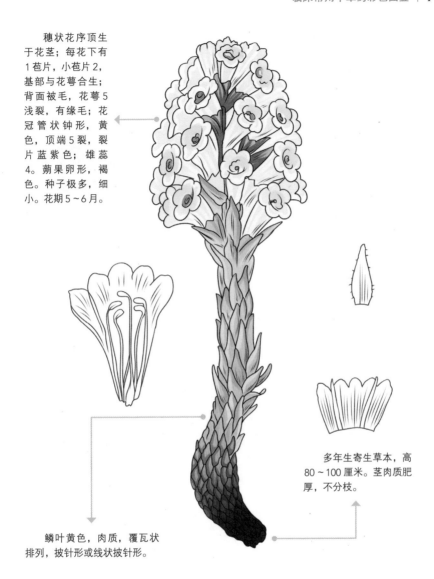

多年生寄生草本，高80～100厘米。茎肉质肥厚，不分枝。

鳞叶黄色，肉质，覆瓦状排列，披针形或线状披针形。

精选偏方

①阳痿、遗精、腰膝痿软：肉苁蓉、韭菜籽各9克。水煎服。②神经衰弱、健忘、听力减退：肉苁蓉、枸杞子、五味子、麦冬、黄精、玉竹各适量。水煎服。③下部虚损，腹内疼痛，不喜饮食，平补：肉苁蓉600克。酒浸3日，细切，焙干，捣罗为末，分一半，醇酒煮作膏，和一半入臼中，捣丸如梧桐子大，每服20丸，加至30丸，温酒或米饮下，空心食前。

肉豆蔻

别名 肉叩、肉扣、肉蔻、肉果、玉果。

来源 本品为肉豆蔻科植物肉豆蔻 *Myristica fragrans* Houtt. 的干燥种仁。

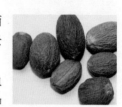

生境分布 在热带地区广为栽培。分布于马来西亚、印度尼西亚；我国广东、广西、云南等地也有栽培。

采收加工 每年 4～6 月及 11～12 月各采 1 次。早晨摘取成熟果实，剖开果皮、剥去假种皮，再敲脱壳状的种皮，取出种仁，用石灰乳浸 1 日后，文火焙干。

性味归经 辛，温。归脾、胃、大肠经。

功效主治 温中行气，涩肠止泻。主治脾胃虚寒，久泻不止，脘腹胀痛，食少呕吐。

用量用法 3～10 克。

使用注意 凡湿热泻痢者忌用。

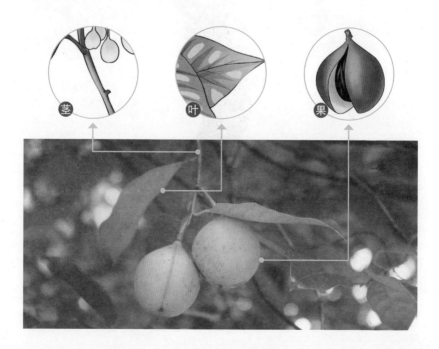

茎　叶　果

叶互生，革质，叶柄长 4～10 毫米，叶片椭圆状披针形或椭圆形，长 5～15 厘米，先端尾状，基部急尖，全缘，上面暗绿色，下面常粉绿色并有红棕色的叶脉。

花单性，雌雄异株，总状花序腋生，具苞片。

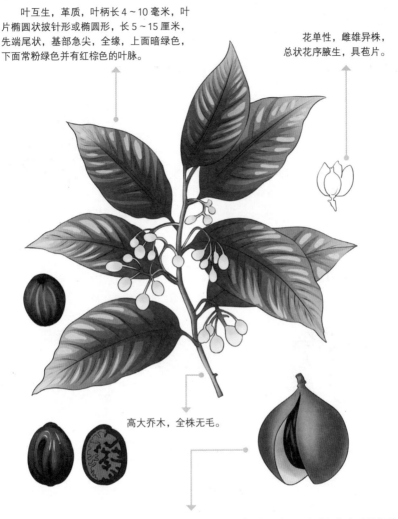

高大乔木，全株无毛。

浆果肉质，梨形或近于圆球形，黄棕色，成熟时纵裂成 2 瓣，露出绯红色肉质的假种皮，内含种子 1 枚，种皮壳状，木质坚硬。花期 3～4 月，果期 7～10 月。

精选偏方

①脾虚泄泻、肠鸣不食：肉豆蔻 1 枚。挖小孔，入乳香 3 小块，以面裹煨，面熟为度，去面，碾为细末，每次 5 克，米饮送下；小儿每服 0.25 克。②水湿胀如鼓，不食，病可下：肉豆蔻、槟榔、轻粉各 0.3 克，黑牵牛（取头末）45 克。上研为末，面糊为丸，如绿豆大，每服 10～20 丸，煎连翘汤下，食后，每日 3 服。

肉桂

别名 玉桂、牡桂、菌桂、筒桂、大桂、辣桂。

来源 本品为樟科植物肉桂 *Cinnamomum cassia* Presl 的干燥树皮。

生境分布 多为栽培。主产广东、海南、云南等地。

采收加工 多于秋季剥取，阴干。

性味归经 辛、甘，大热。归肾、脾、心、肝经。

功效主治 补火助阳，引火归元，散寒止痛，温通经脉。主治阳痿宫冷，腰膝冷痛，肾虚作喘，虚阳上浮，眩晕目赤，心腹冷痛，虚寒吐泻，寒疝腹痛，痛经经闭。

用量用法 1~5克。

使用注意 有出血倾向者及孕妇慎用；不宜与赤石脂同用。

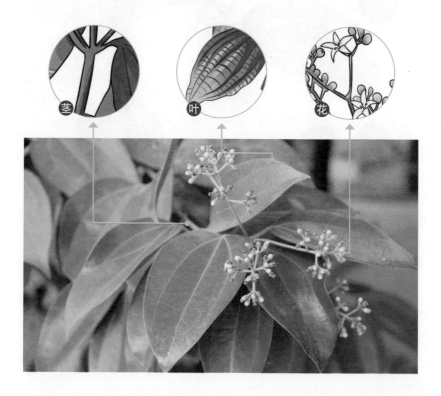

圆锥花序腋生或近顶生，花小，白色，花被6，能育雄蕊9，子房上位，胚珠1。

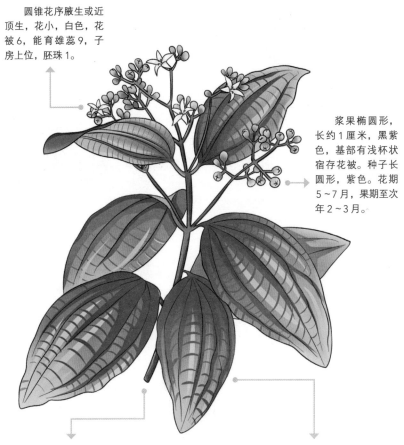

浆果椭圆形，长约1厘米，黑紫色，基部有浅杯状宿存花被。种子长圆形，紫色。花期5~7月，果期至次年2~3月。

常绿乔木，树皮灰褐色，幼枝多有4棱。

叶互生，叶片革质，长椭圆形或近披针形，先端尖，基部钝，全缘，3出脉于背面明显隆起。

精选偏方

①面赤口烂，腰痛足冷：肉桂、细辛各3克，玄参、熟地黄、知母各15克。水煎服。
②奔豚疝瘕冲筑：肉桂、干姜、小茴香各15克，牡丹皮、木香、槟榔各6克，甘草1.5克。水煎服。③真寒腰痛，六脉弦紧，口舌青，阴囊缩，身战栗：肉桂9克，附子（急则用生附子）9~12克，杜仲6克。水煎服。④肾阳虚腰痛：肉桂粉适量。每次5克，每日2次，3周为1个疗程。⑤产后腹中瘕痛：肉桂（末）适量。温酒服方寸匕，每日3次。
⑥小儿下痢赤白，腹痛不可食：桂心、黄连各等份。上研为末，白糊丸小豆大30丸，米汤送下。⑦小儿睡中遗尿，不自觉：肉桂（研为末）适量，雄鸡肝1具。捣烂，丸如绿豆大，温汤送下，每日3服。⑧支气管哮喘：肉桂粉1克。加入无水乙醇10毫升，静置10小时后取上清液0.15~0.3毫升，加2%普鲁卡因至2毫升混匀，注入两侧肺俞穴，每穴0.1毫升；此法对心脏功能代偿不全及肝衰竭患者慎用。

延胡索

别名 元胡、延胡、玄胡索、元胡索。

来源 本品为罂粟科植物延胡索 *Corydalis yanhusuo* W. T. Wang 的干燥块茎。

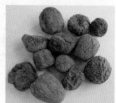

生境分布 生长于稀疏林下、山地、树林边缘的草丛中。分布于浙江、江苏、湖北、湖南、安徽、江西等地，大面积有栽培。本品为浙江特产，尤以金华地区产品最佳。

采收加工 夏初茎叶枯萎时采挖，除去须根，洗净，置沸水中煮至无白心时，取出，晒干。

性味归经 辛、苦，温。归肝、脾经。

功效主治 活血，行气，止痛。主治胸胁、脘腹疼痛，胸痹心痛，经闭痛经，产后瘀阻，跌扑肿痛。

用量用法 3~10克；研末吞服，每次1.5~3克。

使用注意 孕妇慎服。

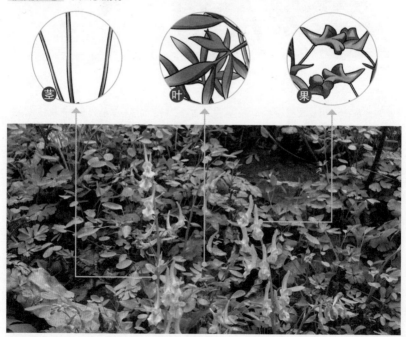

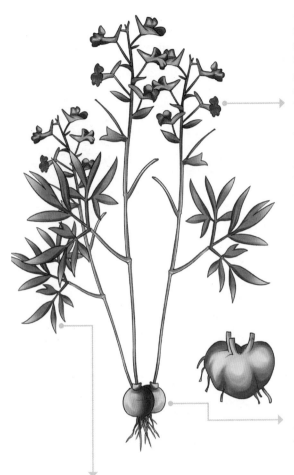

总状花序，顶生或对叶生；苞片阔披针形；花红紫色，横着于纤细的小花梗上，小花梗长约6毫米；花萼早落；花瓣4，外轮2片稍大，边缘粉红色，中央青紫色，上部1，尾部延伸成长距，距长约占全长的一半，内轮2片比外轮2片狭小，上端青紫色，愈合，下部粉红色；雄蕊6，花丝连合成2束，每束具3花药；子房扁柱形，花柱细短，柱头2，似小蝴蝶状。果为蒴果。花期4月，果期5～6月。

多年生草本，高10～20厘米。块茎球形。地上茎短，纤细，稍带肉质，在基部之上生1鳞片。

基生叶和茎生叶同型，有柄；茎生叶互生，2回3出复叶，第2回往往分裂不完全而呈深裂状，小叶片长椭圆形、长卵圆形或线形，长约2厘米，先端钝或锐尖，全缘。

精选偏方

①尿血（非器质性疾病引起的）：延胡索50克，朴硝37.5克。共研为末，每次10克，水煎服。②产后恶露不尽，腹内痛：延胡索末适量。以温酒调下5克。③跌扑损伤：延胡索适量。炒黄研细，每次5～10克，开水送服；也可加黄酒同服。④疝气危急：延胡索（盐炒）、全蝎（去毒，生用）各等量。研为末，每次2.5克，空腹盐酒下。⑤血瘀经闭、腹痛：延胡索、红花各15克，三棱10克，丹参25克，赤芍、香附各20克。水煎服。⑥胃病、肝区痛：延胡索、川楝子各等量。研细粉，每服5～15克，每日2～3次，水煎服。⑦下痢腹痛：延胡索9克。米饮服之，痛即减，调理而安。⑧咳喘：醋制延胡索7成，枯矾3成。共研细粉。每日3次，每服3克。

合欢皮

别名 合昏皮、夜合皮、合欢木皮。
来源 本品为豆科植物合欢 *Albizia julibrissin* Durazz. 的干燥树皮。

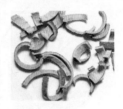

生境分布 生长于山谷、林缘、坡地，南北多有栽培。分布于辽宁、河北、陕西、甘肃、宁夏、新疆、山东、江苏、安徽、江西、福建、河南、湖北、湖南、广西、广东、四川、贵州、云南等地。

采收加工 夏、秋两季剥取，晒干。

性味归经 甘，平。归心、肝、肺经。

功效主治 解郁安神，活血消肿。主治心神不安，忧郁失眠，肺痈，疮肿，跌扑伤痛。

用量用法 6～12 克。外用：适量，研末调敷。

使用注意 阴虚津伤者慎用。

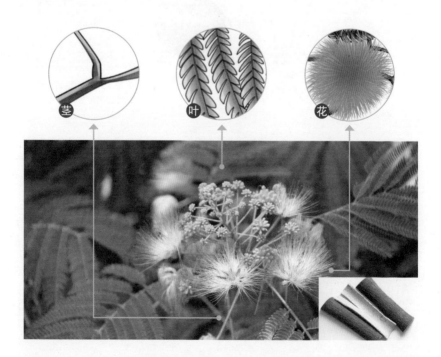

茎　叶　花

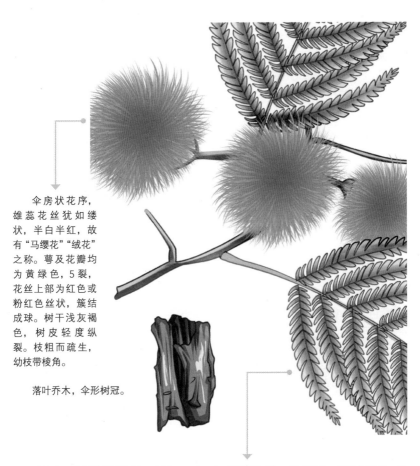

伞房状花序，雄蕊花丝犹如缕状，半白半红，故有"马缨花""绒花"之称。萼及花瓣均为黄绿色，5 裂，花丝上部为红色或粉红色丝状，簇结成球。树干浅灰褐色，树皮轻度纵裂。枝粗而疏生，幼枝带棱角。

落叶乔木，伞形树冠。

叶互生，为偶数羽状复叶，小叶 10～30 对，镰刀状圆形，昼开夜合。果实为荚果。花期 6～7 月，果期为 10 月。

精选偏方

①**夜盲**：合欢皮、千层塔各 10 克。水煎服。②**肺痈久不敛口**：合欢皮、白蔹各适量。上 2 味同煎水服。③**伤损筋骨**：合欢皮 200 克（炒干，研末），麝香、乳香各 5 克。每服 15 克，调温酒于不饥不饱时服。④**打扑伤损骨折**：合欢皮（去粗皮，取白皮，锉碎，炒令黄微黑色）200 克，炒芥菜子 50 克。研为细末，调酒临夜服；粗滓罨疮上，扎缚之。⑤**神经衰弱、郁闷不乐、失眠健忘**：合欢皮或花、首乌藤各 15 克，酸枣仁 10 克，柴胡 9 克。水煎服。⑥**蜘蛛咬疮**：合欢皮适量。捣末，和铅下墨，调生油外涂。⑦**疮痈肿痛**：合欢皮、蒲公英、紫花地丁各 10 克。水煎服。⑧**肺痈咳吐脓血**：合欢皮、鱼腥草、芦根各 15 克，黄芩、桃仁各 10 克。水煎服。

灯心草

别名 蔺草、龙须草、野席草、马棕根、野马棕。
来源 本品为灯心草科植物灯心草 *Juncus effusus* L. 的干燥茎髓。

生境分布 生长于池旁、河边、稻田旁、水沟边、草地上或沼泽湿处。分布于江苏、四川、云南等地。

采收加工 夏末至秋季割取茎，晒干，取出茎髓，理直，扎成小把。

性味归经 甘、淡，微寒。归心、肺、小肠经。

功效主治 清心火，利小便。主治心烦失眠，尿少涩痛，口舌生疮。

用量用法 1～3 克。

使用注意 气虚、小便不禁者忌服。

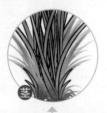

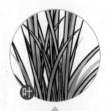

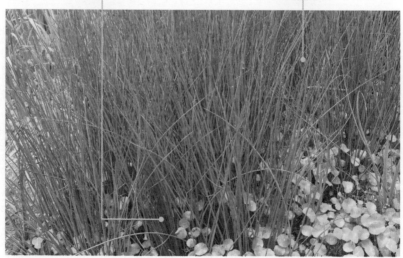

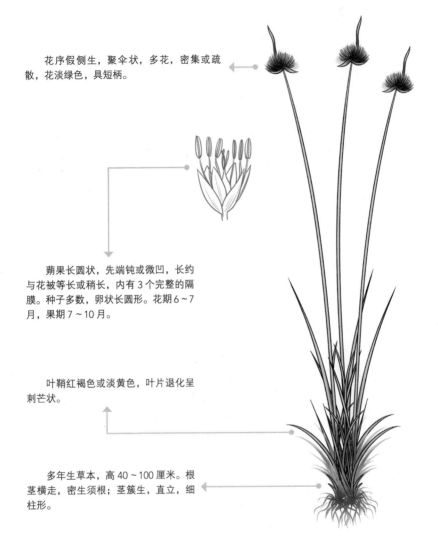

花序假侧生，聚伞状，多花，密集或疏散，花淡绿色，具短柄。

蒴果长圆状，先端钝或微凹，长约与花被等长或稍长，内有 3 个完整的隔膜。种子多数，卵状长圆形。花期 6～7 月，果期 7～10 月。

叶鞘红褐色或淡黄色，叶片退化呈刺芒状。

多年生草本，高 40～100 厘米。根茎横走，密生须根；茎簇生，直立，细柱形。

精选偏方

①衄血不止：灯心草 30 克。捣为末，入朱砂 3 克，米饮每服 6 克。②心烦口渴、失眠：灯心草 5 克，淡竹叶、麦冬各 15 克，夜交藤 20 克。水煎服。③五淋癃闭：灯心草 30 克，麦冬、甘草各 15 克。浓煎饮。④水肿：灯心草 12 克。水煎服。⑤热淋：鲜灯心草、车前草、凤尾草各 30 克。淘米水煎服。

防风

别名　屏风、铜芸、百种、回云、百枝、回草、风肉。
来源　本品为伞形科植物防风 *Saposhnikovia divaricata* (Turcz.) Schischk 的干燥根。

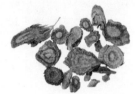

生境分布 生长于丘陵地带山坡草丛中或田边、路旁，高山中、下部。分布于黑龙江、吉林、辽宁、内蒙古、河北、山西、河南等地。

采收加工 春、秋两季采挖未抽花茎植株的根，除去须根和泥沙，晒干。

性味归经 辛、甘，微温。归膀胱、肝、脾经。

功效主治 祛风解表，胜湿止痛，止痉。主治感冒头痛，风湿痹痛，风疹瘙痒，破伤风。

用量用法 5～10克。

使用注意 血虚发痉及阴虚火旺者禁服。

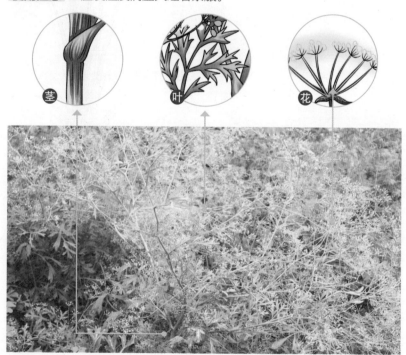

茎　叶　花

复伞形花序，总苞缺如，或少有1；花小，白色。

基生叶有长柄，2～3回羽裂，裂片楔形，有3～4缺刻，具扩展叶鞘。

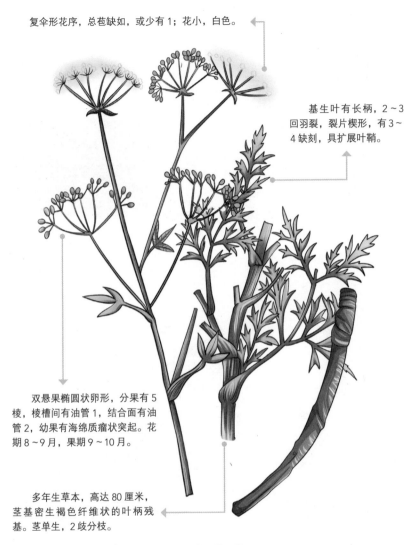

双悬果椭圆状卵形，分果有5棱，棱槽间有油管1，结合面有油管2，幼果有海绵质瘤状突起。花期8～9月，果期9～10月。

多年生草本，高达80厘米，茎基密生褐色纤维状的叶柄残基。茎单生，2歧分枝。

精选偏方

①感冒头痛：防风、白芷、川芎各15克，荆芥10克。水煎服。②风湿性关节炎：防风、茜草、苍术、老鹳草各25克。白酒1000毫升浸泡7日，每服10～15毫升，每日3次。③偏正头风，痛不可忍：防风、白芷各120克。上研为细末，炼蜜和丸，如弹子大；如牙风毒，只用茶清为丸，每服1丸，茶汤下；如偏正头风，空心服；如身上麻风，食后服，未愈连进3服。④白虎风，走转疼痛，两膝热肿：防风（去芦头，微炒）30～60克，地龙（微炒）、漏芦各60克。上件药，捣细罗为散，每服不计时候，以温酒调下6克。⑤自汗：防风、黄芪各30克，白术60克。每服9克，水一盏半，姜3片，煎服。

红花

别名　草红、杜红花、刺红花、金红花。
来源　本品为菊科植物红花 *Carthamus tinctorius* L. 的干燥花。

生境分布 全国各地多有栽培。

采收加工 夏季花由黄变红时采摘，阴干或晒干。

性味归经 辛，温。归心、肝经。

功效主治 活血通经，散瘀止痛。主治经闭，痛经，恶露不行，癥瘕痞块，胸痹心痛，瘀滞腹痛，胸胁刺痛，跌扑损伤，疮疡肿痛。

用量用法 3～10克。

使用注意 孕妇慎用。

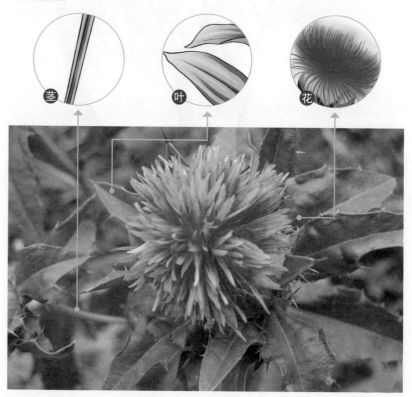

茎　叶　花

　　花序大，顶生，总苞片多列，外面2～3列呈叶状，披针形，边缘有针刺；内列呈卵形，边缘无刺而呈白色膜质；花托扁平；管状花多数，通常两性，橘红色，先端5裂，裂片线形；雄蕊5，花药聚合；雌蕊1，花柱细长，伸出花药管外面，柱头2裂，裂片短，舌状。瘦果椭圆形或倒卵形，长约5毫米，基部稍歪斜，白色，具4肋。花期6～7月，果期8～9月。

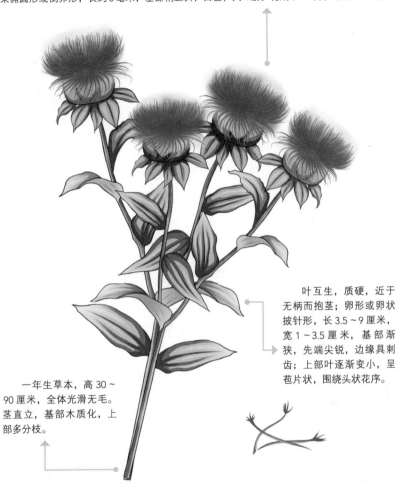

叶互生，质硬，近于无柄而抱茎；卵形或卵状披针形，长3.5～9厘米，宽1～3.5厘米，基部渐狭，先端尖锐，边缘具刺齿；上部叶逐渐变小，呈苞片状，围绕头状花序。

一年生草本，高30～90厘米，全体光滑无毛。茎直立，基部木质化，上部多分枝。

精选偏方

①**妇女经脉不通，如血膈**：红花（细擘）、苏木（捶碎）、当归各等份。细切，每用30克，以水一升半，先煎花、木；然后入酒一盏，并当归再煎，空心食前温服。②**聤耳，累年脓水不绝，臭秽**：红花0.3克，白矾（烧灰）30克。上件药，细研为末，每用少许，纳耳中。③**痛经、经闭**：红花、桃仁、当归、白芍各15克，川芎10克，熟地黄20克。水煎服。

红景天

别名 蔷薇红景天、扫罗玛布尔（藏名）。

来源 本品为景天科植物大花红景天 *Rhodiola crenulata* (Hook.f.et Thoms.) H.Ohba 的干燥根和根茎。

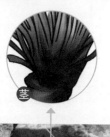

生境分布 生长于高山岩石处，野生或栽培。分布于西藏、新疆、辽宁、吉林、山西、河北。

采收加工 秋季花茎凋枯后采挖，除去粗皮，洗净，晒干。

性味归经 甘、苦，平。归肺、心经。

功效主治 益气活血，通脉平喘。主治气虚血瘀，胸痹心痛，中风偏瘫，倦怠气喘。

用量用法 3~6克。

使用注意 儿童、孕妇慎用。

茎

叶

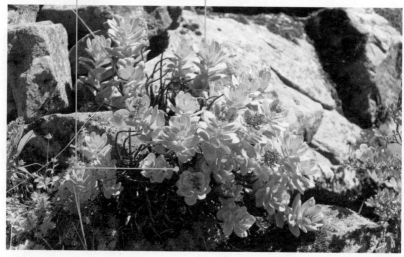

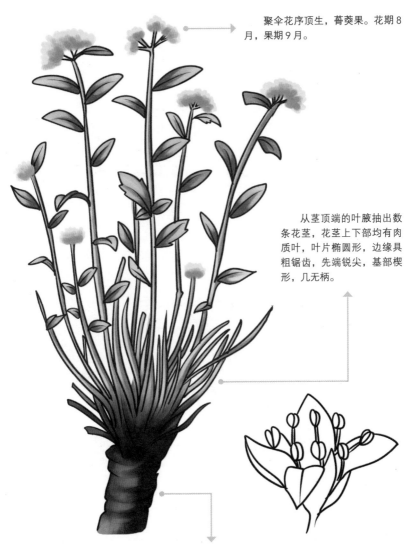

聚伞花序顶生，蓇葖果。花期8月，果期9月。

从茎顶端的叶腋抽出数条花茎，花茎上下部均有肉质叶，叶片椭圆形，边缘具粗锯齿，先端锐尖，基部楔形，几无柄。

多年生草本，高 10～20 厘米。根粗壮，圆锥形，肉质，褐黄色；根颈部具多数须根。根茎短，粗壮，圆柱形，被多数覆瓦状排列的鳞片状叶。

精选偏方

①烫火伤、跌扑损伤瘀血作痛：鲜红景天适量。捣为糊外敷。②衰老：红景天 6 克，粳米 50 克。先使用红景天煎水去渣，再加米煮粥，粥成后加适量白糖调味食用。③体虚、年老体衰：红景天 30 克。研面，装入胶囊，每粒含生药 0.2 克，每次 2～3 粒，每日 3 次。④老年性心力衰竭、糖尿病、神经症、贫血、肝脏病：红景天 5 克。泡水代茶饮。

麦冬

别名 玉银、麦门冬、沿阶草。

来源 本品为百合科植物麦冬 *Ophiopogon japonicus* (L.f.) Ker-Gawl. 的干燥块根。

生境分布 生长于土质疏松、肥沃、排水良好的壤土和沙质土壤。分布于浙江、四川等地。

采收加工 夏季采挖，洗净，反复曝晒，堆置，至七八成干，除去须根，干燥。

性味归经 甘、微苦，微寒。归心、肺、胃经。

功效主治 养阴生津，润肺清心。主治肺燥干咳，阴虚劳嗽，喉痹咽痛，津伤口渴，内热消渴，心烦失眠，肠燥便秘。

用量用法 6～12克。

使用注意 脾胃虚寒、大便溏薄及外感风寒或痰饮湿浊咳嗽者忌服。

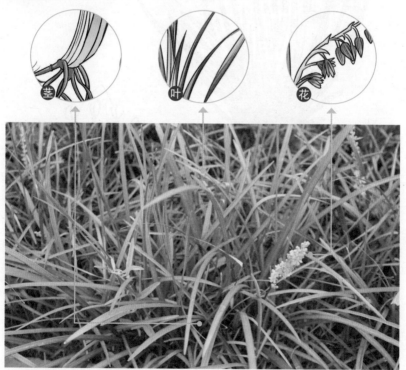

花葶常比叶短，总状花序轴长 2～5 厘米，花 1～2 朵，生于苞片腋内，花梗长 2～4 毫米，关节位于近中部或中部以上，花微下垂，花被片 6，披针形，白色或淡紫色。浆果球形，成熟时深绿色或蓝黑色。花期 5～8 月，果期 8～9 月。

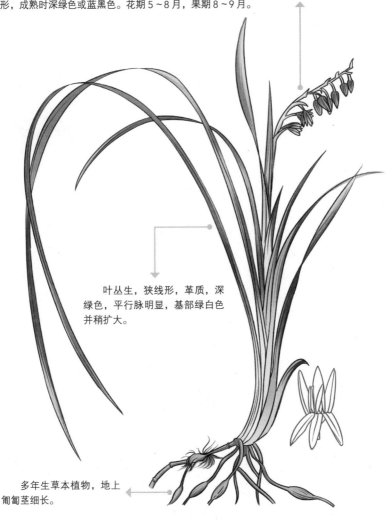

叶丛生，狭线形，革质，深绿色，平行脉明显，基部绿白色并稍扩大。

多年生草本植物，地上匍匐茎细长。

精选偏方

①慢性支气管炎：麦冬、五味子各 100 克。泡入 1000 毫升蜂蜜中，浸泡 6 日后开始服用，每日早晨或中午服 1 次，每次一大汤匙，每次服后接着含服一小片人参，吃 2 瓣大蒜，3 颗核桃。②百日咳：麦冬、天冬各 20 克，百合 15 克，鲜竹叶 10 克。水煎服。③阴虚燥咳、咯血等：麦冬、川贝母、天冬各 9 克，沙参、生地黄各 15 克。水煎服。④萎缩性胃炎：麦冬、党参、玉竹、沙参、天花粉各 9 克，知母、乌梅、甘草各 6 克。水煎服。

麦芽

别名 麦蘖、大麦蘖、大麦芽、大麦毛、扩麦蘖、草大麦。
来源 本品为禾本科植物大麦 *Hordeum vulgare* L. 的成熟果实经发芽干燥的炮制加工品。

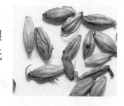

生境分布 我国各地普遍栽培。全国各地均产。

采收加工 将麦粒用水浸泡后，保持适宜温度、湿度，待幼芽长至约 0.5 厘米时，晒干或低温干燥。

性味归经 甘，平。归脾、胃经。

功效主治 行气消食，健脾开胃，回乳消胀。主治食积不消，脘腹胀痛，脾虚食少，乳汁郁积，乳房胀痛，妇女断乳，肝郁胁痛，肝胃气痛。生麦芽健脾和胃，疏肝行气。主治脾虚食少，乳汁郁积。炒麦芽行气消食回乳。主治食积不消，妇女断乳。焦麦芽消食化滞。主治食积不消，脘腹胀痛。

用量用法 10 ~ 15 克；回乳炒用 60 克。

使用注意 哺乳期妇女慎用。

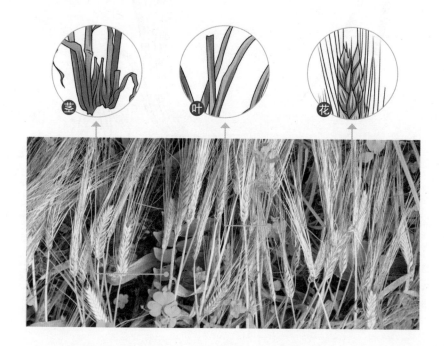

茎　叶　花

叶鞘松弛抱茎；两侧有较大的叶耳；叶舌膜质，长 1～2 毫米；叶片扁平，长 9～20 厘米，宽 6～20 毫米。

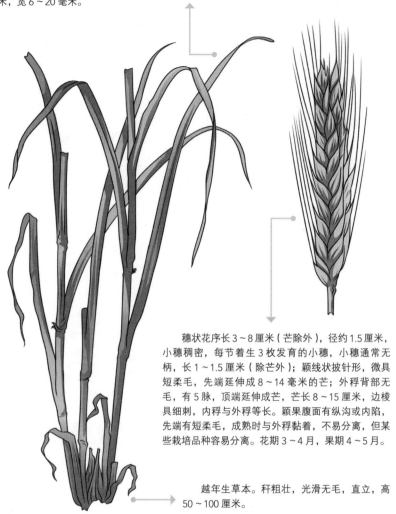

穗状花序长 3～8 厘米（芒除外），径约 1.5 厘米，小穗稠密，每节着生 3 枚发育的小穗，小穗通常无柄，长 1～1.5 厘米（除芒外）；颖线状披针形，微具短柔毛，先端延伸成 8～14 毫米的芒；外稃背部无毛，有 5 脉，顶端延伸成芒，芒长 8～15 厘米，边棱具细刺，内稃与外稃等长。颖果腹面有纵沟或内陷，先端有短柔毛，成熟时与外稃黏着，不易分离，但某些栽培品种容易分离。花期 3～4 月，果期 4～5 月。

越年生草本。秆粗壮，光滑无毛，直立，高 50～100 厘米。

精选偏方

①**断乳乳房胀痛**：生麦芽或炒麦芽 120 克（或生、炒麦芽各 60 克）。单用，水煎服。②**快膈进食**：麦芽 120 克，橘皮、白术各 30 克，神曲 60 克。上药研为末，蒸饼丸梧子大，人参汤调下 30～50 丸。③**产后腹中臌胀、不通转，气急，坐卧不安**：麦芽 60 克。研为末，和酒服食，良久通转。

远志

别名　棘菀、细草、小鸡腿、小鸡眼、小草根。
来源　本品为远志科植物远志 *Polygala tenuifolia* Willd. 或卵叶远志 *Polygala sibirica* L. 的干燥根。

生境分布　生长于海拔 400 ~ 1000 米的山坡草地或路旁。分布于山西、陕西等地。

采收加工　春、秋两季采挖，除去须根和泥沙，晒干。

性味归经　苦、辛，温。归心、肾、肺经。

功效主治　安神益智，交通心肾，祛痰，消肿。主治心肾不交引起的失眠多梦、健忘惊悸、神志恍惚，咳痰不爽，疮疡肿毒，乳房肿痛。

用量用法　3 ~ 10 克，煎服。

使用注意　有胃炎及溃疡者慎用。

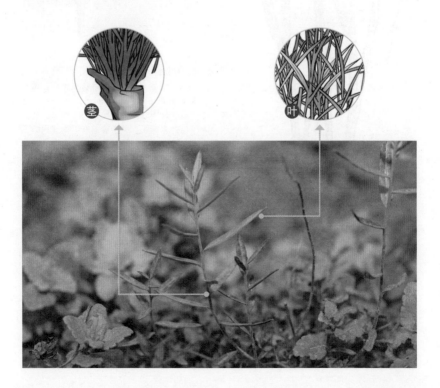

茎

叶

蒴果扁平，卵圆形，边有狭翅。种子卵形，微扁，长约2毫米，棕黑色，密被白色细茸毛，上端有发达的种阜。花期5~7月，果期7~9月。

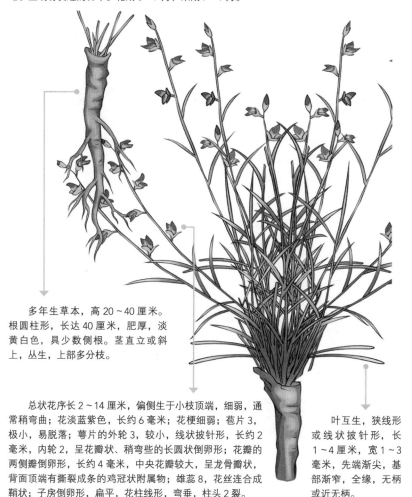

多年生草本，高20~40厘米。根圆柱形，长达40厘米，肥厚，淡黄白色，具少数侧根。茎直立或斜上，丛生，上部多分枝。

总状花序长2~14厘米，偏侧生于小枝顶端，细弱，通常稍弯曲；花淡蓝紫色，长约6毫米；花梗细弱；苞片3，极小，易脱落；萼片的外轮3，较小，线状披针形，长约2毫米，内轮2，呈花瓣状、稍弯些的长圆状倒卵形；花瓣的两侧瓣倒卵形，长约4毫米，中央花瓣较大，呈龙骨瓣状，背面顶端有撕裂成条的鸡冠状附属物；雄蕊8，花丝连合成鞘状；子房倒卵形，扁平，花柱线形，弯垂，柱头2裂。

叶互生，狭线形或线状披针形，长1~4厘米，宽1~3毫米，先端渐尖，基部渐窄，全缘，无柄或近无柄。

精选偏方

①**脑风头痛**：远志末适量。吸入鼻中。②**喉痹作痛**：远志末适量。吹喉，涎出为度。③**乳腺炎**：远志适量。焙干研细，酒冲服10克，药渣敷患处。④**久心痛**：远志（去心）、菖蒲（细切）各30克。上2味，粗捣筛，每服9克，水一盏，煎至七分，去渣，不拘时温服。⑤**神经衰弱、健忘、心悸、多梦失眠**：远志适量。研粉，每次5克，每日2次，米汤冲服。⑥**心悸失眠**：远志5克，珍珠母25克，酸枣仁15克，炙甘草1.25克。水煎服。

赤芍

别名　木芍药、红芍药、臭牡丹根。
来源　本品为毛茛科植物芍药 *Paeonia lactiflora* Pall. 或川赤芍 *Paeonia veitchii* Lynch 的干燥根。

生境分布 生长于山坡林下草丛中及路旁。分布于内蒙古、四川及东北各地。

采收加工 春、秋两季采挖，除去根茎、须根及泥沙，晒干。

性味归经 苦，微寒。归肝经。

功效主治 清热凉血，散瘀止痛。主治热入营血，温毒发斑，吐血衄血，目赤肿痛，肝郁胁痛，经闭痛经，癥瘕腹痛，跌扑损伤，痈肿疮疡。

用量用法 6～12克。

使用注意 不宜与藜芦同用。

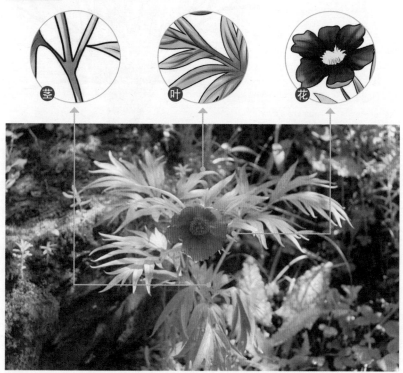

茎　叶　花

花2~4朵生于茎顶端和其下的叶腋；花瓣6~9，紫红色或粉红色；雄蕊多数；心皮2~5。果密被黄色茸毛。花期5~6月，果期7~8月。

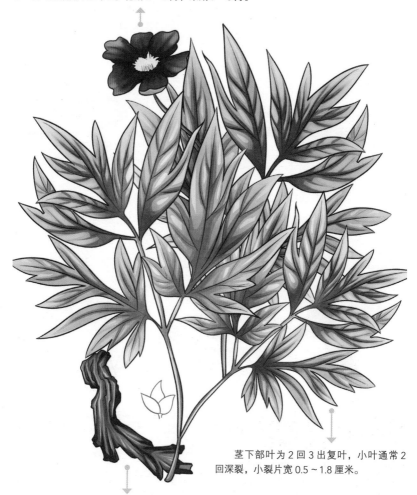

茎下部叶为2回3出复叶，小叶通常2回深裂，小裂片宽0.5~1.8厘米。

多年生草本。茎直立。根为圆柱形，稍弯曲。表面暗褐色或暗棕色，粗糙，有横向突起的皮孔，手搓则外皮易破而脱落（俗称糟皮）。

精选偏方

①妇女气血不和、心胸烦闷、不思饮食、四肢少力、头目昏眩、身体疼痛：赤芍、吴白芷、牡丹皮、白茯苓、甘草各30克，柴胡90克（去芦）。上6味研为末，每服9克，水200毫升，入姜、枣煎至140毫升，温服，食后临卧各服1次。②妇女血崩不止、赤白带下：赤芍、香附子各适量。取等量研为末，盐适量，水400毫升煎至200毫升，去渣，饭前服。③衄血不止：赤芍适量。研为末，水服6克。

苍术

别名　赤术、青术、仙术。

来源　本品为菊科植物茅苍术 *Atractylodes lancea* (Thunb.) DC. 或北苍术 *Atractylodes chinensis* (DC.) Koidz. 的干燥根茎。

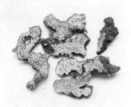

生境分布　生长于山坡、林下及草地。茅苍术分布于江苏、湖北、河南等地，以产于江苏茅山一带者质量最好。北苍术分布于河北、山西、陕西等地。

采收加工　春、秋两季采挖，除去泥沙，晒干，撞去须根。

性味归经　辛、苦，温。归脾、胃、肝经。

功效主治　燥湿健脾，祛风散寒，明目。主治湿阻中焦，脘腹胀满，泄泻，水肿，脚气痿躄，风湿痹痛，风寒感冒，夜盲，眼目昏涩。

用量用法　3～9克。

使用注意　阴虚内热、津液亏虚、表虚多汗者禁服。

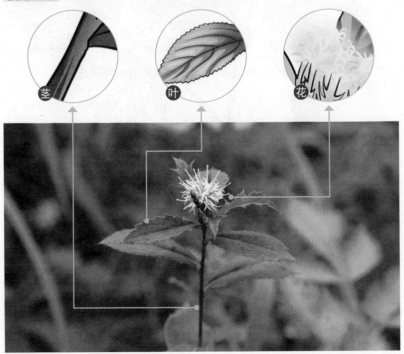

茎　叶　花

头状花序顶生，叶状苞片 1 列，羽状深裂，裂片刺状；总苞圆柱形，总苞片 6～8 层，卵形至披针形；花多数，两性，或单性多异株，全为管状花，白色或淡紫色；两性花有多数羽毛状长冠毛，单性花一般为雌花，具退化雄蕊 5，瘦果有羽状冠毛。花期 8～10 月，果期 9～11 月。

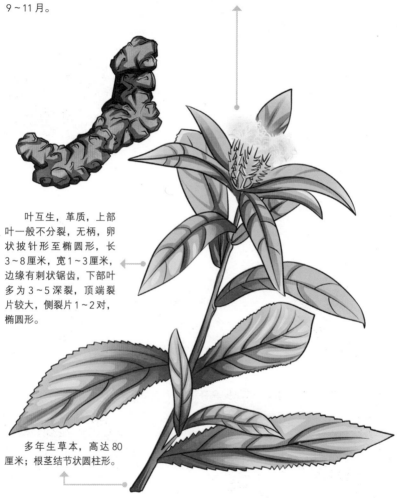

叶互生，革质，上部叶一般不分裂，无柄，卵状披针形至椭圆形，长 3～8 厘米，宽 1～3 厘米，边缘有刺状锯齿，下部叶多为 3～5 深裂，顶端裂片较大，侧裂片 1～2 对，椭圆形。

多年生草本，高达 80 厘米；根茎结节状圆柱形。

精选偏方

①感冒：苍术 50 克，细辛 10 克，侧柏叶 15 克。共研细末，每日 2 次，每次 5 克，开水冲服，葱白为引，生吃。②控制疟疾症状或预防：苍术、白芷、川芎、桂枝各等份。研为末，每用 1 克，以纱布四层包成长形，于疟发前 1～2 小时塞鼻孔内。③筋骨疼痛因湿热者：苍术（米泔浸炒）、黄柏（炒）各适量。上 2 味研为末，沸汤入姜汁调服；表实气实者，加酒少许佐之。④飧泄：苍术 60 克，小椒（去目，炒）30 克。上为极细末，醋糊为丸，如桐子大，每服 20～30 丸，食前温水下；一法恶痢久不愈者加桂。

苍耳子

别名 苍子、葈耳实、牛虱子、胡寝子、苍郎种、胡苍子、苍棵子。

来源 本品为菊科植物苍耳 *Xanthium sibiricum* Patr. 的干燥成熟带总苞的果实。

生境分布 生长于荒地、山坡等干燥向阳处。分布于全国各地。

采收加工 秋季果实成熟时采收，干燥，除去梗、叶等杂质。

性味归经 辛、苦，温；有毒。归肺经。

功效主治 散风寒，通鼻窍，祛风湿。主治风寒头痛，鼻塞流涕，鼻衄，鼻渊，风疹瘙痒，湿痹拘挛。

用量用法 3～10克。

使用注意 血虚头痛者不宜服用。过量服用易致中毒。

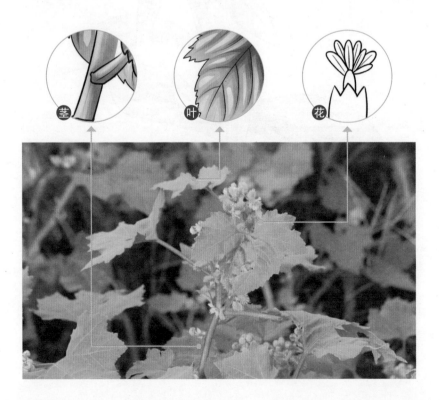

茎

叶

花

头状花序近于无柄，聚生，单性同株；雄花序球形，总苞片小，1列，密生柔毛，花托柱状，托片倒披针形，小花管状，先端5齿裂，雄蕊5，花药长圆状线形；雌花序卵形，总苞片2～3列，外列苞片小，内列苞片大，结成囊状卵形、2室的硬体，外面有倒刺毛，顶有2个圆锥状的尖端，小花2，无花冠，子房在总苞内，每室有1花，花柱线形，突出在总苞外。

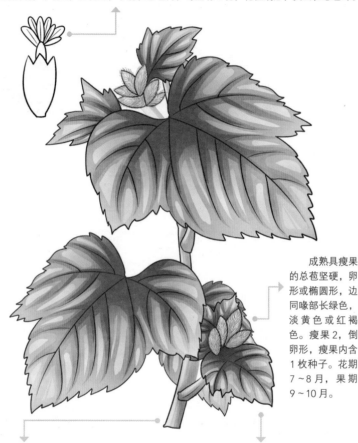

成熟具瘦果的总苞坚硬，卵形或椭圆形，边同喙部长绿色，淡黄色或红褐色。瘦果2，倒卵形，瘦果内含1枚种子。花期7～8月，果期9～10月。

一年生草本，高20～90厘米。根纺锤状，分枝或不分枝。茎直立，不分枝或少有分枝，下部圆柱形，上部有纵沟，被灰白色糙伏毛。

叶互生；有长柄，长3～11厘米；叶片三角状卵形或心形，长4～9厘米，宽5～10厘米，全缘，或有3～5不明显浅裂，先尖或钝，基出3脉，上面绿色，下面苍白色，被粗糙或短白伏毛。

精选偏方

①**风湿痹痛，四肢拘挛**：苍耳子90克。捣末，以水一升半，煎取七合，去渣呷。②**急性菌痢**：苍耳子12～15克。水煎服，每日3次。

芡实

别名　肇实、鸡头米、鸡头苞、鸡头莲、刺莲藕。

来源　本品为睡莲科植物芡 *Euryale ferox* Salisb. 的干燥成熟种仁。

生境分布　生长于池沼湖泊中。主产湖南、江苏、安徽、山东等地。

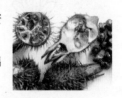

采收加工　秋末冬初采收成熟果实，除去果皮，取出种子，洗净，再除去硬壳（外种皮），晒干。

性味归经　甘、涩，平。归脾、肾经。

功效主治　益肾固精，补脾止泻，除湿止带。主治遗精滑精，遗尿尿频，脾虚久泻，白浊，带下。

用量用法　9～15 克。

使用注意　芡实为滋补敛涩之品，故大小便不利者不宜用。

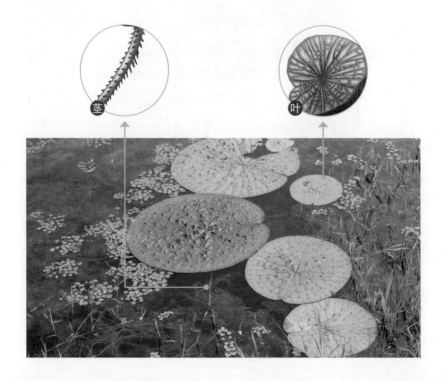

茎

叶

初生叶沉水，箭形；后生叶浮于水面，叶柄长，圆柱形中空，表面生多数刺，叶片椭圆状肾形或圆状盾形，直径 65 ~ 130 厘米，表面深绿色，有蜡被，具多数隆起，叶脉分歧点有尖刺，背面深紫色，叶脉凸起，有茸毛。

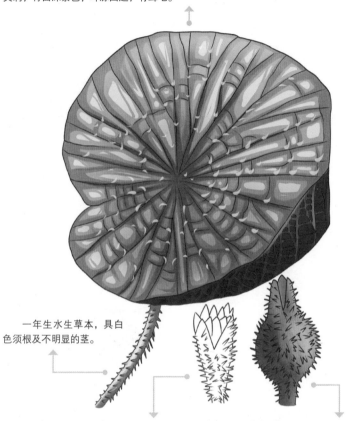

一年生水生草本，具白色须根及不明显的茎。

花单生；花梗粗长，多刺，伸出水面；萼片 4，直立，披针形，肉质，外面绿色，有刺，内面带紫色；花瓣多数，分 3 轮排列，带紫色；雄蕊多数；子房半下位，8 室，无花柱，柱头红色。

浆果球形，海绵质，污紫红色，外被皮刺，上有宿存萼片。种子球形，黑色，坚硬，具假种皮。花期 6 ~ 9 月，果期 7 ~ 10 月。

精选偏方

①**精滑不禁**：芡实（蒸）、沙苑蒺藜（炒）、莲须各 60 克，龙骨（酥炙）、牡蛎（盐水煮 1 日 1 夜，煅粉）各 30 克。共研为末，莲子粉糊为丸，盐汤下。②**梦遗漏精**：芡实末、莲花蕊末、龙骨（别研）、乌梅肉（焙干取末）各 30 克。上件煮山药，糊为丸，如鸡头大，每服 1 粒，温酒、盐汤送下，空心。③**脾虚腹泻**：芡实、莲子、白术各 20 克，党参 25 克，茯苓 15 克。共研细粉，每服 5 ~ 10 克，每日 2 ~ 3 次。④**白浊**：芡实、茯苓各适量。为蜜丸服。⑤**老幼脾肾虚热及久痢**：芡实、山药、茯苓、白术、莲子、薏苡仁、白扁豆各 120 克，人参 30 克。俱炒燥研为末，白汤调服。

杜仲

别 名 胶树、棉树皮、丝棉皮、丝楝树皮。

来 源 本品为杜仲科植物杜仲 *Eucommia ulmoides* Oliv. 的干燥树皮。

生境分布 生长于山地林中或栽培。主产于四川、陕西、湖北、河南、贵州、云南。此外，广西、浙江、甘肃也产。

采收加工 4~6月剥取，剥去粗皮，堆置"发汗"至内皮呈紫褐色，晒干。

性味归经 甘，温。归肝、肾经。

功效主治 补肝肾，强筋骨，安胎。主治肝肾不足，腰膝酸痛，筋骨无力，头晕目眩，妊娠漏血，胎动不安。

用量用法 6~10克。

使用注意 阴虚火旺者慎用。

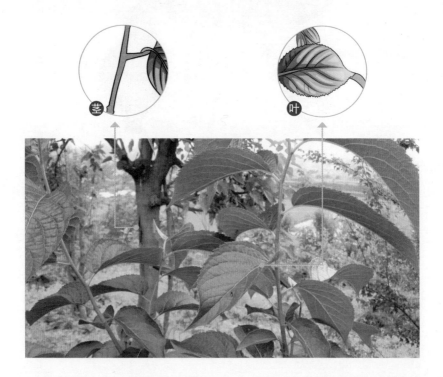

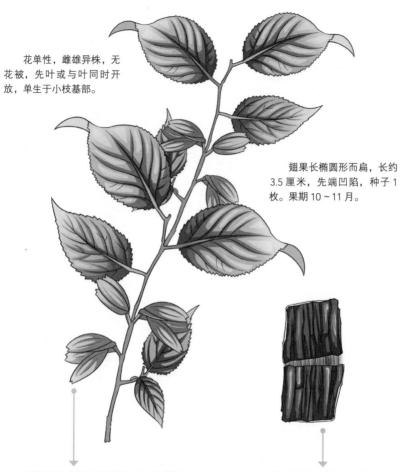

花单性，雌雄异株，无花被，先叶或与叶同时开放，单生于小枝基部。

翅果长椭圆形而扁，长约3.5 厘米，先端凹陷，种子 1枚。果期 10～11 月。

叶椭圆形或椭圆状卵形，先端长渐尖，基部圆形或宽楔形，边缘有锯齿。

落叶乔木，高达 20 米。树皮和叶折断后均有银白色细丝。

精选偏方

①**腰痛**：杜仲（炒去丝）、八角茴香各 15 克，川木香 5 克。水一盅，酒半盅，煎服；渣再煎。②**小便淋漓、阴部湿痒**：杜仲 15 克，丹参 10 克，川芎、桂枝各 6 克，细辛 3 克。水煎服，每日 1 剂。③**预防流产**：杜仲、当归各 10 克，白术 8 克，泽泻 6 克。加水煎至 150毫升，每日 1 剂，分 3 次服。④**妇女胞胎不安**：杜仲不计多少。去粗皮细锉，瓦上焙干，捣罗为末，煮枣肉糊丸，如弹子大，每服 1 丸，嚼烂，糯米汤下。⑤**筋脉挛急、腰膝无力**：杜仲 15 克，川芎 6 克，炙附子 3 克。水煎服，每日 1 剂。⑥**胎动不安**：杜仲（焙干）适量。研为细末，煮枣肉糊丸，每丸 10 克，早、晚各服 1 丸。⑦**早期高血压**：生杜仲 20克，桑寄生 25 克，生牡蛎 30 克，白菊花、枸杞子各 15 克。水煎服。

杠板归

别名 河白草、蛇倒退、梨头刺、蛇不过。

来源 本品为蓼科植物杠板归 *Polygonum perfoliatum* L. 的干燥地上部分。

生境分布 生长于山谷、灌木丛中或水沟旁。主产江苏、浙江、福建、江西、广东、广西、四川、湖南、贵州。

采收加工 夏季开花时采割，晒干。

性味归经 酸，微寒。归肺、膀胱经。

功效主治 清热解毒，利水消肿，止咳。主治咽喉肿痛，肺热咳嗽，小儿顿咳，水肿尿少，湿热泻痢，湿疹，疖肿，蛇虫咬伤。

用量用法 15～30克。外用：适量，煎汤熏洗。

使用注意 勿过量久服。

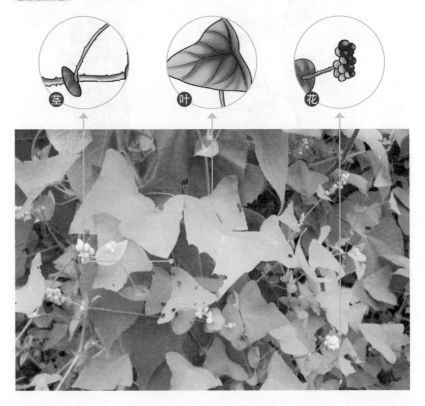

茎　叶　花

叶互生，盾状着生；叶片近三角形，长 4 ~ 6 厘米，宽 5 ~ 8 厘米，先端尖，基部近心形或截形，下面沿脉疏生钩刺；托叶鞘近圆形，抱茎；叶柄长，疏生倒钩刺。

花序短穗状；苞片圆形；花被 5 深裂，淡红色或白色，结果时增大，肉质，变为深蓝色；雄蕊 8；花柱 3 裂。瘦果球形，包于蓝色多汁的花被内。花期 6 ~ 8 月，果期 9 ~ 10 月。

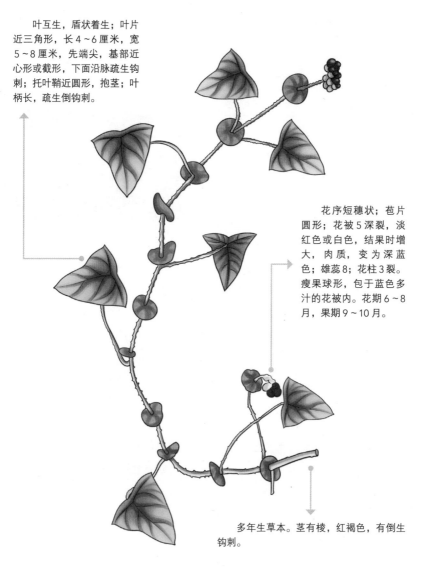

多年生草本。茎有棱，红褐色，有倒生钩刺。

精选偏方

①**咳嗽**：杠板归 30 克，一枝黄花 10 克。水煎服。②**带状疱疹、湿疹**：杠板归适量，盐少许。捣烂外敷或绞汁涂搽患处。③**蛇咬伤**：杠板归鲜品适量。捣烂敷于咬伤处。④**上呼吸道感染**：杠板归、一枝黄花、大蓟、火炭母各 30 克，桔梗 18 克。加水 200 毫升小火煎成 100 毫升，早、晚分服；小儿酌减。⑤**百日咳**：杠板归 50 克。炒后加糖适量，水煎代茶饮，每日 1 剂。⑥**慢性支气管炎**：杠板归 25 克，车前子、陈皮各 15 克，薄荷 2.5 克（后下），鲜小叶榕树叶 50 克。水煎浓缩至 100 毫升，分 3 次服，10 日为 1 个疗程。

两面针

别名 两背针、双面针、双面刺、叶下穿针、入地金牛、红心刺刁根。

来源 本品为芸香科植物两面针 *Zanthoxylum nitidum* Roxb. DC. 的干燥根。

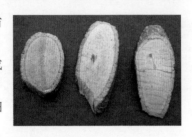

生境分布 生长于山野。产于华南各省及中国台湾、云南各地。

采收加工 全年可采挖，洗净，切片或段，晒干。

性味归经 苦、辛，平；有小毒。归肝、胃经。

功效主治 活血化瘀，行气止痛，祛风通络，解毒消肿。主治跌扑损伤，胃痛，牙痛，风湿痹痛，毒蛇咬伤；外治烧烫伤。

用量用法 5～10 克。外用：适量，研末调敷或煎水洗患处。

使用注意 不能过量服用；忌与酸味食物同服。

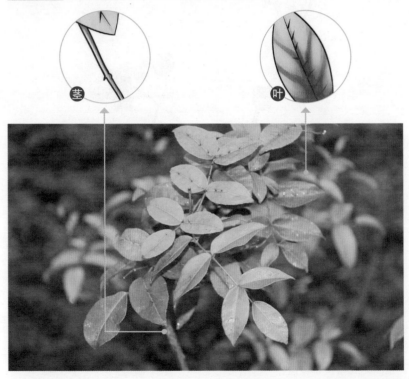

茎　叶

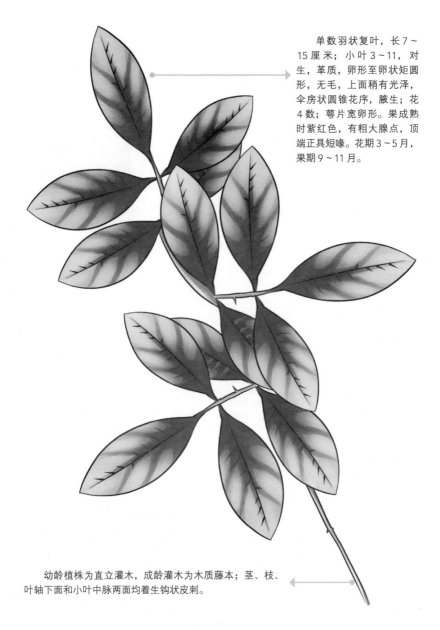

单数羽状复叶，长 7～15 厘米；小叶 3～11，对生，革质，卵形至卵状矩圆形，无毛，上面稍有光泽，伞房状圆锥花序，腋生；花 4 数；萼片宽卵形。果成熟时紫红色，有粗大腺点，顶端正具短喙。花期 3～5 月，果期 9～11 月。

幼龄植株为直立灌木，成龄灌木为木质藤本；茎、枝、叶轴下面和小叶中脉两面均着生钩状皮刺。

精选偏方

①**跌扑损伤**：两面针鲜品 30 克，鲜朱砂根 15 克，猪脚 1 只。加酒水炖服。②**胃和十二指肠溃疡**：两面针 15 克，金豆根、石仙桃各 30 克。水煎服。

连翘

别名 青翘、落翘、黄花条、黄奇丹。
来源 本品为木犀科植物连翘 *Forsythia suspensa* (Thunb.) Vahl 的干燥果实。

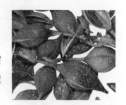

生境分布 生长于山野荒坡或栽培。主产于山西、河南、陕西等地。

采收加工 秋季果实初熟尚带绿色时采收，除去杂质，蒸熟，晒干，习称"青翘"；果实熟透时采收，晒干，除去杂质，习称"老翘"。

性味归经 苦，微寒。归肺、心、小肠经。

功效主治 清热解毒，消肿散结，疏散风热。主治痈疽，瘰疬，乳痈，丹毒，风热感冒，温病初起，温热入营，高热烦渴，神昏发斑，热淋涩痛。

用量用法 6~15 克。

使用注意 脾胃虚寒及气虚脓清者不宜用。

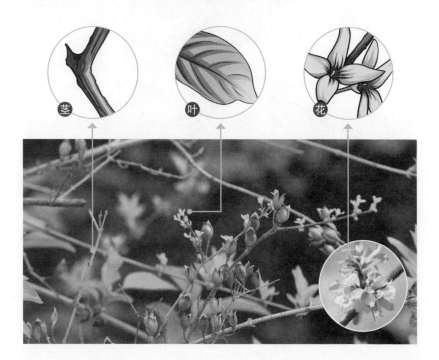

茎　叶　花

蒴果狭卵形，稍扁，木质，长约 1.5 厘米，成熟时 2 瓣裂。种子多数，棕色、扁平，一侧有薄翅。花期 3 ~ 4 月，果期 7 ~ 9 月。

单叶对生或 3 小叶丛生，卵形或长圆状卵形，长 3 ~ 10 厘米，宽 2 ~ 4 厘米，无毛，先端锐尖或钝，基部圆形，边缘有不整齐锯齿。

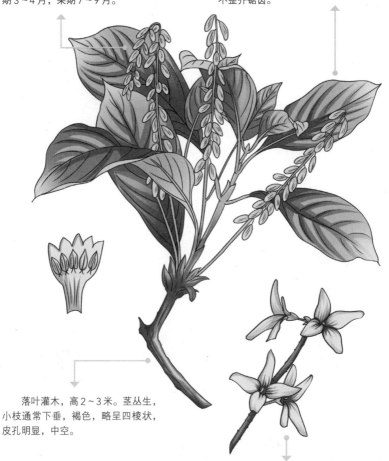

落叶灌木，高 2 ~ 3 米。茎丛生，小枝通常下垂，褐色，略呈四棱状，皮孔明显，中空。

花先叶开放，一至数朵，腋生，金黄色，长约 2.5 厘米。花萼合生，与花冠筒约等长，上部 4 深裂；花冠基部联合呈管状，上部 4 裂，雄蕊 2，着生于花冠基部，不超出花冠，子房卵圆形，花柱细长，柱头 2 裂。

精选偏方

①**肠痈**：连翘 15 克，黄芩、栀子各 12 克，金银花 18 克。水煎服。②**舌破生疮**：连翘 25 克，黄柏 15 克，甘草 10 克。水煎含漱。③**麻疹**：连翘 6 克，牛蒡子 5 克，绿茶 1 克。研末，沸水冲泡。④**小儿一切热**：连翘、防风、甘草（炙）、栀子各等份。上捣罗为末，每服 6 克，水一中盏，煎七分，去渣温服。⑤**赤游瘰毒**：连翘 1 味。煎汤饮之。

吴茱萸

别名 吴萸、茶辣、漆辣子、米辣子、臭辣子树、左力纯幽子。
来源 本品为芸香科植物吴茱萸 *Euodia rutaecarpa* (Juss.) Benth.、石虎 *Euodia rutaecarpa* (Juss.) Benth. var. *officinalis* (Dode) Huang 或疏毛吴茱萸 *Euodia rutaecarpa* (Juss.) Benth. var. *bodinieri* (Dode) Huang 的干燥近成熟果实。

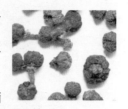

生境分布 生长于温暖地带路旁、山地或疏林下。多为栽培。分布于贵州、广西、湖南、云南、四川、陕西南部及浙江等地。以贵州、广西产量较大，湖南常德产者质量佳。

采收加工 8～11月果实尚未开裂时，剪下果枝，晒干或低温干燥，除去枝、叶、果梗等杂质。

性味归经 辛、苦，热；有小毒。归肝、脾、胃、肾经。

功效主治 散寒止痛，降逆止呕，助阳止泻。主治厥阴头痛，寒疝腹痛，寒湿脚气，经行腹痛，脘腹胀痛，呕吐吞酸，五更泄泻。

用量用法 2～5克。外用：适量。

使用注意 辛热燥烈之品，易损气动火，不宜多用久服，阴虚有热者忌用。

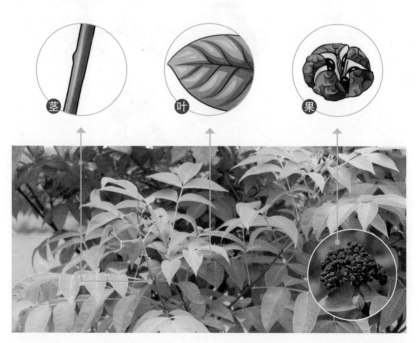

茎　叶　果

叶对生，单数羽状复叶，小叶 5~9，椭圆形至卵形，全缘或有微小钝锯齿，两面均密被长柔毛，有粗大腺点。

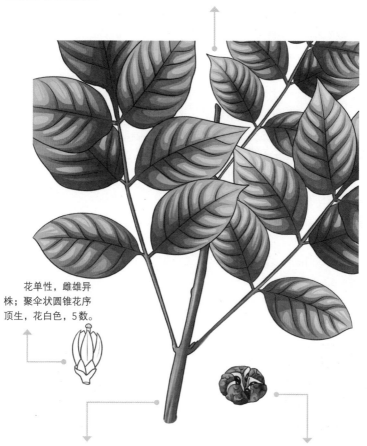

花单性，雌雄异株；聚伞状圆锥花序顶生，花白色，5 数。

灌木或小乔木，全株具臭气，幼枝、叶轴及花序轴均被锈色长柔毛。

蓇葖果，成熟时紫红色，表面有粗大的腺点；果实略呈扁球形，直径 2~5 毫米，表面绿黑色或暗黄绿色，粗糙，有多数凹下细小油点，顶平，中间有凹窝及 5 条小裂缝，有的裂成 5 瓣，基部有花萼及短果柄，果柄密生毛茸。每心皮具种子 1 枚。花期 6~8 月，果期 9~10 月。

精选偏方

①**肾气上哕**，肾气自腹中起上筑于咽喉，逆气连属而不能吐，或至数十声，上下不得喘息：吴茱萸（醋炒）、橘皮、附子（去皮）各 30 克。研为末，面糊丸如梧子大，每姜汤下 70 丸。②**食已吞酸，胃气虚冷**：吴茱萸（汤泡七次，焙）、干姜（炮）各等份。研为末，汤服 3 克。③**消化不良**：吴茱萸粉末 2.5~3 克，食用醋 5~6 毫升。将吴茱萸粉与醋调成糊状，加温至 40℃，摊在纱布上，贴于脐部，12 小时更换 1 次。

牡丹皮

别名 丹皮、丹根、牡丹根皮。

来源 本品为毛茛科植物牡丹 *Paeonia suffruticosa* Andr. 的干燥根皮。

生境分布 生长于向阳、不积水的斜坡、沙质地。分布于河南、安徽、山东等地，以安徽凤凰山等地产者质量最佳。

采收加工 秋季采挖根部，除去细根和泥沙，剥取根皮，晒干或刮去粗皮，除去木心，晒干。前者习称"连丹皮"，后者习称"刮丹皮"。

性味归经 苦、辛，微寒。归心、肝、肾经。

功效主治 清热凉血，活血化瘀。主治热入营血，温毒发斑，吐血衄血，夜热早凉，无汗骨蒸，经闭痛经，跌扑伤痛，痈肿疮毒。

用量用法 6 ~ 12 克。

使用注意 孕妇慎用。

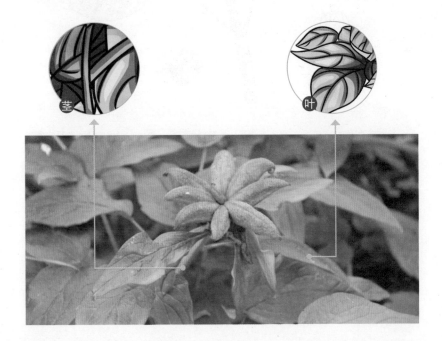

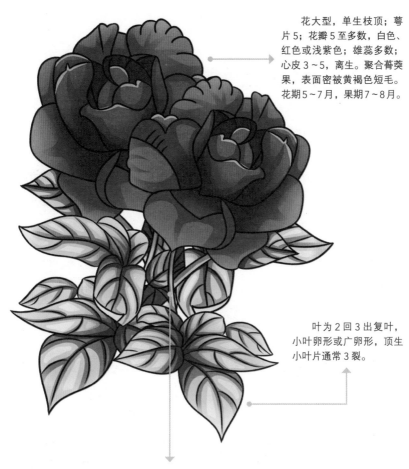

花大型，单生枝顶；萼片5；花瓣5至多数，白色、红色或浅紫色；雄蕊多数；心皮3～5，离生。聚合蓇葖果，表面密被黄褐色短毛。花期5～7月，果期7～8月。

叶为2回3出复叶，小叶卵形或广卵形，顶生小叶片通常3裂。

落叶小灌木，高1～2米，主根粗长。根皮呈圆筒状或槽状，外表灰棕色或紫褐色，有横长皮孔及支根痕，去栓皮的外表粉红色，内表面深棕色，并有多数光亮细小结晶（牡丹酚）附着，质硬脆，易折断。

精选偏方

①**通经**：牡丹皮6～9克，仙鹤草、六月雪、槐花各9～12克。水煎，冲黄酒、红糖，经行时早、晚空腹服。②**肾虚腰痛**：牡丹皮、草薢、白术、肉桂（去粗皮）各等份。上4味药，捣罗为散，每服15克，温酒调下。③**金疮内漏，血不出**：牡丹皮适量。捣为散，水服3指撮，立尿出血。④**疝气（觉气胀不能动）**：牡丹皮、防风各等份。研为末，每服6克，酒送下。⑤**阑尾炎初起、腹痛便秘**：牡丹皮12克，生大黄8克，红藤、金银花各15克。水煎服。⑥**伤损瘀血**：牡丹皮60克，虻虫（熬过）21个。同捣碎，每日早晨服1匙，温酒送下。

何首乌

别名 交茎、交藤、夜合、多花蓼、紫乌藤、桃柳藤、九真藤。

来源 本品为蓼科植物何首乌 *Polygonum multiflorum* Thunb. 的干燥块根。

生境分布 生长于墙垣、叠石之旁。分布于河南、湖北、广西、广东、贵州、四川、江苏等地，全国其他地区也有栽培。

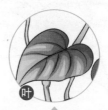

采收加工 秋、冬两季叶枯萎时采挖，削去两端，洗净，个大者切成块，干燥。

性味归经 苦、甘、涩，微温。归肝、心、肾经。

功效主治 解毒，消痈，截疟，润肠通便。主治疮痈，瘰疬，风疹瘙痒，久疟体虚，肠燥便秘。

用量用法 3～6克，煎服。

使用注意 大便溏泻及有痰湿者不宜用。

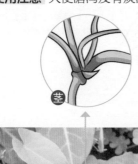

茎

叶

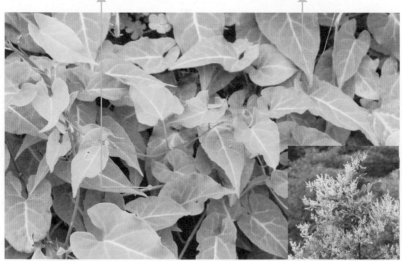

花小，直径约 2 毫米，多数，密聚成大型圆锥花序，小花梗具节，基部具膜质苞片；花被绿白色，花瓣状，5 裂，裂片倒卵形，大小不等，外面 3 片的背部有翅；雄蕊 8，比花被短；雌蕊 1，子房三角形，花柱短，柱头 3 裂，头状。

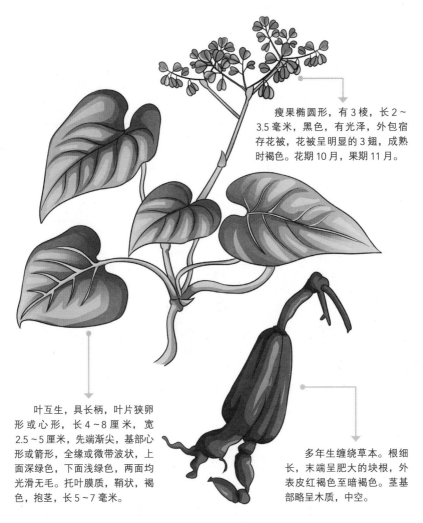

瘦果椭圆形，有 3 棱，长 2～3.5 毫米，黑色，有光泽，外包宿存花被，花被呈明显的 3 翅，成熟时褐色。花期 10 月，果期 11 月。

叶互生，具长柄，叶片狭卵形或心形，长 4～8 厘米，宽 2.5～5 厘米，先端渐尖，基部心形或箭形，全缘或微带波状，上面深绿色，下面浅绿色，两面均光滑无毛。托叶膜质，鞘状，褐色，抱茎，长 5～7 毫米。

多年生缠绕草本。根细长，末端呈肥大的块根，外表皮红褐色至暗褐色。茎基部略呈木质，中空。

精选偏方

①血虚发白：何首乌、熟地黄各 25 克。水煎服。②腰膝酸痛、遗精：何首乌 25 克，牛膝、菟丝子、补骨脂、枸杞子各 15 克。水煎服。③心肌梗死：何首乌、沙参各 25 克，麦冬、玉竹、五味子各 15 克。水煎服（适用于阴虚型）。④破伤血出：何首乌末适量。外敷，即止血。⑤遍身疮肿痒痛：何首乌、防风、苦参、薄荷各等量。上研为粗末，每次 25 克，水、酒各一半，共用 1600 毫升，煎十沸，趁热洗，再于避风处睡一觉。

谷芽

别名 蘖米、谷蘖、稻蘖、稻芽。

来源 本品为禾本科植物粟 *Setaria italica* (L.) Beauv. 的成熟果实经发芽干燥的炮制加工品。

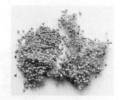

生境分布 栽培于水田中。我国各地均产。

采收加工 将粟谷用水浸泡后，保持适宜的温度、湿度，待须根长至约 6 毫米时，晒干或低温干燥。

性味归经 甘，温。归脾、胃经。

功效主治 消食和中，健脾开胃。主治食积不消，腹胀口臭，脾胃虚弱，不饥食少。炒谷芽偏于消食，主治不饥食少。焦谷芽善化积滞，主治积滞不消。

用量用法 9 ~ 15 克。

使用注意 胃下垂者忌用。

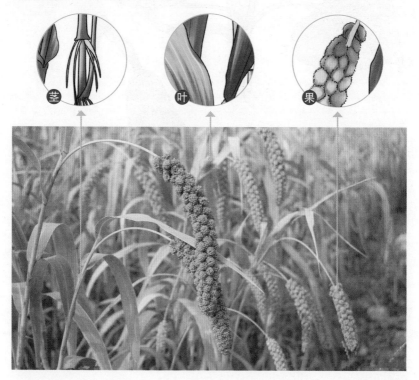

茎　叶　果

穗状圆锥花序，穗的主轴生出侧枝，因第 1 级侧枝的长短和分布不同而形成不同的穗形，在第 3 级分枝顶部簇生小穗和刺毛（刚毛）。颖果平滑。花、果期 6～10 月。

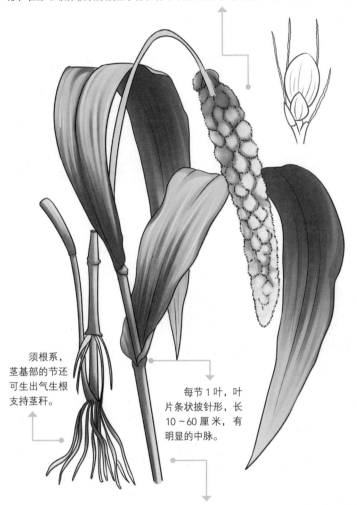

须根系，茎基部的节还可生出气生根支持茎秆。

每节 1 叶，叶片条状披针形，长 10～60 厘米，有明显的中脉。

粟茎秆圆柱形，高 60～150 厘米，基部数节可生出分蘖，少数品种上部的节能生出分枝。

精选偏方

①启脾进食：谷芽 120 克，炙甘草、砂仁、白术（麸炒）各 30 克。捣为末，加入姜汁、盐少许和作饼，焙干，再加入炙甘草、砂仁、白术（麸炒）各适量，捣为末，白汤点服之；或为丸服。②病后脾胃不健：谷芽适量。蒸露，用来代茶。

谷精草

别名　谷精珠、戴星草、文星草、流星草、珍珠草、鱼眼草、天星草。

来源　本品为谷精草科植物谷精草 *Eriocaulon buergerianum* Koern. 的干燥带花茎的头状花序。

生境分布　生长于溪沟、田边阴湿地带。分布于浙江、江苏、安徽、江西、湖南、广东、广西等地。

采收加工　秋季采收，将花序连同花茎拔出，晒干。

性味归经　辛、甘，平。归肝、肺经。

功效主治　疏散风热，明目退翳。主治风热目赤，肿痛羞明，眼生翳膜，风热头痛。

用量用法　5～10克。

使用注意　阴虚血亏目疾者不宜用。

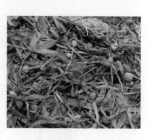

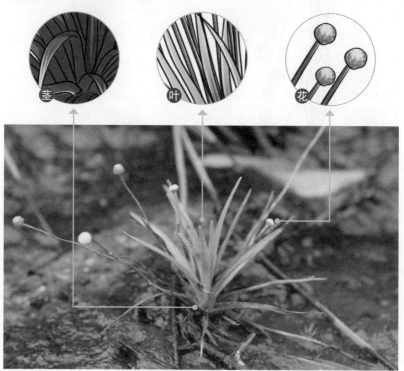

花小，单性，辐射对称，头状花序球形，顶生，总苞片宽倒卵形或近圆形，花苞片倒卵形，顶端骤尖。蒴果长约1毫米，膜质，室背开裂；种子单生，长椭圆形，有毛茸。花、果期6～11月。

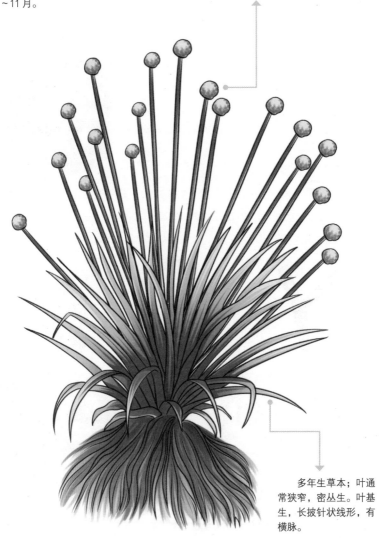

多年生草本；叶通常狭窄，密丛生。叶基生，长披针状线形，有横脉。

精选偏方

①风热目翳，或夜晚视物不清：谷精草30～60克，鸭肝1～2具（如无鸭肝用白豆腐）。酌加开水炖1小时，饭后服，每日1次。②目中翳膜：谷精草、防风各等份。研为末，米饮服。③偏正头痛：谷精草适量。研为末，加白面糊调匀贴痛处。

辛夷

别名 木栏、桂栏、杜兰、木兰、紫玉兰、毛辛夷、辛夷桃。

来源 本品为木兰科植物望春花 *Magnolia biondii* Pamp.、玉兰 *Magnolia denudata* Desr. 或武当玉兰 *Magnolia sprengeri* Pamp. 的干燥花蕾。

生境分布 生长于较温暖地区，野生较少。分布于河南、四川、安徽、浙江、陕西、湖北等省。

采收加工 冬末春初花未开放时采收，除去枝梗，阴干。

性味归经 辛，温。归肺、胃经。

功效主治 散风寒，通鼻窍。主治风寒头痛，鼻塞流涕，鼻鼽，鼻渊。

用量用法 3 ~ 10 克，包煎。外用：适量。

使用注意 阴虚火旺者忌服。

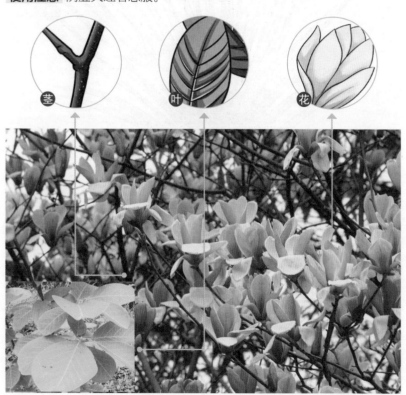

茎　叶　花

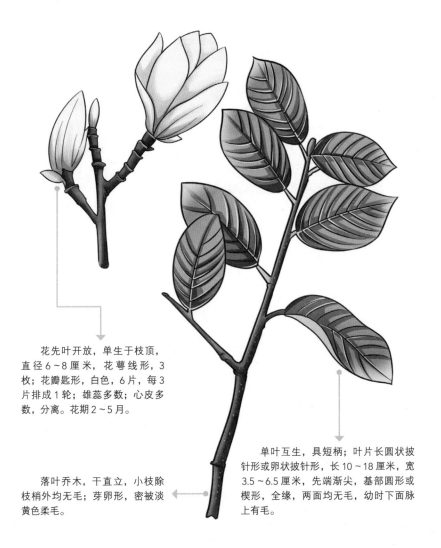

花先叶开放，单生于枝顶，直径 6～8 厘米，花萼线形，3 枚；花瓣匙形，白色，6 片，每 3 片排成 1 轮；雄蕊多数；心皮多数，分离。花期 2～5 月。

落叶乔木，干直立，小枝除枝梢外均无毛；芽卵形，密被淡黄色柔毛。

单叶互生，具短柄；叶片长圆状披针形或卵状披针形，长 10～18 厘米，宽 3.5～6.5 厘米，先端渐尖，基部圆形或楔形，全缘，两面均无毛，幼时下面脉上有毛。

精选偏方

①**鼻渊**：辛夷 15 克，苍耳子 5 克，香白芷 30 克，薄荷叶 1.5 克。晒干，研为细末，每服 6 克，食用后葱、茶清调服。②**鼻塞**：辛夷花 15 克，紫苏叶 9 克，红糖适量。水煎服。③**鼻炎、鼻窦炎**：辛夷 9 克，鸡蛋 3 个。同煮，吃蛋饮汤。④**鼻内作胀或生疮（此系酒毒者多）**：辛夷 30 克，川黄连 15 克，连翘 60 克。俱微炒，研为末，每饭后服 9 克，白汤下。⑤**齿牙作痛，或肿或牙龈浮烂**：辛夷 30 克，蛇床子 60 克，青盐 15 克。共研为末掺之。⑥**头面肿痒如虫行（此属风痰）**：辛夷 30 克，白附子、半夏、天花粉、白芷、僵蚕、玄参、赤芍各 15 克，薄荷 24 克。分作 10 剂服。⑦**头眩昏冒欲呕（此属寒痰）**：辛夷 30 克，制半夏、胆南星、天麻、干姜、川芎各 24 克。研为末，水泛为丸，每晚服 9 克，白汤下。

羌活

别名　羌青、羌滑、黑药、护羌使者、胡王使者、退风使者。

来源　本品为伞形科植物羌活 *Notopterygium incisum* Ting ex H.T.Chang 或宽叶羌活 *Notopterygium franchetii* H.de Boiss. 的干燥根茎和根。

生境分布　生长于海拔 2600～3500 米的高山、高原之林下、灌木丛、林缘、草甸。分布于四川、甘肃、青海、云南等地。

采收加工　春、秋两季采挖，除去须根及泥沙，晒干。

性味归经　辛、苦，温。归膀胱、肾经。

功效主治　解表散寒，祛风除湿，止痛。主治风寒感冒，风湿痹痛，肩背酸痛。

用量用法　3～10 克。

使用注意　本品气味浓烈，温燥性强，易耗阴血，故表虚汗出、阴虚外感、血虚痹痛者慎用。过量应用，易致呕吐，脾胃虚弱者不宜服用。

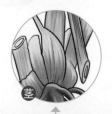

茎

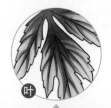

叶

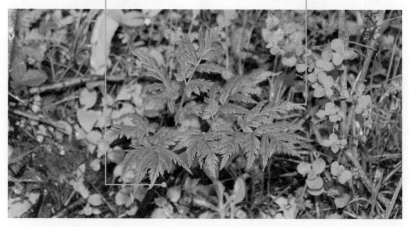

双悬果长圆形。主棱均扩展成翅，每棱槽有油管 3，合生面有 6。

复伞形花序，伞幅 10～15；小伞形花序约有花 20～30，花小，白色。

多年生草本，高 60～150 厘米。茎直立，淡紫色，有纵沟纹。

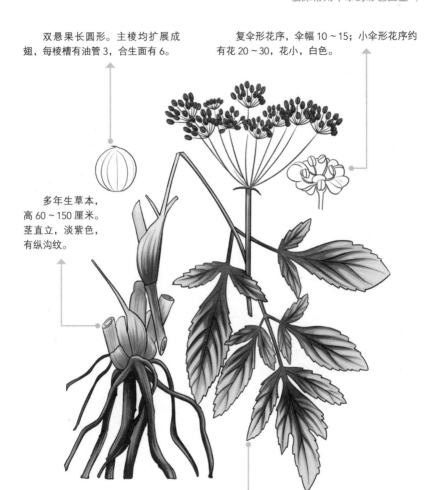

基生叶及茎下部叶具柄，基部两侧呈膜质鞘状，叶为 2～3 回羽状复叶，小叶 3～4 对，卵状披针形，小叶 2 回羽状分裂至深裂，最下一对小叶具柄；茎上部的叶近无柄，叶片薄，无毛。

精选偏方

①风寒感冒：羌活 10 克，绿茶 3 克。用 300 毫升开水冲泡后饮用。②感冒发热、扁桃体炎：羌活 5 克，板蓝根、蒲公英各 6 克。水煎，每日 1 剂，分 2 次服。③太阳伤寒无汗：羌活、独活、荆芥、防风、广皮、甘草各适量。水煎服。④太阳经头痛：防风 0.6 克，羌活 0.9 克，赤小豆 2 个。研为末，鼻内搐之。⑤客寒犯脑，脑痛连齿，手足厥冷，口鼻气冷之证：羌活 3 克，附子、干姜各 1.5 克，炙甘草 2.4 克。水煎服。

补骨脂

别名 骨脂、故子、故纸、故脂子、破故脂、破故纸、破骨子。

来源 本品为豆科植物补骨脂 *Psoralea corylifolia* L. 的干燥成熟果实。

生境分布 生长于山坡、溪边、田边。主要分布于河南、四川，陕西、山西、江西、安徽、广东、贵州等地也有分布。

采收加工 秋季果实成熟时采收果序，晒干，搓出果实，除去杂质。

性味归经 辛、苦，温。归肾、脾经。

功效主治 温肾助阳，纳气平喘，温脾止泻；外用消风祛斑。主治肾阳不足，阳痿遗精，遗尿尿频，腰膝冷痛，肾虚作喘，五更泄泻；外用治白癜风、斑秃。

用量用法 6～10 克。外用：20%～30%酊剂涂患处。

使用注意 本品温燥，伤阴助火，故阴虚火旺、大便秘结者不宜用。

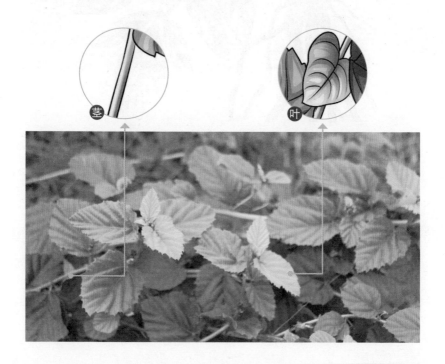

叶互生，多为单叶，仅枝端的叶有时侧生1枚小叶；叶片阔卵形至三角状卵形，先端钝或圆，基部圆或心形，边缘有不整齐的锯齿。

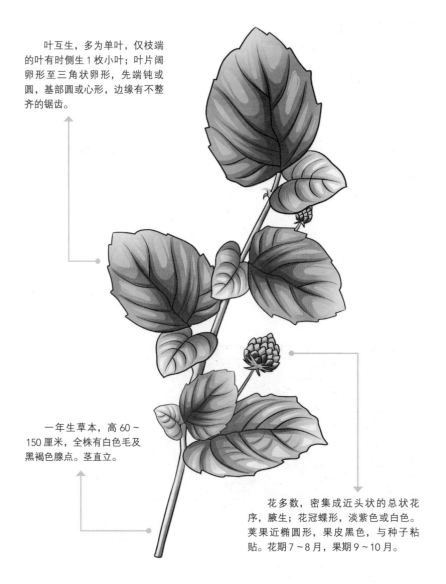

一年生草本，高60～150厘米，全株有白色毛及黑褐色腺点。茎直立。

花多数，密集成近头状的总状花序，腋生；花冠蝶形，淡紫色或白色。荚果近椭圆形，果皮黑色，与种子粘贴。花期7～8月，果期9～10月。

精选偏方

①**肾虚遗精**：补骨脂、青盐各适量。研末，每次6克，每日2次。②**肾虚型慢性支气管炎**：补骨脂、半夏、五味子、麻黄、当归各15克。水煎服。③**阳痿**：补骨脂50克，核桃仁、杜仲各30克。共研细末，每日2次，每次9克。

灵芝

别名 赤芝、红芝、木灵芝、菌灵芝、万年蕈、灵芝草。

来源 本品为多孔菌科真菌赤芝 *Ganoderma lucidum* (Leyss.ex Fr.) Karst. 或紫芝 *Ganoderma sinense* Zhao，Xu et Zhang 的干燥子实体。

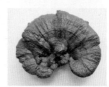

生境分布 全国大部分地区有栽培，南方庐山最为出名。

采收加工 全年采收，除去杂质，剪除附有朽木、泥沙或培养基质的下端菌柄，阴干或在 40 ~ 50℃烘干。

性味归经 甘，平。归心、肺、肝、肾经。

功效主治 补气安神，止咳平喘。主治心神不宁，失眠心悸，肺虚咳喘，虚劳短气，不思饮食。

用量用法 6 ~ 12 克。

使用注意 实证患者慎服。

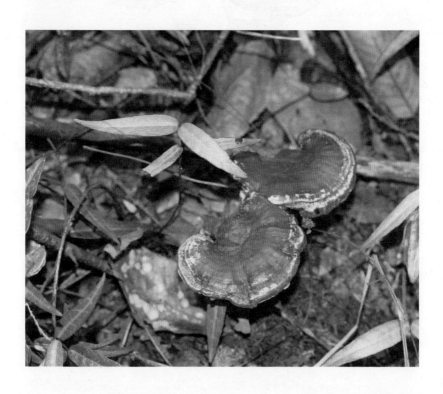

　　菌盖木栓质，肾形，红褐色、红紫色或暗紫色，具漆样光泽，有环状棱纹和辐射状皱纹，大小及形态变化很大，大型个体的菌盖为 20 厘米 ×10 厘米，厚约 2 厘米，一般个体为 4 厘米 ×3 厘米，厚 0.5～1 厘米，下面有无数小孔，管口呈白色或淡褐色，每毫米内有 4～5 个，管口圆形，内壁为子实层，孢子产生于担子顶端。菌柄侧生，极少偏生，长于菌盖直径，紫褐色至黑色，有漆样光泽，坚硬。孢子卵圆形，（8～11）厘米 ×7 厘米，壁 2 层，内壁褐色，表面有小疣，外壁透明无色。

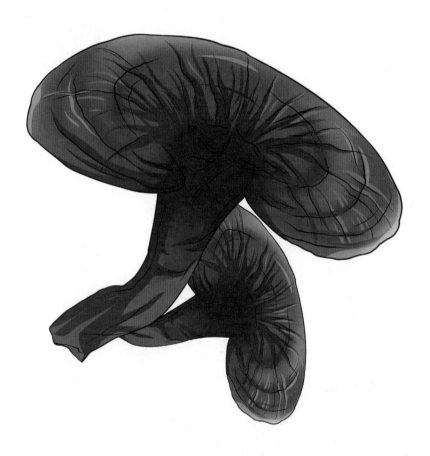

精选偏方

①神经衰弱、心悸头晕、夜寐不宁：灵芝 1.5～3 克。水煎服，每日 2 次。②慢性肝炎、肾盂肾炎、支气管哮喘：灵芝适量。焙干研末，沸水冲服。③过敏性哮喘：灵芝、紫苏叶各 6 克，半夏 4.5 克，厚朴 3 克，茯苓 9 克。水煎，加冰糖服。④失眠：灵芝 15 克，西洋参 3 克。水煎代茶饮。

陈皮

别名 橘皮、贵老、柑皮、红皮、黄橘皮、广橘皮、新会皮、广陈皮。

来源 本品为芸香科植物橘 *Citrus reticulata* Blanco 及其栽培变种的干燥成熟果皮。药材分为"陈皮"和"广陈皮"。

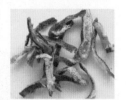

生境分布 栽培于丘陵、低山地带、江河湖泊沿岸或平原。分布于广东、福建、四川、重庆、浙江、江西、湖南等地。其中以广东新会、四会、广州近郊产者质佳，以四川、重庆等地产量大。

采收加工 采摘成熟果实，剥取果皮，晒干或低温干燥。

性味归经 苦、辛，温。归肺、脾经。

功效主治 理气健脾，燥湿化痰。主治脘腹胀满，食少吐泻，咳嗽痰多。

用量用法 3~10克。

使用注意 气虚体燥、阴虚燥咳、吐血及内有实热者慎服。

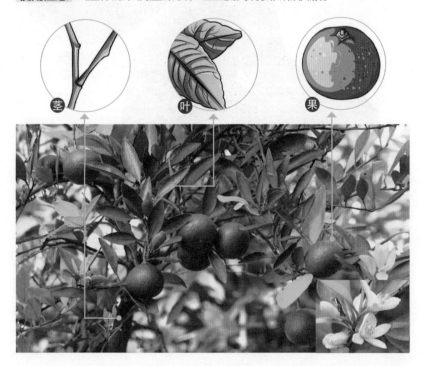

茎　叶　果

叶互生，叶柄细长，翅不明显；叶革质，披针形或卵状披针形，长 5.5~8 厘米，宽 2.5~4 厘米，先端渐尖，基部楔形，全缘或有钝齿，上面深绿色，下面淡绿色，中脉稍突起。

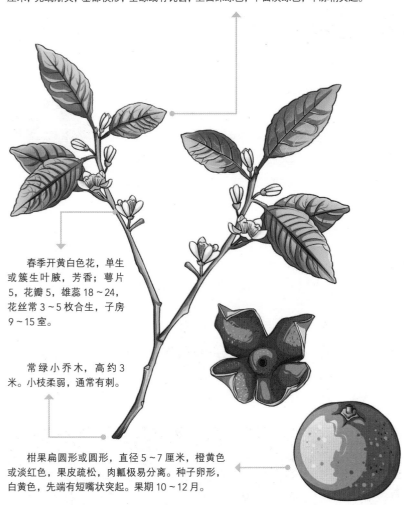

春季开黄白色花，单生或簇生叶腋，芳香；萼片 5，花瓣 5，雄蕊 18~24，花丝常 3~5 枚合生，子房 9~15 室。

常绿小乔木，高约 3 米。小枝柔弱，通常有刺。

柑果扁圆形或圆形，直径 5~7 厘米，橙黄色或淡红色，果皮疏松，肉瓢极易分离。种子卵形，白黄色，先端有短嘴状突起。果期 10~12 月。

精选偏方

①脾胃不调、冷气暴折，客乘于中，寒则气收聚，聚则壅遏不通，是以胀满，其脉弦迟：陈皮 120 克，白术 60 克。上研为细末，酒糊和丸如梧桐子大，煎木香汤下 30 丸，饭前服。
②体质壮实之高血脂病：陈皮 25 克，山楂 15 克，丹参 10 克，甘草 5 克。以 1500 毫升煮沸，小火再煮 20 分钟，过滤即可服用；经常腹泻或消化性溃疡者不宜。

附子

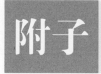

别名 侧子、刁附、虎掌、漏篮子、黑附子、明附片、川附子、熟白附子。

来源 本品为毛茛科植物乌头 *Aconitum carmichaeli* Debx. 的子根的加工品。

生境分布 生长于山地草坡或灌木丛中。分布于四川，湖北、湖南等省也有栽培。

采收加工 6月下旬至8月上旬采挖，除去母根、须根及泥沙，习称"泥附子"。

性味归经 辛、甘，大热；有毒。归心、肾、脾经。

功效主治 回阳救逆，补火助阳，散寒止痛。主治亡阳虚脱，肢冷脉微，心阳不足，胸痹心痛，虚寒吐泻，脘腹冷痛，肾阳虚衰，阳痿宫冷，阴寒水肿，阳虚外感，寒湿痹痛。

用量用法 3～15克，先煎，久煎。

使用注意 孕妇慎用；不宜与半夏、瓜蒌、瓜蒌子、瓜蒌皮、天花粉、川贝母、浙贝母、平贝母、伊贝母、湖北贝母、白蔹、白及同用。

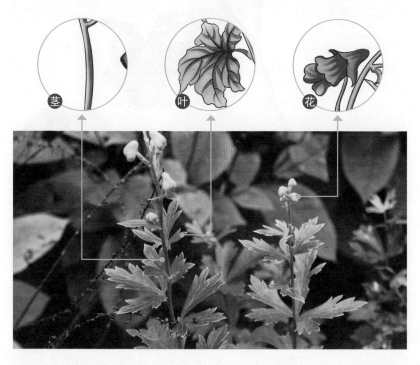

茎　叶　花

蓇葖果；种子有膜质翅。花期9~10月，果期10~11月。

总状圆锥花序狭长，密生反曲的微柔毛；萼片5，蓝紫色（花瓣状），上裂片高盔形，侧萼片近圆形；花瓣退化，其中2枚变成蜜叶，紧贴盔片下有长爪，距部扭曲；雄蕊多数分离，心皮3~5，通常有微柔毛。

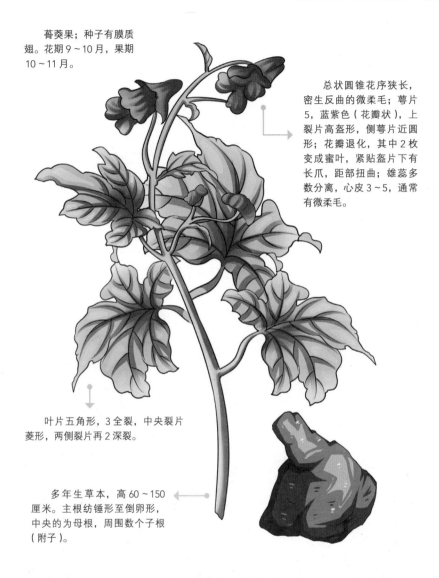

叶片五角形，3全裂，中央裂片菱形，两侧裂片再2深裂。

多年生草本，高60~150厘米。主根纺锤形至倒卵形，中央的为母根，周围数个子根（附子）。

精选偏方

①关格脉沉、手足厥冷：熟附子（童便浸）、人参各5克，麝香少许。上研末，糊丸桐子大，麝香为衣，每服7丸，灯心汤下。②一切厥心痛，小肠、膀胱痛不可止：附子（炮）、郁金、橘红各50克。上研为末，醋面糊为丸如酸枣大，以朱砂为衣，每服1丸，男子酒下，妇女醋汤下。③头痛：附子（炮）、石膏（煅）各等份。研为末，入脑、麝少许，茶酒下1.5克。④伤寒阴盛格阳，其人必躁热而不欲饮水：附子1枚。烧为灰，存性，研为末；蜜水调服。⑤呕逆反胃：附子、生姜（细锉）各1个。煮研如面糊，米饮下。

鸡冠花

别名 鸡髻花、鸡公花、鸡角根、红鸡冠、老来红、大头鸡冠、凤尾鸡冠。

来源 本品为苋科植物鸡冠花 *Celosia cristata* L. 的干燥花序。

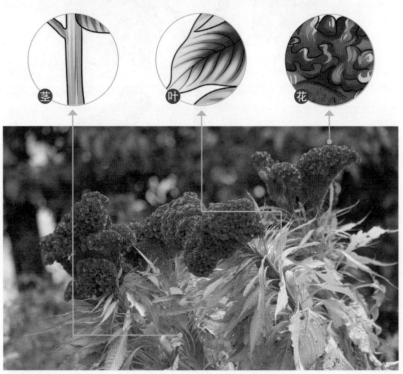

生境分布 生长于一般土壤，喜温暖干燥气候，怕干旱，喜阳光，不耐涝。全国大部分地区均有栽培。

采收加工 秋季花盛开时采收，晒干。

性味归经 甘、涩，凉。归肝、大肠经。

功效主治 收敛止血，止带止痢。主治吐血，崩漏，便血，痔血，赤白带下，久痢不止。

用量用法 6～12 克。

使用注意 本品为凉性的止泻痢、止血之品，故用于赤白下痢、痔漏下血、咯血、吐血、崩漏出血兼有热象者最为适宜。

茎　叶　花

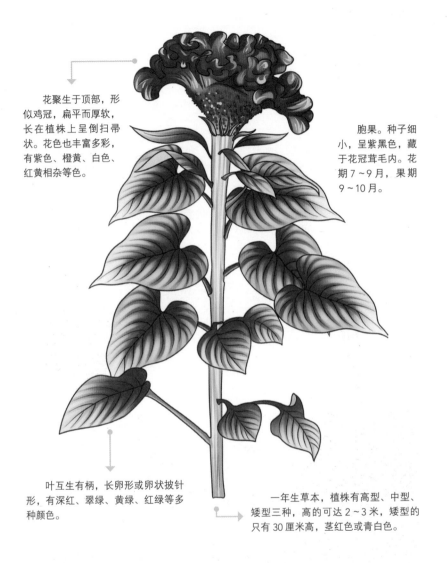

花聚生于顶部，形似鸡冠，扁平而厚软，长在植株上呈倒扫帚状。花色也丰富多彩，有紫色、橙黄、白色、红黄相杂等色。

胞果。种子细小，呈紫黑色，藏于花冠茸毛内。花期 7～9 月，果期 9～10 月。

叶互生有柄，长卵形或卵状披针形，有深红、翠绿、黄绿、红绿等多种颜色。

一年生草本，植株有高型、中型、矮型三种，高的可达 2～3 米，矮型的只有 30 厘米高，茎红色或青白色。

精选偏方

①**五痔肛边肿痛，或窜乳，或窜穴，或作疮，久而不愈，变成漏疮：**鸡冠花、凤眼草各 30 克。上研为粗末，每用粗末 15 克，水碗半，煎三五沸，热洗患处。②**赤白下痢：**鸡冠花适量。煎酒服，赤痢用红花，白痢用白花。③**咯血、吐血：**鲜白鸡冠花 15～24 克，猪肺 1 只（不可灌水）。冲开水炖约 1 小时，饭后分 2～3 次服。④**下血脱肛：**鸡冠花、防风各等份。研为末，糊丸，梧子大，空心米饮每服 70 丸。

青蒿

别名 草蒿、廪蒿、邪蒿、香蒿、苹蒿、黑蒿、茵陈蒿。

来源 本品为菊科植物黄花蒿 *Artemisia annua* L. 的干燥地上部分。

生境分布 生长于林缘、山坡、荒地。产于全国各地。

采收加工 秋季花盛开时采割，除去老茎，阴干。

性味归经 苦、辛，寒。归肝、胆经。

功效主治 清虚热，除骨蒸，解暑热，截疟退黄。主治温邪伤阴，夜热早凉，阴虚发热，骨蒸劳热，暑邪发热，疟疾寒热，湿热黄疸。

用量用法 6 ~ 12 克，后下。

使用注意 不宜久煎。脾胃虚弱、肠滑泄泻者忌服。

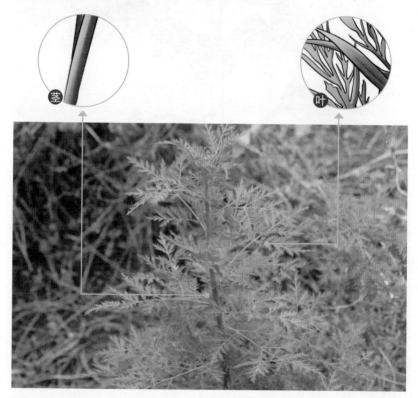

茎

叶

叶对生，基生叶及茎下部的叶于花期枯萎，上部叶逐渐变小，呈线形，叶片通常3回羽状深裂，上面无毛或微被稀疏细毛，下面被细柔毛及丁字毛，基部略扩大而抱茎。

头状花序小，球形，极多，排列成大的圆锥花序，总苞球形，苞片2～3层，无毛，小花均为管状、黄色，边缘小花雌性，中央为两性花。

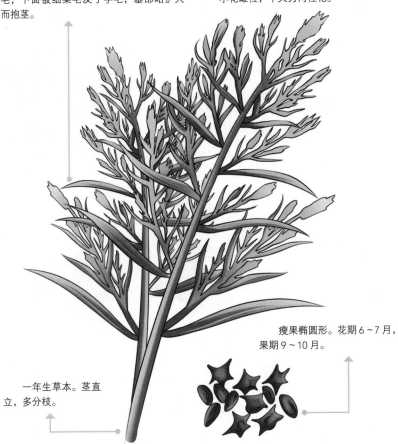

瘦果椭圆形。花期6～7月，果期9～10月。

一年生草本。茎直立，多分枝。

精选偏方

①**疥疮**：青蒿、苦参各50克，首乌藤100克。水煎外洗，每日2次。②**头痛**：青蒿、白萝卜叶各30克，山楂10克。水煎服，每日2～3次。③**低热不退、肺结核潮热**：青蒿、牡丹皮各10克，鳖甲、生地黄、知母各15克。水煎服。④**鼻衄**：鲜青蒿30克。捣汁饮，纱布包药渣塞鼻中。⑤**皮肤瘙痒症**：青蒿120克。煎汤外洗。⑥**暑热烦渴**：青蒿15克，开水泡服。或鲜青蒿60克，捣汁，凉开水冲饮。⑦**小儿夏季热**：青蒿、荷叶各10克，金银花6克。水煎代茶饮。⑧**赤白痢下**：青蒿、艾叶各等份。同淡豆豉捣作饼，晒干，每用一饼，以水一盏半煎服。⑨**阑尾炎、胃痛**：青蒿、荜茇各等量。先将青蒿焙黄，共捣成细末，早、午、晚饭前白开水冲服，每次2克。⑩**暑毒热痢**：青蒿30克，甘草3克。水煎服。

玫瑰花

别名 刺客、徘徊花、穿心玫瑰。
来源 本品为蔷薇科植物玫瑰 *Rosa rugosa* Thunb. 的干燥花蕾。

生境分布 均为栽培。分布于江苏、浙江、福建、山东、四川等地。

采收加工 春末夏初花将开放时分批采摘，及时低温干燥。

性味归经 甘、微苦，温。归肝、脾经。

功效主治 行气解郁，和血止痛。主治肝胃气痛，食少呕恶，月经不调，跌扑伤痛。

用量用法 3~6克。

使用注意 阴虚火旺者慎服。

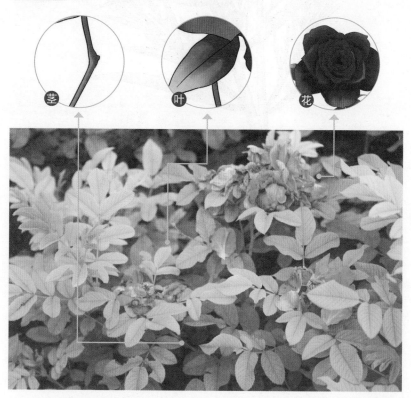

茎　叶　花

花单生于叶腋或数朵聚生，苞片卵形，边缘有腺毛，花冠鲜艳，紫红色，芳香。瘦果骨质，扁圆形，暗橙红色。花期 5～6 月，果期 8～9 月。

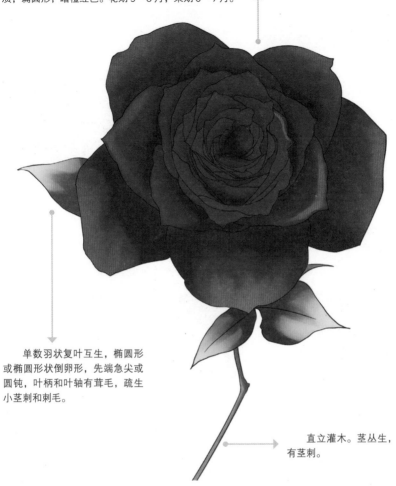

单数羽状复叶互生，椭圆形或椭圆形状倒卵形，先端急尖或圆钝，叶柄和叶轴有茸毛，疏生小茎刺和刺毛。

直立灌木。茎丛生，有茎刺。

精选偏方

①**肝胃气痛**：玫瑰花适量。阴干，冲汤代茶服。②**肝郁吐血、月汛不调**：玫瑰花蕊 300 朵。初开者，去心蒂；新汲水砂锅内煎取浓汁，滤去渣，再煎，以白冰糖 300 克收膏，早、晚开水冲服，瓷瓶密收，切勿泄气；如专调经，可用红糖收膏。③**肺病咳嗽、吐血**：鲜玫瑰花适量。捣汁炖冰糖服。④**肝风头痛**：玫瑰花 4～5 朵，蚕豆花 9～12 克。泡开水代茶频饮。⑤**新久风痹**：玫瑰花（去净蕊蒂，阴干）9 克，红花、全当归各 3 克。水煎去滓，好酒和服 7剂。⑥**噤口痢**：玫瑰花适量。阴干煎服。⑦**乳痈初起、郁症**：玫瑰花初开者适量。阴干、燥者 30 朵，去心蒂，陈酒煎，食后服。⑧**乳腺炎**：玫瑰花（初开者）30 朵。阴干，去蒂，陈酒煎，饭后服。⑨**肿毒初起**：玫瑰花适量。去心蒂，焙研为末 3 克，好酒和服。

枇杷叶

别名 杷叶、巴叶、芦桔叶。

来源 本品为蔷薇科植物枇杷 *Eriobotrya japonica* (Thunb.) Lindl. 的干燥叶。

生境分布 常栽种于村边、平地或坡边。分布于广东、江苏、浙江、福建、湖北等地，均为栽培。

采收加工 全年均可采收，晒至七八成干时，扎成小把，再晒干。

性味归经 苦，微寒。归肺、胃经。

功效主治 清肺止咳，降逆止呕。主治肺热咳嗽，气逆喘急，胃热呕逆，烦热口渴。

用量用法 6 ~ 10 克。

使用注意 本品清降苦泄，凡寒嗽及胃寒作呕者不宜用。

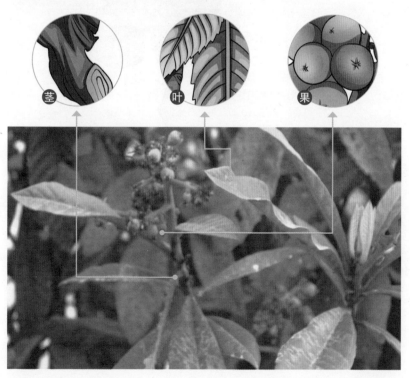

茎　叶　果

果实球形或长圆形，直径 3～5 厘米，黄色或橘黄色；种子 1～5 枚，球形或扁球形，直径 1～1.5 厘米，褐色，光亮，种皮纸质。花期 10～12 月，果期翌年 5～6 月。

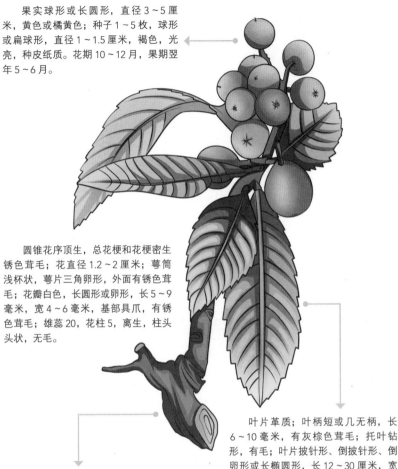

圆锥花序顶生，总花梗和花梗密生锈色茸毛；花直径 1.2～2 厘米；萼筒浅杯状，萼片三角卵形，外面有锈色茸毛；花瓣白色，长圆形或卵形，长 5～9 毫米，宽 4～6 毫米，基部具爪，有锈色茸毛；雄蕊 20，花柱 5，离生，柱头头状，无毛。

常绿小乔木，高约 10 米。小枝粗壮，黄褐色，密生锈色或灰棕色茸毛。

叶片革质；叶柄短或几无柄，长 6～10 毫米，有灰棕色茸毛；托叶钻形，有毛；叶片披针形、倒披针形、倒卵形或长椭圆形，长 12～30 厘米，宽 3～9 厘米，先端急尖或渐尖，基部楔形或渐狭成叶柄，上部边缘有疏锯齿，上面光亮、多皱，下面及叶脉密生灰棕色茸毛，侧脉 11～21 对。

精选偏方

①**咳嗽，喉中有痰声**：枇杷叶 15 克，川贝母 4.5 克，巴旦杏仁、广陈皮各 6 克。共研为末，每服 3～6 克，开水送下。②**支气管炎**：枇杷叶、野菊花各 25 克，白茅根、墨旱莲、柏子仁各 15 克。水煎服，每日 1 剂。③**声音嘶哑**：鲜枇杷叶 30 克，淡竹叶 15 克。水煎服。④**哕逆不止，饮食不入**：枇杷叶（拭去毛，炙）120 克，陈橘皮（汤浸去白，焙）150 克，甘草（炙，锉）90 克。上 3 味粗捣筛，每服 9 克，水一盏，入生姜一枣大，切，同煎至七分，去渣稍热服，不拘时候。

板蓝根

别名 大靛、菘蓝、大蓝、马蓝、靛根、靛青根、蓝靛根、马蓝根。

来源 本品为十字花科植物菘蓝 *Isatis indigotica* Fort. 的干燥根。

生境分布 生长于山地林缘较潮湿的地方。野生或栽培。分布于河北、江苏、安徽等地。

采收加工 秋季采挖，除去泥沙，晒干。

性味归经 苦，寒。归心、胃经。

功效主治 清热解毒，凉血利咽。主治温疫时毒，发热咽痛，温毒发斑，痄腮，烂喉丹痧，大头瘟疫，丹毒，痈肿。

用量用法 9 ~ 15 克。

使用注意 脾胃虚寒者忌服。

茎 叶 花

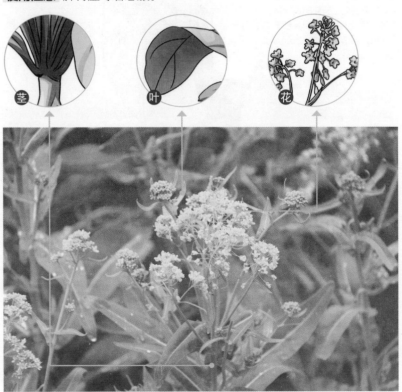

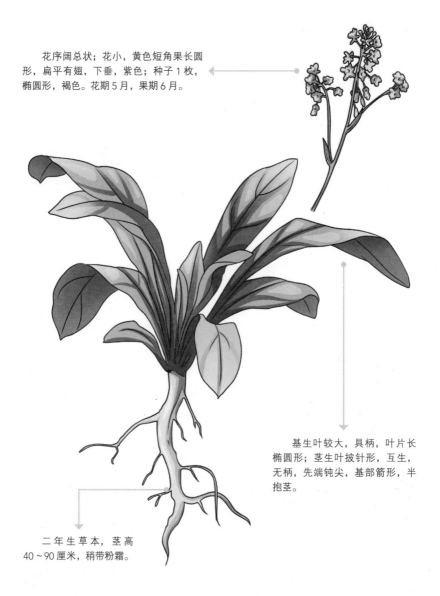

花序阔总状；花小，黄色短角果长圆形，扁平有翅，下垂，紫色；种子1枚，椭圆形，褐色。花期5月，果期6月。

基生叶较大，具柄，叶片长椭圆形；茎生叶披针形，互生，无柄，先端钝尖，基部箭形，半抱茎。

二年生草本，茎高40～90厘米，稍带粉霜。

精选偏方

①**流行性感冒**：板蓝根30克，羌活15克。水煎汤，每日2次，连服2～3日。②**肝炎**：板蓝根30克。水煎服。③**肝硬化**：板蓝根30克，茵陈12克，郁金、薏苡仁各6克。水煎服。④**流行性腮腺炎**：板蓝根60～120克，小儿减半。每日1剂，水煎服。

明党参

别名 明沙参、山花根、土人参、山胡萝卜。

来源 本品为伞形科植物明党参 *Changium smyrnioides* Wolff 的干燥根。

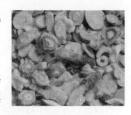

生境分布 生长于山野稀疏灌木林下土壤肥厚的地方。分布于江苏、安徽、浙江、四川等地。

采收加工 4～5月采挖，除去须根，洗净，置沸水中煮至无白心，取出，刮去外皮，漂洗，干燥。

性味归经 甘、微苦，微寒。归肺、脾、肝经。

功效主治 润肺化痰，养阴和胃，平肝，解毒。主治肺热咳嗽，呕吐反胃，食少口干，目赤眩晕，疔毒疮疡。

用量用法 6～12克。

使用注意 气虚下陷、精关不固者及孕妇慎服。外感咳嗽无汗者不宜用。

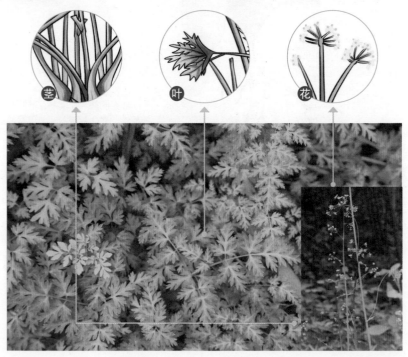

茎　叶　花

花茎常由一侧抽出，直立，与叶丛相距较远，表面有细纵纹，上部疏展分枝；花序顶生，成疏阔圆锥状复伞形花序，无总苞，伞梗5～10，长2～10厘米，细柔；小总苞片数枚，锥形，比小伞梗短；小伞梗10～15，纤细，长5～8毫米；花小，直径约2毫米；花萼具5细齿，极不显著；花瓣5，卵状披针形，白色；雄蕊5，花药椭圆形，花丝细长；子房下位，椭圆形，花柱2，开展；侧枝花序雌蕊常不育。

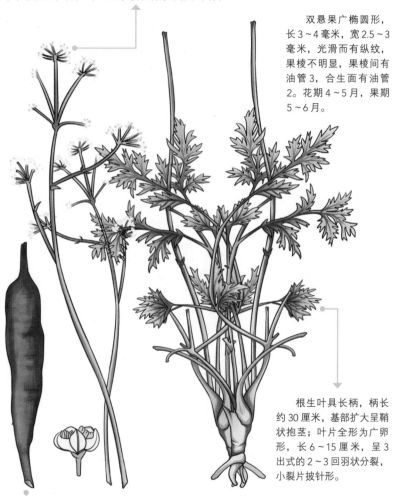

双悬果广椭圆形，长3～4毫米，宽2.5～3毫米，光滑而有纵纹，果棱不明显，果棱间有油管3，合生面有油管2。花期4～5月，果期5～6月。

根生叶具长柄，柄长约30厘米，基部扩大呈鞘状抱茎；叶片全形为广卵形，长6～15厘米，呈3出式的2～3回羽状分裂，小裂片披针形。

多年生草本，高50～100厘米。根粗壮，圆柱形或粗短纺锤形。茎直立，中空，上部分枝。

①**阴虚：** 明党参适量。配茯苓熬膏服用。②**白带初起：** 明党参（切片）90克。陈绍酒饭上蒸熟，分作3服。③**杨梅结毒：** 明党参适量。酒煎服。

知母

别名　地参、水须、淮知母、穿地龙。

来源　本品为百合科植物知母 *Anemarrhena asphodeloides* Bge. 的干燥根茎。

生境分布　生长于山地、干燥丘陵或草原地带。分布于河北、山西及东北等地，以河北历县产者最佳。

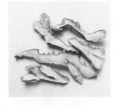

采收加工　春、秋两季采挖，除去须根和泥沙，晒干，习称"毛知母"；或除去外皮，晒干。

性味归经　苦、甘，寒。归肺、胃、肾经。

功效主治　清热泻火，滋阴润燥。主治外感热病，高热烦渴，肺热燥咳，骨蒸潮热，内热消渴，肠燥便秘。

用量用法　6 ~ 12 克。

使用注意　本品性寒质润，有滑肠之弊，故脾虚便溏者不宜用。

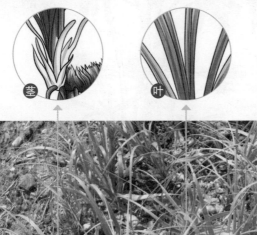

茎　叶　花

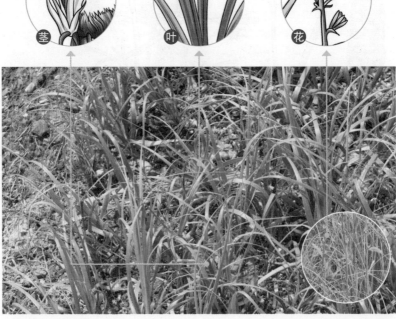

花茎直立，从叶丛中生出，其下散生鳞片状小苞片，2～3朵簇生于苞腋，成长成穗状花序，花被长筒形，黄白色或紫堇色，有紫色条纹。

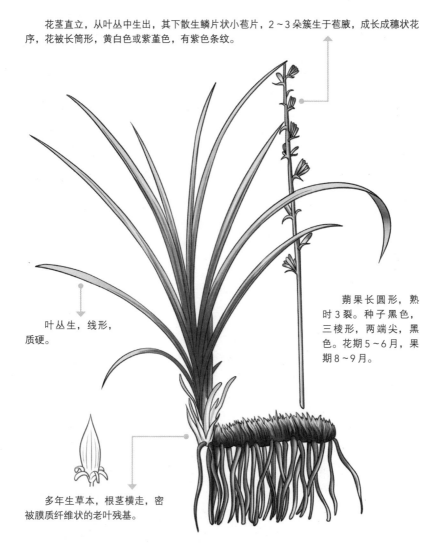

叶丛生，线形，质硬。

蒴果长圆形，熟时3裂。种子黑色，三棱形，两端尖，黑色。花期5～6月，果期8～9月。

多年生草本，根茎横走，密被膜质纤维状的老叶残基。

精选偏方

①**伤寒邪热内盛，齿牙干燥，烦渴引饮，目昧唇焦：**知母15克，石膏9克，麦冬6克，甘草3克，人参24克。水煎服。②**咳嗽气喘：**知母、川贝母各10克，款冬花、杏仁、桑白皮各15克。水煎服。③**阴虚发热：**知母、胡黄连、青蒿、地骨皮、秦艽各15克。水煎服。④**糖尿病：**知母、五味子各15克，山药、天花粉、沙参各25克。水煎服。⑤**肺燥，咳嗽气逆：**知母、石膏、桔梗、甘草、地骨皮各适量。水煎服。⑥**火冲眩晕，暴发倒扑，昏不知人，甚则遗尿不觉，少顷汗出而轻，仍如平人，右关脉细数，脾阴不足：**知母、黄柏、黄芪、当归身各适量。水煎服。

金银花

别名 忍冬、银藤、金银藤、子风藤、鸳鸯藤、二色花藤。

来源 本品为忍冬科植物忍冬 *Lonicera japonica* Thunb. 的干燥花蕾或带初开的花。

生境分布 生长于路旁、山坡灌木丛或疏林中。我国南北各地均有分布，以山东产量大，河南新密金银花质佳。

采收加工 夏初花开放前采收，干燥。

性味归经 甘，寒。归肺、心、胃经。

功效主治 清热解毒，疏散风热。主治痈肿疔疮，喉痹，丹毒，热毒血痢，风热感冒，温病发热。

用量用法 6 ~ 15 克。

使用注意 脾胃虚寒及气虚疮疡脓清者忌用。

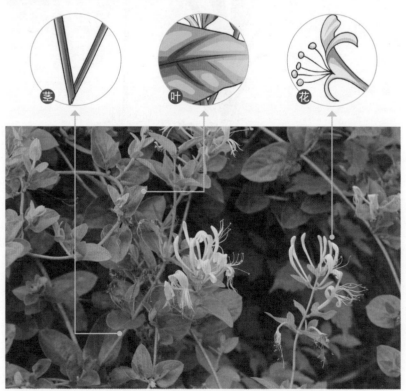

茎　叶　花

叶对生，卵圆形至长卵形，常绿。花成对腋生，花冠二唇形，初开时呈白色，二三日后转变为黄色，所以称为金银花；外被柔毛及腺毛。

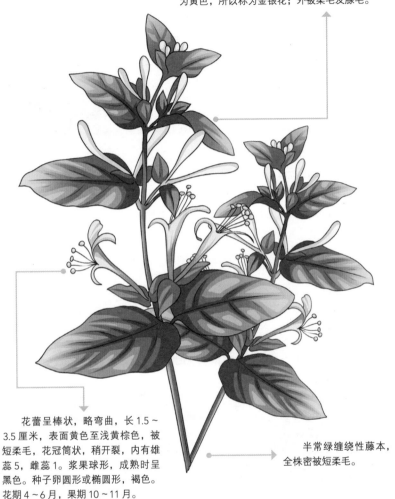

花蕾呈棒状，略弯曲，长 1.5～3.5 厘米，表面黄色至浅黄棕色，被短柔毛，花冠筒状，稍开裂，内有雄蕊 5，雌蕊 1。浆果球形，成熟时呈黑色。种子卵圆形或椭圆形，褐色。花期 4～6 月，果期 10～11 月。

半常绿缠绕性藤本，全株密被短柔毛。

精选偏方

①预防乙脑、流脑：金银花、连翘、大青根、芦根、甘草各 9 克。水煎代茶饮，每日 1 剂，连服 3～5 日。②热淋：金银花、海金沙藤、天胡荽、金樱子根、白茅根各 10 克。水煎服，每日 1 剂，5～7 日为 1 个疗程。③胆道感染、创口感染：金银花 10 克，连翘、大青根、黄芩、野菊花各 15 克。水煎服，每日 1 剂。④痢疾：金银花（入铜锅内，焙枯存性）15 克。红痢以白蜜水调服，白痢以白糖水调服。

鱼腥草

别名 臭草、折耳根、侧耳根、臭根草、臭灵丹、朱鼻拱。

来源 本品为三白草科植物蕺菜 *Houttuynia cordata* Thunb. 的新鲜全草或干燥地上部分。

生境分布 生长于沟边、溪边及潮湿的疏林下。分布于长江流域以南各省（区）。全国其他地区也产。

采收加工 鲜品全年均可采割，除去杂质，晒干。

性味归经 辛，微寒。归肺经。

功效主治 清热解毒，消痈排脓，利尿通淋。主治肺痈吐脓，痰热喘咳，热痢，热淋，痈肿疮毒。

用量用法 15～25克，不宜久煎；鲜品用量加倍，水煎或捣汁服。外用：适量，捣敷或煎汤熏洗患处。

使用注意 本品含挥发油，不宜久煎。

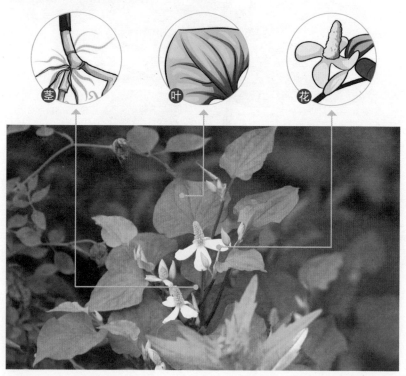

茎　叶　花

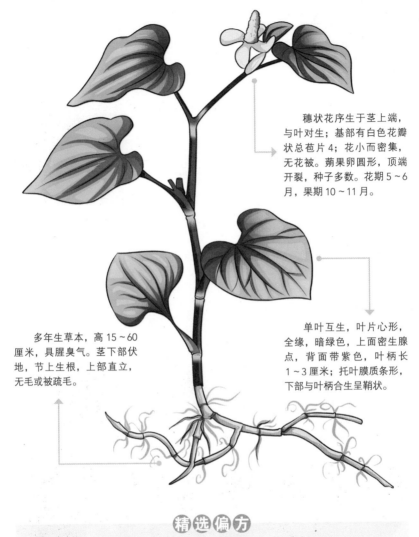

穗状花序生于茎上端，与叶对生；基部有白色花瓣状总苞片 4；花小而密集，无花被。蒴果卵圆形，顶端开裂，种子多数。花期 5～6 月，果期 10～11 月。

单叶互生，叶片心形，全缘，暗绿色，上面密生腺点，背面带紫色，叶柄长 1～3 厘米；托叶膜质条形，下部与叶柄合生呈鞘状。

多年生草本，高 15～60 厘米，具腥臭气。茎下部伏地，节上生根，上部直立，无毛或被疏毛。

精选偏方

①**肺痈吐脓、吐血**：鱼腥草、天花粉、侧柏叶各适量。煎汤服。②**肺痈**：鱼腥草适量。捣汁，入年久芥菜卤饮服。③**病毒性肺炎、支气管炎、感冒**：鱼腥草、厚朴、连翘各9克，桑枝 30 克。研末，煎水冲服药末。④**肺病咳嗽、盗汗**：鱼腥草叶 60 克，猪肚 1 个。将鱼腥草叶置猪肚内炖汤服，每日 1 剂，连用 3 剂。⑤**痢疾**：鱼腥草 18 克，山楂炭 6 克。水煎加蜜糖服。⑥**热淋、白浊、带下病**：鱼腥草 24～30 克。水煎服。⑦**痔疮**：鱼腥草适量。煎汤点水酒服，连进 3 服；以渣熏洗，有脓者溃，无脓者自消。⑧**慢性鼻窦炎**：鲜鱼腥草适量。捣烂，绞取自然汁，每日滴鼻数次；另用鱼腥草 21 克，水煎服。⑨**痈疽肿毒**：鱼腥草适量。晒干，研成细末，以蜂蜜调敷；未成脓者能内消，已成脓者能排脓。⑩**妇女外阴瘙痒、肛痈**：鱼腥草适量。煎汤熏洗。

细辛

别名	小辛、细草、少辛、独叶草、金盆草、山人参。
来源	本品为马兜铃科植物北细辛 *Asarum heterotropoides* Fr.Schmidt var. *mandshuricum* (Maxim.) Kitag.、汉城细辛 *Asarum sieboldii* Miq. var. *seoulense* Nakai 或华细辛 *Asarum sieboldii* Miq. 的干燥根和根茎。

生境分布 生长于林下腐殖层深厚稍阴湿处，常见于针阔叶混交林及阔叶林下、密集的灌木丛中、山沟底稍湿润处、林缘或山坡疏林下的湿地。前2种分布于辽宁、吉林、黑龙江等省，习称辽细辛；后一种分布于陕西等地。

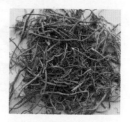

采收加工 夏季果熟期或初秋采挖，除净地上部分和泥沙，阴干。

性味归经 辛，温。归心、肺、肾经。

功效主治 解表散寒，祛风止痛，通窍，温肺化饮。主治风寒感冒，头痛，牙痛，鼻塞流涕，鼻衄，鼻渊，风湿痹痛，痰饮喘咳。

用量用法 1~3克；散剂每次服0.5~1克。外用：适量。

使用注意 不宜与藜芦同用。

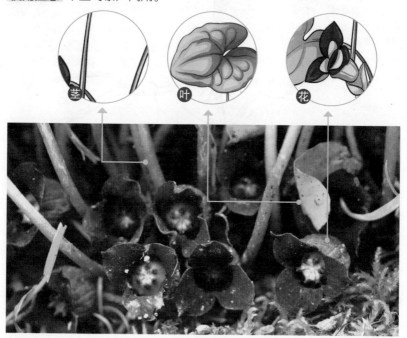

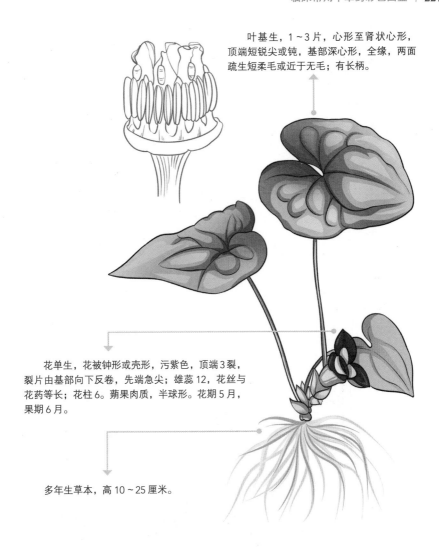

叶基生，1～3 片，心形至肾状心形，顶端短锐尖或钝，基部深心形，全缘，两面疏生短柔毛或近于无毛；有长柄。

花单生，花被钟形或壳形，污紫色，顶端 3 裂，裂片由基部向下反卷，先端急尖；雄蕊 12，花丝与花药等长；花柱 6。蒴果肉质，半球形。花期 5 月，果期 6 月。

多年生草本，高 10～25 厘米。

精选偏方

①**小儿目疮**：细辛末适量。醋调贴脐上。②**阳虚感冒**：细辛、麻黄各 3 克，附子 10 克。水煎温服。③**口舌生疮**：细辛、黄连各等量。研为末，先以布揩净患处，再掺药于上，涎出即愈。④**偏头痛**：细辛（去苗叶，研为末）、雄黄（研）各等份。上 2 味，再同研匀，每服 1.5 克，左边疼搐入右鼻，右边痛搐入左鼻。⑤**伤风鼻塞**：细辛、紫苏、防风、杏仁、桔梗、薄荷、桑白皮各适量。煎服。⑥**牙齿痛久不瘥**：细辛（去叶苗）、荜茇各等份。粗捣筛，每用 1.5 克，水一盏，煎十数沸，热漱冷吐。⑦**虚寒呕哕，饮食不下**：细辛（去叶）15 克，丁香 7.5 克。研为末，每服 3 克，柿蒂汤下。⑧**暗风猝倒，不省人事**：细辛适量。研末，吹入鼻中。⑨**鼻中瘜肉**：细辛适量。研末，时时吹入。

草乌

别名 鸭头、乌头、乌喙、奚毒、鸡毒、药羊蒿、鸡头草、百步草、断肠草。

来源 本品为毛茛科植物北乌头 *Aconitum kusnezoffii* Reichb. 的干燥块根。

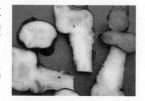

生境分布 生长于山坡草地或疏林中海拔 400~2000 米处。分布于东北、内蒙古、河北、山西等地。

采收加工 秋季茎叶枯萎时采挖，除去须根和泥沙，干燥。

性味归经 辛、苦，热；有大毒。归心、肝、肾、脾经。

功效主治 祛风除湿，温经止痛。主治风寒湿痹，关节疼痛，心腹冷痛，寒疝作痛及麻醉止痛。

用量用法 1.5~3 克。一般炮制后用。

使用注意 生品内服宜慎；孕妇禁用；不宜与半夏、瓜蒌、瓜蒌子、瓜蒌皮、天花粉、川贝母、浙贝母、平贝母、伊贝母、湖北贝母、白蔹、白及同用。

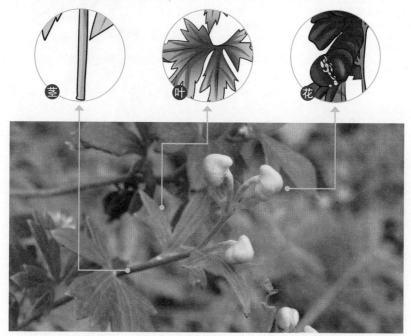

茎　叶　花

茎中部叶有稍长柄或短柄；叶片纸质或近革质，五角形，3 全裂，中裂片宽菱形，渐尖，近羽状深裂，小裂片披针形，上面疏被短柔毛，下面无毛。

总状花序窄长；花梗长 2 ~ 5 厘米；小苞片线形；萼片 5，紫蓝色，上萼片盔形；花瓣 2，有长爪，距卷曲；雄蕊多数；心皮 3 ~ 5。蓇葖果。花期 7 ~ 9 月，果期 10 月。

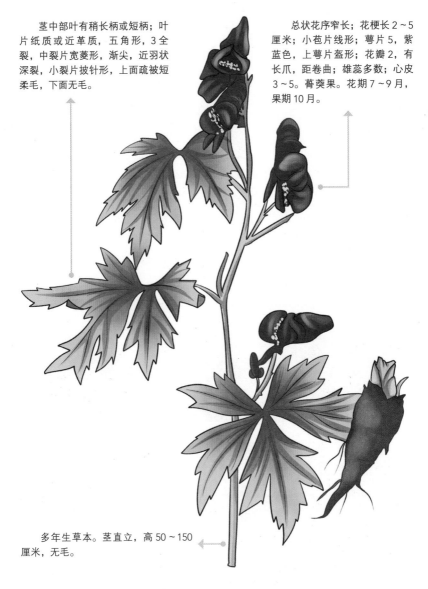

多年生草本。茎直立，高 50 ~ 150 厘米，无毛。

精选偏方

①腰腿痛、关节炎：草乌 1.5 克，威灵仙、地龙各 9 克，牛膝 12 克。水煎服。②破伤风：草乌头（生用，去皮尖）、白芷（生用）各适量。研为末，每服 2.5 克，冷酒 200 毫升，入葱白少许，同煎服之。③久患头风：草乌头尖（生用）0.4 克，赤小豆 35 粒，麝香 0.9 ~ 1.2 克。研为末，每服 1.5 克，薄荷汤冷服，更随左右搐鼻。

草果

别名 老蔻、草果仁、草果子。

来源 本品为姜科植物草果 *Amomum tsao-ko* Crevost et Lemaire 的干燥成熟果实。

生境分布 生长于山谷坡地、溪边或疏林下。分布于云南、广西、贵州等地。

采收加工 秋季果实成熟时采收，除去杂质，晒干或低温干燥。

性味归经 辛，温。归脾、胃经。

功效主治 燥湿温中，截疟除痰。主治寒湿内阻，脘腹胀痛，痞满呕吐，疟疾寒热，瘟疫发热。

用量用法 3～6 克。

使用注意 去壳用，体弱者慎用。

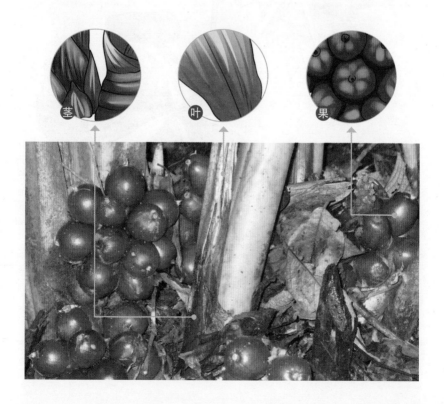

茎　叶　果

叶 2 列，具短柄或无柄，叶片长椭圆形或狭长圆形，先端渐尖，基部渐狭，全缘，边缘干膜质，叶两面均光滑无毛，叶鞘开放，抱茎。

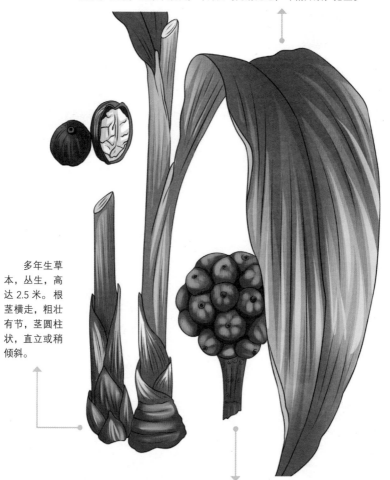

多年生草本，丛生，高达 2.5 米。根茎横走，粗壮有节，茎圆柱状，直立或稍倾斜。

穗状花序从根茎生出。蒴果密集，长圆形或卵状椭圆形，顶端具宿存的花柱，呈短圆状突起，熟时红色，外表面呈不规则的纵皱纹。花期 4～6 月，果期 9～12 月。

精选偏方

①疟疾，胃中寒痰凝结，不易开解：草果、常山、知母、乌梅、槟榔、甘草、穿山甲各适量。水煎服。②肠胃冷热不和，下痢赤白，及伏热泄泻、脏毒便血：草果子、甘草、地榆、枳壳（去穰，麸炒）各适量。上等份研为粗末，每服 6 克，用水一盏半，煨姜一块，拍碎，同煎七分，去渣服，不拘时候。③脾胃虚寒、反胃呕吐：草果 1.25 克，枣肉 20 克，熟附子、生姜各 10 克。水煎服。

茵陈

别名 因尘、马先、因陈蒿、绵茵陈。

来源 本品为菊科植物滨蒿 *Artemisia scoparia* Waldst.et Kit. 或茵陈蒿 *Artemisia capillaris* Thunb. 的干燥地上部分。

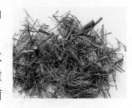

生境分布 生长于路旁或山坡。分布于陕西、山西、安徽等地。

采收加工 春季幼苗高 6～10 厘米时采收，或秋季花蕾长成至花初开时采割，除去杂质及老茎，晒干。春季采收的习称"绵茵陈"，秋季采割的称"花茵陈"。

性味归经 苦、辛，微寒。归脾、胃、肝、胆经。

功效主治 清利湿热，利胆退黄。主治黄疸尿少，湿温暑湿，湿疮瘙痒。

用量用法 6～15 克。外用：适量，煎汤熏洗。

使用注意 蓄血发黄及血虚萎黄者慎用。

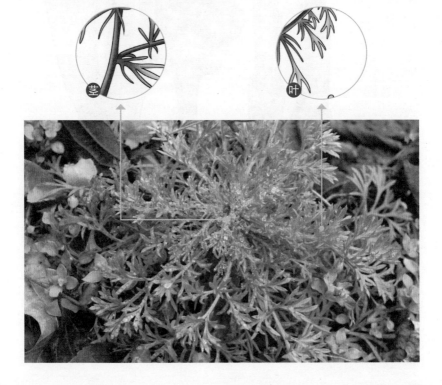

茎

叶

头状花序圆锥状，花序直径 1.5～2 毫米；总苞球形，总苞片 3～4 层；花杂性，每一花托上着生两性花和雌花各约 5，均为淡紫色管状花；雌花较两性花稍长，中央仅有 1 雌蕊伸出花冠外，两性花聚药，柱头头状，不分裂。

基生叶有柄，2～3 回羽状全裂或掌状分裂，最终裂片线形；花枝的叶无柄，羽状全裂呈丝状。

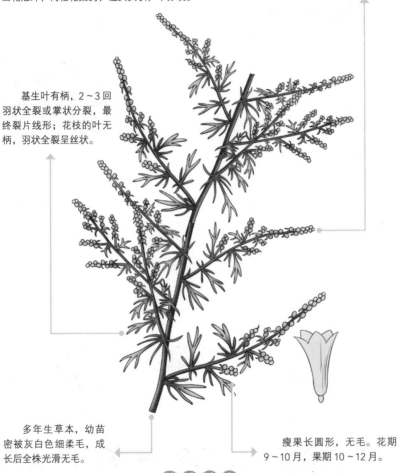

多年生草本，幼苗密被灰白色细柔毛，成长后全株光滑无毛。

瘦果长圆形，无毛。花期 9～10 月，果期 10～12 月。

精选偏方

①**黄疸型病毒性肝炎**：茵陈、白茅根各 10 克。水煎服。②**病毒性肝炎**：茵陈 10 克，丹参 20 克。水煎加红糖 15 克，浓缩至 200 毫升，分 2 次服。③**遍身风痒生疥疮**：茵陈不计多少。煮浓汁洗之。④**高脂血症**：茵陈适量。水煎代茶饮，每日 15 克。⑤**胆囊炎**：茵陈、郁金、蒲公英各 10 克，姜黄 12 克。水煎服。⑥**发黄、脉沉细迟、肢体逆冷、腰以上自汗**：茵陈 100 克，附子 1 个（作 8 片），干姜（炮）75 克，甘草（炙）30 克。上研为粗末，分作 4 贴，水煎服。⑦**感冒、黄疸、漆疮**：茵陈 15 克。水煎服。⑧**眼热红肿**：茵陈、车前子各等份。煎汤，以细茶调服数次。⑨**大热黄疸**：茵陈适量。切细煮汤服；生食亦可。⑩**风瘙瘾疹、皮肤肿痒**：茵陈 50 克，荷叶 25 克。上 2 味捣罗为散，每服 5 克，冷蜜水调下，食后服。

栀子

别名 木丹、枝子、黄栀子、山栀子。

来源 本品为茜草科植物栀子 *Gardenia jasminoides* Ellis 的干燥成熟果实。

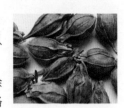

生境分布 生长于山坡、路旁，南方各地有野生。主产浙江、江西、湖南、福建等长江以南地区。以江西产者为道地药材。

采收加工 9～11月果实成熟呈红黄色时采收，除去果梗及杂质，蒸至上气或置沸水中略烫，取出，干燥。

性味归经 苦，寒。归心、肺、三焦经。

功效主治 泻火除烦，清热利湿，凉血解毒；外用消肿止痛。主治热病心烦，湿热黄疸，淋证涩痛，血热吐衄，目赤肿痛，火毒疮疡；外治扭挫伤痛。

用量用法 6～10克。外用：生品适量，研末调敷。

使用注意 脾虚便溏、食少者忌用。

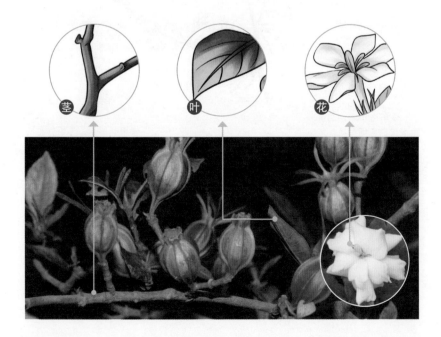

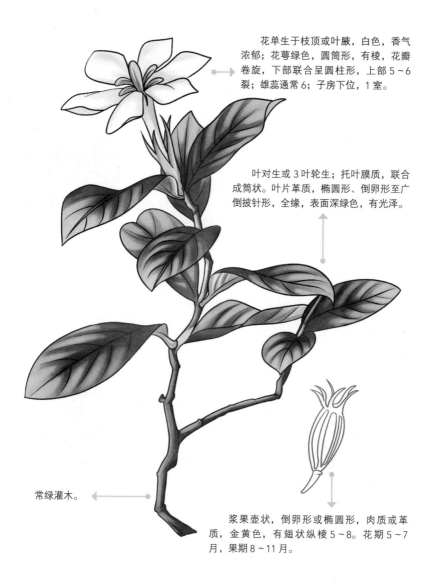

花单生于枝顶或叶腋，白色，香气浓郁；花萼绿色，圆筒形，有棱，花瓣卷旋，下部联合呈圆柱形，上部 5～6 裂；雄蕊通常 6；子房下位，1 室。

叶对生或 3 叶轮生；托叶膜质，联合成筒状。叶片革质，椭圆形、倒卵形至广倒披针形，全缘，表面深绿色，有光泽。

常绿灌木。

浆果壶状，倒卵形或椭圆形，肉质或革质，金黄色，有翅状纵棱 5～8。花期 5～7 月，果期 8～11 月。

精选偏方

①伤寒身黄发热：肥栀子（剖）15 个，甘草（炙）30 克，黄柏 10 克。上 3 味，以水 4000 毫升，煮取 1500 毫升，去渣，分温再服。②热毒下血：栀子 10 枚。水 1500 毫升煎取 500 毫升，去渣服。③小便不通：栀子 27 枚，盐少许，独头大蒜 1 枚。捣烂，摊纸花上贴脐；或涂阴囊上，良久即通。④跌扑损伤：栀子 300 克，大黄、姜黄各 150 克，红花、土鳖虫各 50 克。共研细粉，白酒调敷患处，每日换药 1 次。

枸杞子

别名 西枸杞、枸杞豆、枸杞果、山枸杞、枸杞红实。

来源 本品为茄科植物宁夏枸杞 *Lycium barbarum* L. 的干燥成熟果实。

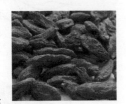

生境分布 生长于山坡、田野向阳干燥处。分布于宁夏、内蒙古、甘肃、新疆等地。以宁夏产者质地最优，有"中宁枸杞甲天下"之美誉。

采收加工 夏、秋两季果实呈红色时采收，热风烘干，除去果梗，或晾至皮皱后，晒干，除去果梗。

性味归经 甘，平。归肝、肾经。

功效主治 滋补肝肾，益精明目。主治虚劳精亏，腰膝酸痛，眩晕耳鸣，阳痿遗精，内热消渴，血虚萎黄，目昏不明。

用量用法 6～12克。

使用注意 外有表邪、内有实热，脾胃湿盛肠滑者忌用。

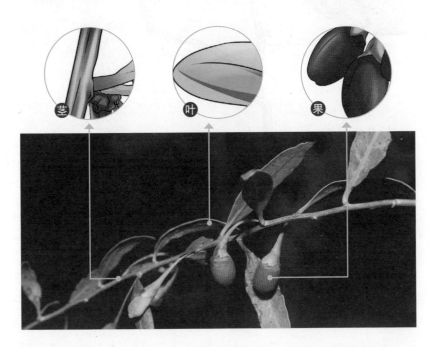

茎　叶　果

灌木或小乔木状。主枝数条，粗壮，果枝细长，先端通常弯曲下盘，外皮淡灰黄色，刺状枝短而细，生于叶腋。

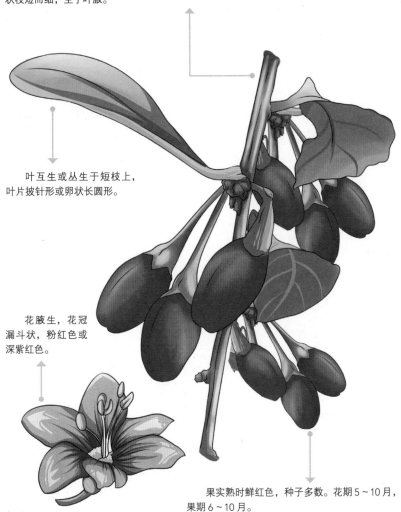

叶互生或丛生于短枝上，叶片披针形或卵状长圆形。

花腋生，花冠漏斗状，粉红色或深紫红色。

果实熟时鲜红色，种子多数。花期 5～10 月，果期 6～10 月。

精选偏方

①**肝肾不足、头晕盗汗、迎风流泪**：枸杞子、熟地黄、菊花、山药各 20 克，牡丹皮、山茱萸、泽泻各 15 克。水煎服。②**肾虚腰痛**：枸杞子、金毛狗脊各 20 克。水煎服。③**目赤生翳**：枸杞子适量。捣汁，每日点三五次。④**萎缩性胃炎**：枸杞子适量。晒干，每日 20 克，分 2 次空腹时嚼服，2 个月为 1 个疗程。⑤**疰夏虚病**：枸杞子、五味子各适量。沸水泡封 3 日，代茶饮。⑥**老年人夜间口干**：枸杞子 30 克。每晚睡前取，用开水洗净后徐徐嚼服。

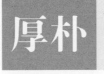

别名　厚皮、重皮、赤朴、烈朴、川朴、紫油厚朴。

来源　本品为木兰科植物厚朴 *Magnolia officinalis* Rehd. et Wils. 或凹叶厚朴 *Magnolia officinalis* Rehd.et Wils.var.*biloba* Rehd.et Wils. 的干燥干皮、根皮及枝皮。

生境分布 常混生于落叶阔叶林内或生长于常绿阔叶林缘。分布于四川、安徽、湖北、浙江、贵州等地。以湖北恩施地区所产者质量最佳，其次四川、浙江产者也佳。

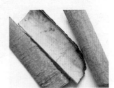

采收加工 4～6月剥取根皮及枝皮，直接阴干；干皮置沸水中微煮后，堆置阴湿处，"发汗"至内表面变紫褐色或棕褐色时，蒸软，取出，卷成筒状，干燥。

性味归经 苦、辛，温。归脾、胃、肺、大肠经。

功效主治 燥湿消痰，下气除满。主治湿滞伤中，脘痞吐泻，食积气滞，腹胀便秘，痰饮喘咳。

用量用法 3～10克。

使用注意 本品辛苦温、燥湿，易耗气伤津，故气虚津亏者及孕妇慎用。

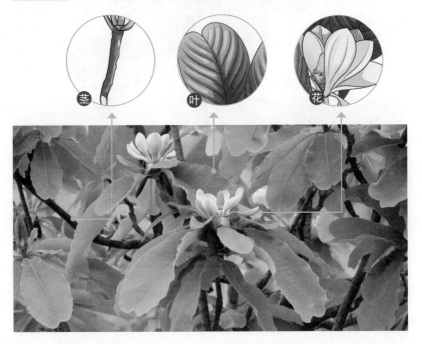

茎　叶　花

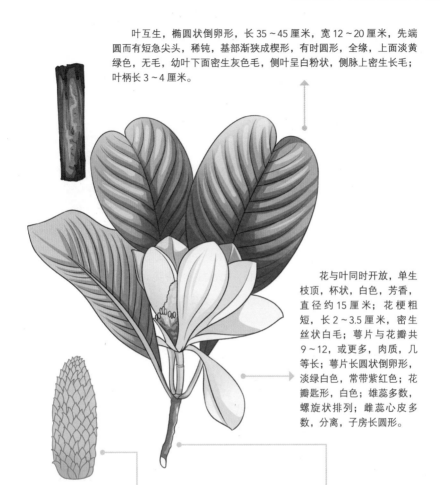

叶互生，椭圆状倒卵形，长 35～45 厘米，宽 12～20 厘米，先端圆而有短急尖头，稀钝，基部渐狭成楔形，有时圆形，全缘，上面淡黄绿色，无毛，幼叶下面密生灰色毛，侧叶呈白粉状，侧脉上密生长毛；叶柄长 3～4 厘米。

花与叶同时开放，单生枝顶，杯状，白色，芳香，直径约 15 厘米；花梗粗短，长 2～3.5 厘米，密生丝状白毛；萼片与花瓣共 9～12，或更多，肉质，几等长；萼片长圆状倒卵形，淡绿白色，常带紫红色；花瓣匙形，白色；雄蕊多数，螺旋状排列；雌蕊心皮多数，分离，子房长圆形。

聚合果长椭圆状卵形，长 9～12 厘米，直径 5～6.5 厘米，心皮排列紧密，成熟时木质，顶端有弯尖头。种子三角状倒卵形，外种皮红色。花期 4～5 月，果期 9～10 月。

落叶乔木，高 5～15 米，树皮紫褐色。小枝幼时有细毛，老时无毛，冬芽粗大，圆锥状，芽鳞密被淡黄褐色茸毛。

精选偏方

①夏季身热倦怠：厚朴、藿香各 6 克。每日 1 剂，水煎，分 3 次服，连服 2～3 日。②久患气胀心闷，饮食不得，因食不调，冷热相击，致心腹胀满：厚朴适量。火上炙令干，又蘸姜汁炙，直待焦黑为度，捣筛如面，以陈米饮调下 6 克，每日 3 服；亦治反胃、泄泻。③中寒洞泄：厚朴、干姜各等份。上研为末，蜜丸梧子大，任下 30 丸。④虫积：厚朴、槟榔各 10 克，乌梅 2 个。水煎服。

牵牛子

别名 黑丑、白丑、二丑、喇叭花。

来源 本品为旋花科植物圆叶牵牛 *Pharbitis purpurea* (L.) Voigt 或裂叶牵牛 *Pharbitis nil* (L.) Choisy 的干燥成熟种子。

生境分布 生长于山野灌木丛中、村边、路旁；多为栽培。全国各地均有分布。

采收加工 秋末果实成熟、果壳未开裂时采割植株，晒干，打下种子，除去杂质。

性味归经 苦，寒；有毒。归肺、肾、大肠经。

功效主治 泻水通便，消痰涤饮，杀虫攻积。主治水肿胀满，二便不通，痰饮积聚，气逆喘咳，虫积腹痛。

用量用法 3 ~ 9 克。入丸、散服，每次 1.5 ~ 3 克。

使用注意 孕妇禁用；不宜与巴豆、巴豆霜同用。

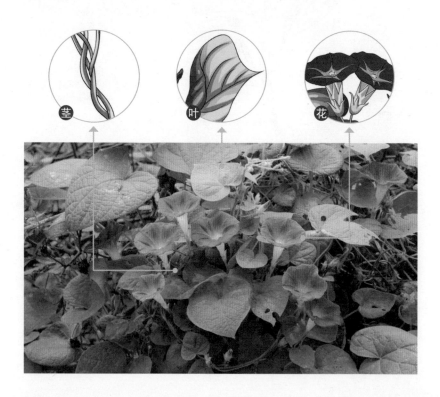

茎　叶　花

花序有花 1~3，总花梗稍短于叶柄，腋生；萼片 5，狭披针形，中上部细长而尖，基部扩大，被硬毛；花冠漏斗状，白色、蓝紫色或紫红色，顶端 5 浅裂。

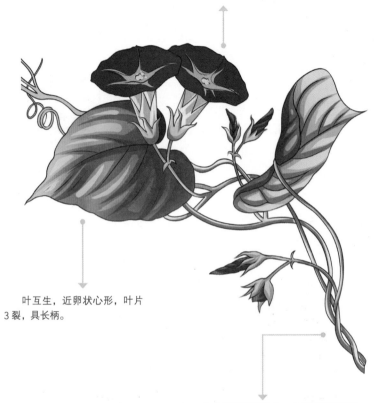

叶互生，近卵状心形，叶片 3 裂，具长柄。

一年生缠绕草质藤本。全株密被粗硬毛。

精选偏方

①**水肿**：牵牛子适量。研为末，每次 2 克，每日 1 次，以小便利为度。②**水气蛊胀满**：白牵牛、黑牵牛各 6 克。上研为末，和大麦面 120 克，为烧饼，临卧用茶汤一杯下，降气为验。③**脚气胫已满、捏之没指**：牵牛子适量。捣，蜜为丸如小豆大，5 丸，吞之。④**肠痈有脓、胀闭不出**：牵牛子头末 9 克，大黄、穿山甲（煅）各 6 克，乳香、没药各 3 克。共研为末，每服 9 克，白汤调服。⑤**小儿腹胀，水气流肿，膀胱实热，小便赤涩**：牵牛（生研）3 克。青皮汤空心下。⑥**四肢肿满**：牵牛子 150 克（炒取末 60 克），厚朴（去皮，姜汁制炒）15 克。上研细末，每服 6 克，煎姜、枣汤调下。⑦**一切虫积**：牵牛子（炒，研为末）60 克，槟榔 30 克，使君子肉（微炒）50 个。俱研为末，每服 6 克，白糖调下，小儿减半。⑧**肠道寄生虫**：牵牛子 100 克（炒，研为末），槟榔 50 克，使君子肉 50 个（微炒）。共研为末，每次 10 克，白糖水调下；小儿减半。⑨**梅毒、横痃**：白牵牛仁适量，煎汤内服。⑩**风热赤眼**：黑牵牛子适量。研为末，调葱白汤敷患处。

香加皮

别名　臭槐、羊奶条、羊角槐、羊交叶、狭叶萝。
来源　本品为萝藦科植物杠柳 *Periploca sepium* Bge. 的干燥根皮。

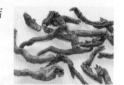

生境分布 生长于河边、山野、沙质地。分布于吉林、辽宁、内蒙古、河北、山西、陕西、四川等地。

采收加工 春、秋两季采挖，剥取根皮，晒干。

药性物能 辛、苦，温；有毒。归肝、肾、心经。

功效主治 利水消肿，祛风湿，强筋骨。主治下肢水肿，心悸气短，风寒湿痹，腰膝酸软。

用量用法 3～6 克。

使用注意 不宜过量服用。

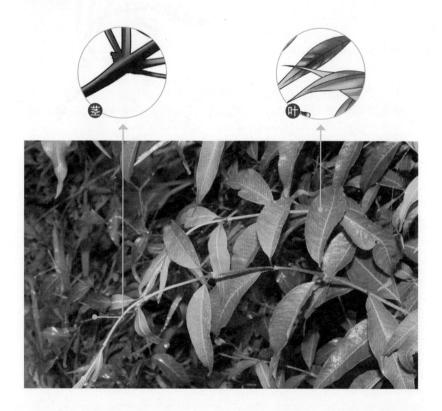

茎

叶

　　聚伞花序腋生，有花数朵；花萼5深裂，裂片先端钝，花萼内面基部有10个小腺体；花冠紫红色，裂片5，中间加厚呈纺锤形，反折，内面被长柔毛；副花冠5，10裂，其中5裂片丝状伸长，被柔毛；雄花着生于副花冠内面，花药包围着柱头；心皮离生；花粉颗粒状，藏在直立匙形的载粉器内。

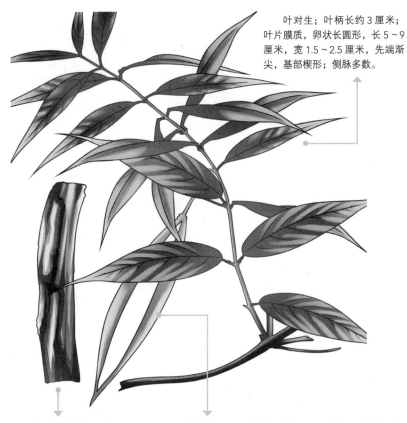

叶对生；叶柄长约3厘米；叶片膜质，卵状长圆形，长5～9厘米，宽1.5～2.5厘米，先端渐尖，基部楔形；侧脉多数。

落叶蔓性灌木，高约1.5米。具乳汁，除花外全株无毛。

蓇葖果双生，圆柱状，长7～12厘米，直径约5毫米，具纵条纹。种子长圆形，先端具长约3厘米的白色绢质种毛。花期5～6月，果期7～9月。

精选偏方

①**风湿性关节炎，关节拘挛疼痛：**香加皮、白鲜皮、穿山龙各15克。白酒浸泡24小时，每日服10毫升。②**筋骨软弱、脚痿行迟：**香加皮、牛膝、木瓜各等份。研为末，每次3克，每日3次。③**水肿、小便不利：**香加皮、生姜皮、茯苓皮、陈皮、大腹皮各6克。水煎服。④**水肿：**香加皮4.5～6克。水煎服。

胖大海

别名 大海榄、大海子、大洞果、安南子。

来源 本品为梧桐科植物胖大海 *Sterculia lychnophora* Hance 的干燥成熟种子。

生境分布 生长于热带地区。分布于越南、印度、马来西亚、泰国、印度尼西亚等热带地区。我国广东、海南也有出产。

采收加工 果实成熟时分批采摘成熟果荚，晒干，打出种子，除净杂质及果荚，再晒干。

性味归经 甘，寒。归肺、大肠经。

功效主治 清热润肺，利咽开音，润肠通便。主治肺热声哑，干咳无痰，咽喉干痛，热结便闭，头痛目赤。

用量用法 2～3 枚，沸水泡服或煎服。

使用注意 感冒者禁用。

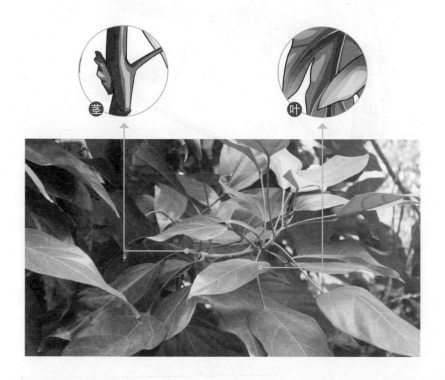

茎

叶

花杂性同株，成顶生或腋生的圆锥花序；花萼钟状，宿存，裂片披针形；雄花具雄蕊10～15，罕至30，花药及花丝均具疏柔毛，不育心皮被短绒毛；雌花具雌蕊1，子房由5个被短绒毛的心皮组成，具一细长纤弱的子房柄，柱头2～5裂，退化雄蕊为一簇无柄花药。

叶互生；叶柄长5～15厘米；叶片革质，卵形或椭圆状披针形，长10～20厘米，宽6～14厘米，先端钝或锐尖，基部圆形或几近截形，全缘，光滑无毛。

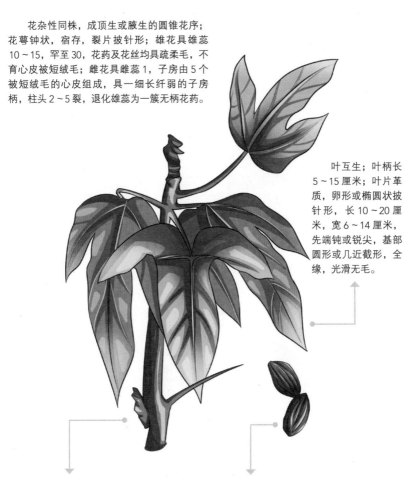

落叶乔木，高30～40米。树皮粗糙而略具条纹。

蓇葖果1～5，着生于果梗，长18～24厘米，基部宽5～6厘米，呈船形，在成熟之前裂开。种子梭形或倒卵形，长18～25毫米，直径约12毫米，深黑褐色，表面具皱纹；子叶大，长约12毫米，宽约10毫米，半圆形，胚乳丰富。

精选偏方

①**肺热咳嗽、咽痛音哑：**胖大海2个，桔梗10克，甘草6克。煎汤饮。②**肠道燥热、大便秘结：**胖大海4个，蜂蜜适量。沸水浸泡饮。③**急性扁桃体炎：**胖大海2～4枚。放入碗内，开水冲泡，盖闷0.5小时左右，慢慢服完；间隔4小时，如法再泡服1次。④**急性咽炎：**胖大海2枚，金银花1.5克，玄参3克，生甘草2克。每日1包，代茶饮。⑤**肺热音哑：**胖大海3枚，金银花、麦冬各10克，蝉蜕5克。水煎服。⑥**慢性咽炎：**胖大海5克，杭菊花、生甘草各15克。水煎服。

独活

别名 大活、独滑、山独活、长生草、川独活、巴东独活、胡王使者。

来源 本品为伞形科植物重齿毛当归 *Angelica pubescens* Maxim. f.biserrata Shan etYuan 的干燥根。

生境分布 生长于山谷沟边或草丛中，有栽培。主产于湖北、四川等地。

采收加工 春初苗刚发芽或秋末茎叶枯萎时采挖，除去须根和泥沙，烘至半干，堆置 2 ~ 3 日，发软后再烘至全干。

性味归经 辛、苦，微温。归肾、膀胱经。

功效主治 祛风除湿，通痹止痛。主治风寒湿痹，腰膝疼痛，少阴伏风头痛，风寒夹湿头痛。

用量用法 3 ~ 10 克。

使用注意 本品辛温燥散，凡非风寒湿邪而属气血不足之痹证者忌用。

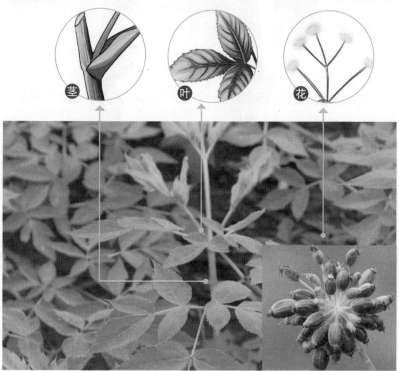

茎　叶　花

双悬果背部扁平，长圆形，侧棱翅状，分果槽棱间有油管 1 ~ 4，合生面有 4 ~ 5。花期 7 ~ 9 月，果期 9 ~ 10 月。

复伞形花序顶生或侧生，密被黄色短柔毛，伞幅 10 ~ 25，极少达 45，不等长；小伞形花序具花 15 ~ 30；小总苞片 5 ~ 8；花瓣 5，白色，雄蕊 5；子房下位。

基生叶和茎下部叶的叶柄细长，基部呈鞘状；叶为 2 ~ 3 回 3 出羽状复叶，小叶片 3 裂，最终裂片长圆形，两面均被短柔毛，边缘有不整齐重锯齿；茎上部叶退化成膨大的叶鞘。

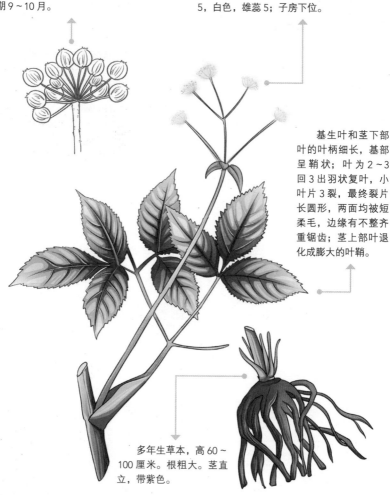

多年生草本，高 60 ~ 100 厘米。根粗大。茎直立，带紫色。

精选偏方

①慢性支气管炎：独活 15 克，红糖 25 克。加水煎成 100 毫升，分 3 ~ 4 次服。②青光眼：独活、羌活、五味子各 6 克，白芍 12 克。水煎服。③少阴寒湿腰痛：独活、苍术、防风、细辛、川芎、甘草各适量。水煎服。④产后中风，虚人不可服他药：独活 10 克。以水 3000 毫升煮取 1000 毫升，分服；耐酒者亦可以酒水等煮之。

洋金花

别名 闹洋花、凤茄花、风茄花、曼陀罗花。

来源 本品为茄科植物白花曼陀罗 *Datura metel* L. 的干燥花。

生境分布 生长于山坡草地或住宅附近。多为栽培，也有野生。分布于江苏、浙江、福建、广东等地。

采收加工 4～11 月花初开时采收，晒干或低温干燥。

性味归经 辛，温；有毒。归肺、肝经。

功效主治 平喘止咳，解痉定痛。主治哮喘咳嗽，脘腹冷痛，风湿痹痛，小儿慢惊；外科麻醉。

用量用法 0.3～0.6 克，宜入丸、散。外用：适量。

使用注意 外感、痰热咳喘、青光眼、高血压、心动过速患者及孕妇禁用。

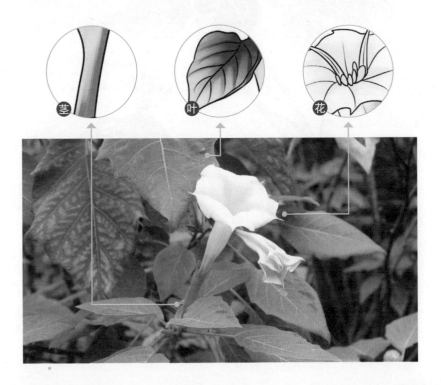

茎　叶　花

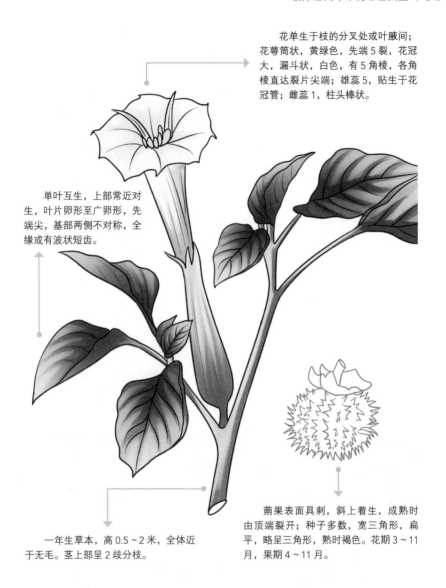

花单生于枝的分叉处或叶腋间；花萼筒状，黄绿色，先端5裂，花冠大，漏斗状，白色，有5角棱，各角棱直达裂片尖端；雄蕊5，贴生于花冠管；雌蕊1，柱头棒状。

单叶互生，上部常近对生，叶片卵形至广卵形，先端尖，基部两侧不对称，全缘或有波状短齿。

一年生草本，高0.5~2米，全体近于无毛。茎上部呈2歧分枝。

蒴果表面具刺，斜上着生，成熟时由顶端裂开；种子多数，宽三角形，扁平，略呈三角形，熟时褐色。花期3~11月，果期4~11月。

精选偏方

①**小儿慢惊**：洋金花7朵（重约1.5克），全蝎（炒）10枚，天南星（炮），天麻、丹砂、乳香各7.5克。研为末，每服1.5克，薄荷汤调下。②**诸风痛及寒湿脚气**：洋金花、大蒜梗、花椒叶各1.5克。煎水洗，每日1次。

穿心莲

别名 一见喜、榄核莲、苦胆草、四方莲、斩蛇剑、日行千里、圆锥须药草。

来源 本品为爵床科植物穿心莲 *Andrographis paniculata* (Burm.f.) Nees 的干燥地上部分。

生境分布 生长于湿热的丘陵、平原地区。华南、华东、西南地区均有栽培。

采收加工 秋初茎叶茂盛时采割，晒干。

性味归经 苦，寒。归心、肺、大肠、膀胱经。

功效主治 清热解毒，凉血消肿。主治感冒发热，咽喉肿痛，口舌生疮，顿咳劳嗽，泄泻痢疾，热淋涩痛，痈肿疮疡，蛇虫咬伤。

用量用法 6~9克。外用：适量。

使用注意 脾胃虚寒者不宜用。

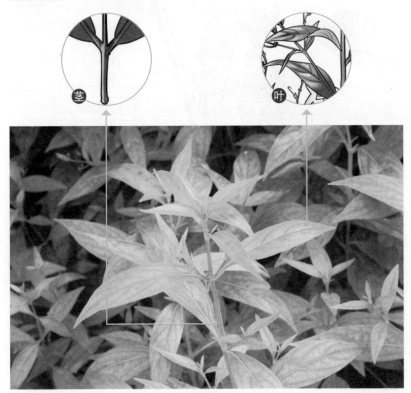

茎

叶

疏散圆锥花序生于枝顶或叶腋；花冠白色，近唇形，常有淡紫色条纹。蒴果长椭圆形，长约1.5 厘米，宽约 0.5 厘米，成熟时 2 瓣开裂。种子细小，红色。花期 9～10 月，果期 10～11 月。

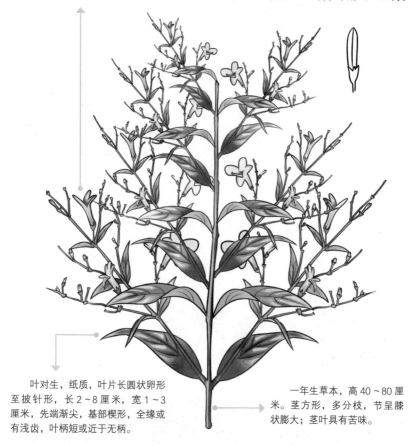

叶对生，纸质，叶片长圆状卵形至披针形，长 2～8 厘米，宽 1～3 厘米，先端渐尖，基部楔形，全缘或有浅齿，叶柄短或近于无柄。

一年生草本，高 40～80 厘米。茎方形，多分枝，节呈膝状膨大；茎叶具有苦味。

精选偏方

①痈疖疔疮：穿心莲 15～20 克。水煎服。②多种炎症及感染：穿心莲 9～15 克。水煎服。③上呼吸道感染：穿心莲、车前草各 15 克。水煎浓缩至 30 毫升，稍加冰糖，分 3 次服，每日 1 剂。④支气管肺炎：穿心莲、十大功劳各 15 克，陈皮 10 克。水煎取汁 100 毫升，分早、晚各服 1 次，每日 1 剂。⑤阴囊湿疹：穿心莲干粉 20 克，纯甘油 100 毫升。调匀擦患处，每日 3～4 次。⑥感冒发热、咽喉肿痛：穿心莲 400 克。水煎取浓汁，浓缩成浸膏；另用穿心莲 100 克，研为极细粉末，与浸膏混匀，制成 500 粒药丸，每次温开水送服 2～4 粒，每日 3 次。⑦肺结核、颈淋巴结结核、结核性胸膜炎：穿心莲 10 克，夏枯草 20 克。加水 600 毫升，浸泡 20 分钟后煎煮 25 分钟左右，滤渣再煎，混合两次药液，早、晚分服，每日 1 剂。⑧细菌性痢疾、阿米巴痢疾、肠炎：穿心莲 10～15 片。水煎调蜜服。⑨高血压（充血型）：穿心莲 5～7 片。开水泡服，每日数次。⑩咽喉炎：鲜穿心莲 9 克。嚼烂吞服。

莱菔子

别名 萝卜子、萝白子、菜头子。

来源 本品为十字花科植物萝卜 *Raphanus sativus* L. 的干燥成熟种子。

生境分布 我国各地均产。

采收加工 夏季果实成熟时采割植株，晒干，搓出种子，除去杂，再晒干。

性味归经 辛、甘，平。归脾、胃、肺经。

功效主治 消食除胀，降气化痰。主治饮食停滞，脘腹胀痛，大便秘结，积滞泻痢，痰壅喘咳。

用量用法 5 ~ 12 克。

使用注意 本品辛散耗气，气虚及无积滞者忌用。不宜与人参同用。

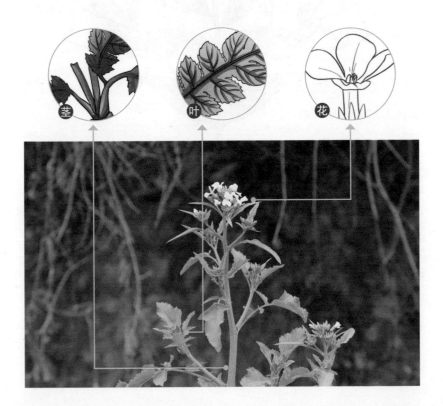

总状花序顶生或腋生；萼片长圆形；花瓣4，白色、紫色或粉红色，直径1.5~2厘米，倒卵形，长1~1.5毫米，具紫纹，下部有长约5毫米的爪；雄蕊6，4长2短；雌蕊1，子房钻状，柱头柱状。

基生叶和下部茎生叶大头羽状半裂，长8~30厘米，宽3~5厘米，顶裂片卵形，侧裂片4~6对，长圆形，有钝齿，疏生粗毛；上部叶长圆形，有锯齿或近全缘。

一年生或二年生直立草本，高30~100厘米。直根，肉质，长圆形、球形或圆锥形，外皮绿色、白色或红色。茎分枝，无毛，稍具粉霜。

长角果圆柱形，长3~6厘米，在种子间处缢缩，形成海绵质横膈，先端有喙，长1~1.5毫米；种子1~6枚，卵形，微扁，长约3毫米，红棕色，并有细网纹。花期4~5月，果期5~6月。

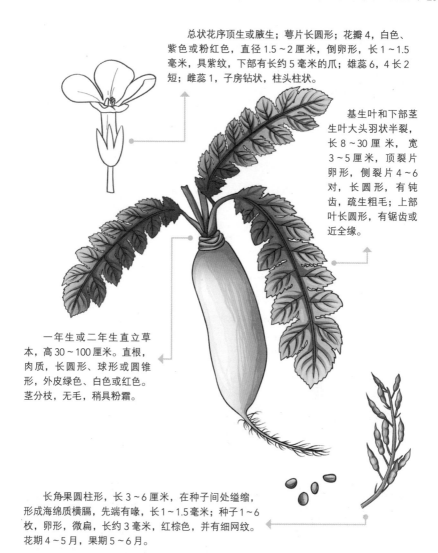

精选偏方

①齁喘痰促，遇厚味即发：莱菔子适量。淘净，蒸熟，晒研，姜汁浸蒸饼丸绿豆大，每服30丸，以口津咽下，每日3服。②夜盲：炒莱菔子（去皮）适量。研粉，以动物肝烤干研为末，各等份混和，每次服2克，开水冲服。③慢性支气管炎、咳嗽痰多：炒莱菔子、紫苏子各9克，白芥子4.5克。水煎服；或炒莱菔子、苦杏仁、牛蒡子各9克，水煎服。④支气管哮喘：莱菔子、紫苏子、白芥子各9克。水煎服，每日3次。⑤崩漏症：莱菔子40~50克。水煎分3次服，每日1剂，连服1~2剂。⑥食积、脘腹饱胀：炒莱菔子、炒神曲、焦山楂各9克，陈皮6克。水煎服。

莲子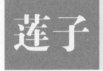

别名 莲肉、莲实、莲米、水之丹。

来源 本品为睡莲科植物莲 *Nelumbo nucifera* Gaertn. 的干燥成熟种子。

生境分布 生长于池塘、湿润的田野中。分布于湖南（湘莲）、福建（建莲）、江苏（湖莲）、浙江及南方各地池沼湖塘中。

采收加工 秋季果实成熟时采割莲房，取出果实，除去果皮，干燥。

性味归经 甘、涩，平。归脾、肾、心经。

功效主治 补脾止泻，止带，养心安神，益肾固精。主治脾虚泄泻，带下，遗精，心悸失眠。

用量用法 6~15 克。

使用注意 中满痞胀及大便燥结者忌服。

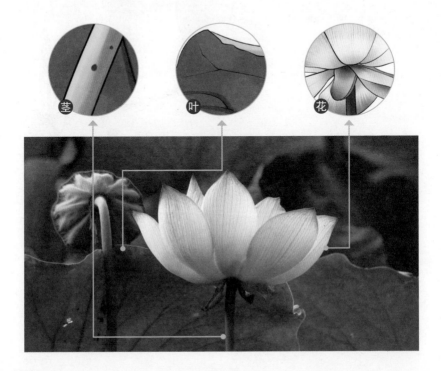

茎　叶　花

花梗与叶柄等高或略高；花大，单一，顶生，直径 12~23 厘米，粉红色或白色，芳香；萼片 4 或 5，绿色，小形，早落；花瓣多数，长圆状椭圆形至倒卵形，先端钝，由外向内逐渐变小；雄蕊多数，早落，花药线形，黄色，药隔先端成一棒状附属物，花丝细长，着生于花托下；心皮多数，埋藏于花托内，花托倒圆锥形，顶部平，有小孔 20~30，每个小孔内有一椭圆形子房，花柱很短，花期时花托逐渐增大，花后结莲蓬，长、宽均 5~10 厘米。坚果椭圆形或卵形，长 1.5~2.5 厘米，果皮坚硬、革质；内有种子 1 枚，俗称"莲子"。花期 7~8月，果期 9~10 月。

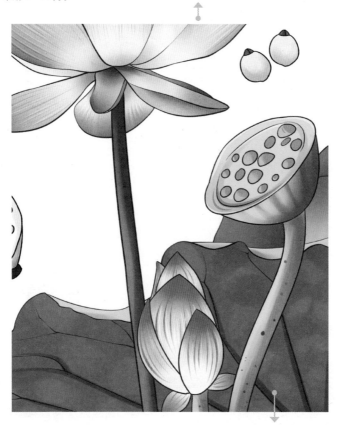

多年生水生草本。根茎肥厚横走，外皮黄白色，节部缢缩，生有鳞叶与不定根，节间膨大，内白色，中空而有许多条纵行的管。

叶片圆盾形，高出水面，直径 30~90 厘米，全缘，稍呈波状，上面暗绿色，光滑，具白粉，下面淡绿色；叶柄着生于叶背中央，圆柱形，中空，高 1~2 米，表面散生刺毛。

①久痢不止：老莲子（去心）60 克。研为末，每服 3 克，陈米汤调下。②下痢，饮食不入，俗名噤口痢：鲜莲子 30 克，黄连、人参各 15 克。水煎浓，细细品呷。

桔梗

别名 白药、梗草、卢茹、苦梗、大药、苦菜根。

来源 本品为桔梗科植物桔梗 *Platycodon grandiflorum* (Jacq.) A.DC. 的干燥根。

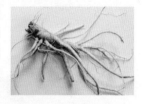

生境分布 适宜在土层深厚、排水良好、土质疏松而含腐殖质的沙质壤土上栽培。我国大部分地区均产。以华北、东北地区产量较大，华东地区、安徽产者品质较优。

采收加工 春、秋两季采挖，洗净，除去须根，趁鲜刮去外皮或不去外皮，干燥。

性味归经 苦、辛，平。归肺经。

功效主治 宣肺利咽，祛痰排脓。主治咳嗽痰多，胸闷不畅，咽痛音哑，肺痈吐脓。

用量用法 3~10克。

使用注意 凡阴虚久咳及有咯血倾向者均不宜用。

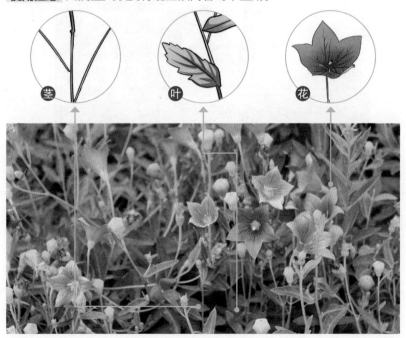

茎　叶　花

　　花单生于茎顶，或数朵成疏生的总状花序；花萼钟状，先端5裂；花冠钟状，蓝紫色，径3~5厘米，5裂，裂片三角形；雄蕊5，花丝短，基部扩大，花药围绕花柱四周；子房半下位，5室，柱头5裂，反卷，被白柔毛。蒴果倒卵形，熟时顶部5瓣裂。种子卵形，有3棱。花期7~9月，果期8~10月。

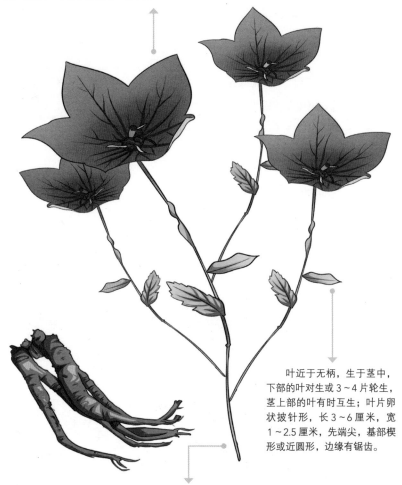

　　叶近于无柄，生于茎中，下部的叶对生或3~4片轮生，茎上部的叶有时互生；叶片卵状披针形，长3~6厘米，宽1~2.5厘米，先端尖，基部楔形或近圆形，边缘有锯齿。

　　多年生草本，高30~90厘米，全株光滑无毛。根肉质，圆柱形，或有分枝。茎直立，单一或分枝。

精选偏方

①咳痰不爽：桔梗30克，甘草60克。加水煎汤，分2次温服。②肺痈唾脓痰：桔梗15克，冬瓜子12克，鱼腥草30克，甘草6克。加水煎汤服。③咽喉肿痛：桔梗、生甘草各6克，薄荷、牛蒡子各9克。水煎服。④风热咳嗽痰多、咽喉肿痛：桔梗、甘草各9克，桑叶15克，菊花12克，杏仁6克。水煎服。

核桃仁

别名 胡桃仁、胡桃肉。
来源 本品为胡桃科植物胡桃 *Juglans regia* L. 的干燥成熟种子。

生境分布 喜生于较湿润的肥沃土壤中，多栽培于平地。各地均有栽培，主要分布于华北、东北、西北地区。

采收加工 秋季果实成熟时采收，除去肉质果皮，晒干，再除去核壳和木质隔膜。

性味归经 甘，温。归肾、肺、大肠经。

功效主治 补肾，温肺，润肠。主治肾阳不足，腰膝酸软，阳痿遗精，虚寒喘嗽，肠燥便秘。

用量用法 6~9克。

使用注意 肺热咳嗽、阴虚有热者忌服。

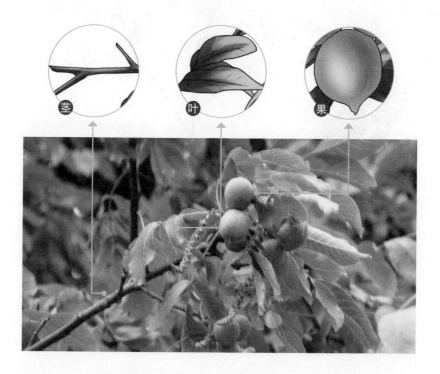

茎　叶　果

果实近球形，径 3~5 厘米，外果皮肉质，灰绿色，有棕色斑点；内果皮坚硬，有浅皱褶，黄褐色。花期4~5月，果期10月。

落叶乔木，高 3~3.5 米。枝幼时被短腺毛，髓部片状。

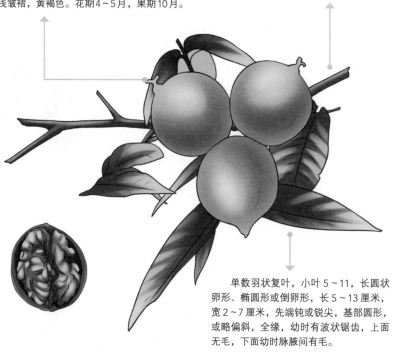

单数羽状复叶，小叶 5~11，长圆状卵形、椭圆形或倒卵形，长 5~13 厘米，宽 2~7 厘米，先端钝或锐尖，基部圆形，或略偏斜，全缘，幼时有波状锯齿，上面无毛，下面幼时脉腋间有毛。

花单性，雌雄同株；雄花集成葇荑花序，腋生，下垂，长 5~12 厘米，花小而密生；苞片 1，矩圆形，两侧 2 小苞片长卵形，花被通常 3，苞片及花被均被白色柔毛；雄蕊 15~30；雌花序生于幼枝顶端，排列呈穗状；苞片 3，长卵形；花被 4 裂，裂片线形；子房下位，花柱短，柱头 2 裂。

精选偏方

①湿伤于内外，阳气衰绝、虚寒喘嗽、腰脚疼痛：核桃仁（捣烂）600 克，补骨脂（酒蒸）300 克。共研末，蜜调如饴服。②产后气喘：胡桃仁（不必去皮）、人参各等份。上细切，每服 15 克，水二盏，煎七分，频频呷服。③益血补髓，强筋壮骨，明目，悦心，滋润肌肤：核桃仁、补骨脂、杜仲、萆薢各 120 克。上 4 味研为末，次入胡桃膏拌匀，杵千余下，丸如梧子大，每服 50 丸，空心，温酒、盐汤任下。④肾虚耳鸣遗精：核桃仁 3 个，五味子 7 粒，蜂蜜适量。于睡前嚼服。⑤小便频数：核桃仁适量。煨熟，卧时嚼之，温酒下。⑥醋心：核桃仁适量。烂嚼，以干姜汤下；或只嚼核桃仁，或只干姜汤亦可治。⑦脏躁病：核桃仁 30 克。捣碎，和糖开水冲服，每日 3 次。⑧火烧疮：核桃仁适量。烧令黑，杵如脂，敷疮上。⑨瘰疬疮：核桃仁适量。烧令黑，烟断，和松脂研敷。⑩鼠瘘痰核：连皮核桃仁、川贝母、全蝎各等份。蜜丸服。

夏枯草

别名 铁色草、春夏草、棒槌草、羊肠菜、夏枯头、白花草。

来源 本品为唇形科植物夏枯草 *Prunella vulgaris* L. 的干燥果穗。

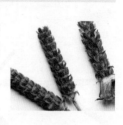

生境分布 均为野生，多生长于路旁、草地、林边。分布于浙江、江苏、安徽、河南等省。

采收加工 夏季果穗呈棕红色时采收，除去杂质，晒干。

性味归经 辛、苦，寒。归肝、胆经。

功效主治 清肝泻火，明目，散结消肿。主治目赤肿痛，目珠夜痛，头痛眩晕，瘰疬，瘿瘤，乳痈，乳癖，乳房胀痛。

用量用法 9 ~ 15 克。

使用注意 脾胃虚弱者慎用。

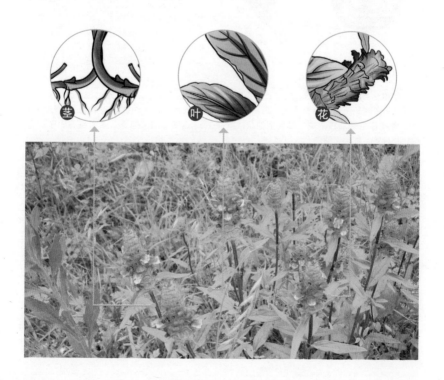

茎　叶　花

轮伞花序顶生，呈穗状；苞片肾形，基部截形或略呈心脏形，顶端突成长尾状渐尖形，背面有粗毛；花萼唇形，前方有粗毛，后方光滑，上唇长椭圆形，3 裂，两侧扩展呈半披针形，下唇 2 裂，裂片三角形，先端渐尖；花冠紫色或白色，唇形，下部管状，上唇作风帽状，2 裂，下唇平展，3 裂；雄蕊 4，二强，花丝顶端分叉，其中一端着生花药；子房 4 裂，花柱丝状。

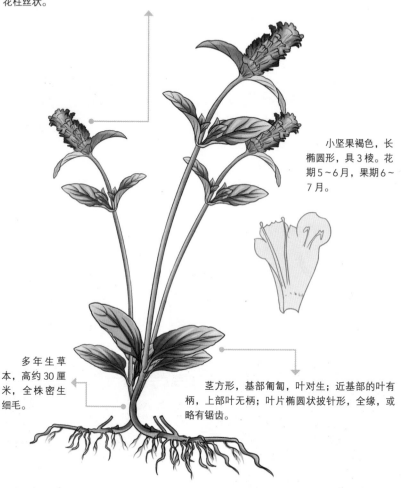

小坚果褐色，长椭圆形，具 3 棱。花期 5~6 月，果期 6~7 月。

多年生草本，高约 30 厘米，全株密生细毛。

茎方形，基部匍匐，叶对生；近基部的叶有柄，上部叶无柄；叶片椭圆状披针形，全缘，或略有锯齿。

精选偏方

①肝虚目痛（冷泪不止、羞明畏日）：夏枯草 25 克，香附子 50 克。共研为末，每服 5 克，茶汤调下。②黄疸型肝炎：夏枯草、金钱草各 30 克，丹参 18 克。水煎分 3 次服，连服 7~15 日；未愈，再服 7 日。③跌扑损伤、刀伤：夏枯草适量。在口中嚼碎后敷在伤处。④血崩不止：夏枯草适量。研为末，每服方寸匕，米饮调下。

党参

别名 黄参、防党参、狮头参、上党参、中灵草、上党人参、防风党参。

来源 本品为桔梗科植物党参 *Codonopsis pilosula* (Franch.) Nannf.、素花党参 *Codonopsis pilosula* Nannf. var. *modesta* (Nannf.) L. T. Shen 或川党参 *Codonopsis tangshen* Oliv. 的干燥根。

生境分布 生长于山地林边及灌木丛中。分布于山西、陕西、甘肃及东北等地。以山西产的潞党参、东北产的东党参、甘肃产的西党参品质俱佳。

采收加工 秋季采挖，洗净，晒干。

性味归经 甘，平。归脾、肺经。

功效主治 健脾益肺，养血生津。主治脾肺气虚，食少倦怠，咳嗽虚喘，气血不足，面色萎黄，心悸气短，津伤口渴，内热消渴。

用量用法 9～30 克。

使用注意 不宜与藜芦同用。

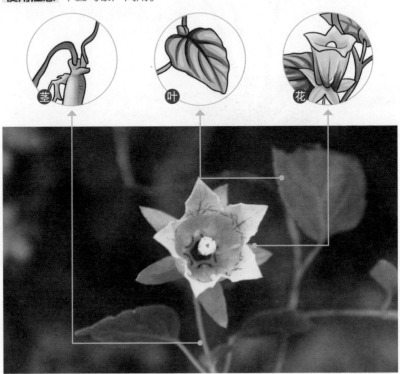

茎　叶　花

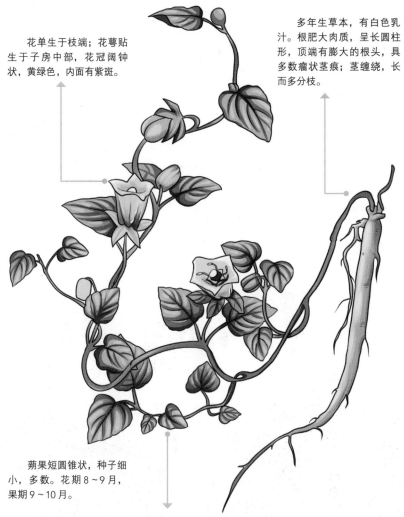

花单生于枝端；花萼贴生于子房中部，花冠阔钟状，黄绿色，内面有紫斑。

多年生草本，有白色乳汁。根肥大肉质，呈长圆柱形，顶端有膨大的根头，具多数瘤状茎痕；茎缠绕，长而多分枝。

蒴果短圆锥状，种子细小，多数。花期8～9月，果期9～10月。

叶在主茎及侧枝上互生，在小枝上近对生；叶卵形，全缘或微波状，上面绿色，被糙伏毛，下面粉绿色，密被柔毛。

精选偏方

①小儿口疮：党参50克，黄柏25克。共研为细末，吹撒患处。②心律失常：党参10克，麦冬8克，五味子3克。同研成细末，每日1剂，分2次服。③慢性腹泻（脾胃虚型）：党参、茯苓、白术、炙甘草、山药、诃子、莲子各15克，赤石脂25克。水煎服。④清肺金，补元气，开声音，助筋力：党参（软甜者，切片）300克，沙参（切片）150克，龙眼肉120克。水煎浓汁，滴水成珠，用磁器盛贮，每用一酒杯，空心滚水冲服；冲入煎药亦可。

射干

别名 寸干、乌扇、鬼扇、乌蒲、山蒲扇、野萱花、金蝴蝶。

来源 本品为鸢尾科植物射干 *Belamcanda chinensis* (L.) DC. 的干燥根茎。

生境分布 生长于林下或山坡。分布于湖北、河南、江苏、安徽等地。

采收加工 春初刚发芽或秋末茎叶枯萎时采挖，除去须根及泥沙，干燥。

性味归经 苦，寒。归肺经。

功效主治 清热解毒，消痰利咽。主治热毒痰火郁结，咽喉肿痛，痰涎壅盛，咳嗽气喘。

用量用法 3 ~ 10 克。

使用注意 孕妇忌用或慎用。

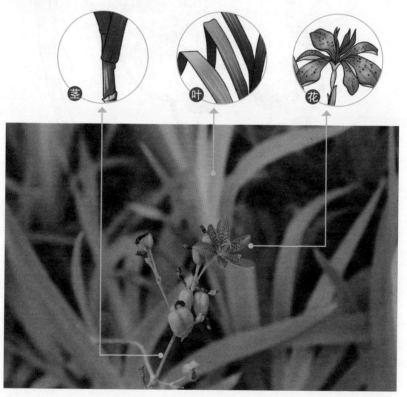

茎　叶　花

伞房花序，顶生，总花梗和小花梗基部具膜质苞片，花橘红色，散生暗色斑点，花被片6，雄蕊3，子房下位，柱头3浅裂。蒴果倒卵圆形，种子黑色。花期7～9月，果期8～10月。

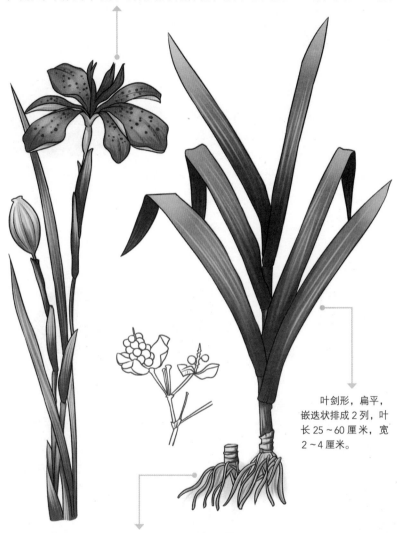

叶剑形，扁平，嵌迭状排成2列，叶长25～60厘米，宽2～4厘米。

多年生草本，高50～120厘米。根茎呈不规则结节状，有分枝，长3～10厘米，直径1～2厘米；根茎横走，呈结节状。

精选偏方

①**血瘀闭经**：射干、莪术各9克，当归、川芎各10克。水煎服。②**淋巴结结核肿痛**：射干9克，玄参、夏枯草各15克。水煎服。③**慢性咽喉炎**：射干、金银花、玉竹、麦冬、知母各10克，红糖适量。水煎服，10日为1个疗程。

益母草

别名 坤草、益母蒿、益母艾、红花艾。

来源 本品为唇形科植物益母草 *Leonurus japonicus* Houtt. 的新鲜或干燥地上部分。

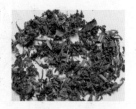

生境分布 生长于山野荒地、田埂、草地等。全国大部分地区均有分布。

采收加工 鲜品春季幼苗期至初夏花前期采割；干品夏季茎叶茂盛、花未开或初开时采割，晒干或切段晒干。

性味归经 苦、辛，微寒。归肝、心包、膀胱经。

功效主治 活血调经，利尿消肿，清热解毒。主治月经不调，痛经经闭，恶露不尽，水肿尿少，疮疡肿毒。

用量用法 9～30克；鲜品12～40克。

使用注意 孕妇慎用。

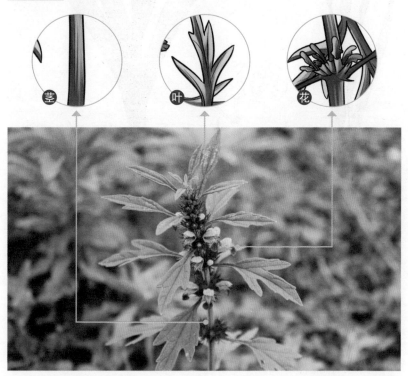

茎

叶

花

花多数，生于叶腋，呈轮伞状；苞片针刺状；花萼钟形，先端有5长尖齿，下方2片较上方3片为长；花冠唇形，淡红色或紫红色，长9～12毫米，上下唇几等长，上唇长圆形，全缘，下唇3裂，中央裂片较大，倒心脏形，花冠外被长茸毛，尤以上唇为甚；雄蕊4，二强，着生于花冠内面近唇口的下方；子房4裂，花柱与花冠上唇几等长，柱头2裂。小坚果褐色，三棱状，长约2毫米。花期6～8月，果期7～9月。

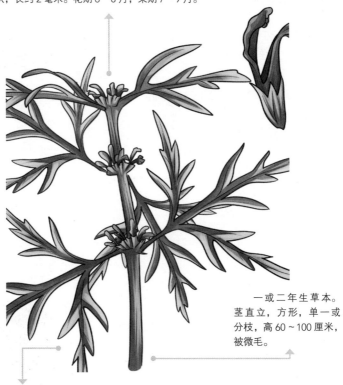

一或二年生草本。茎直立，方形，单一或分枝，高60～100厘米，被微毛。

叶对生；叶形多种，一年根生叶有长柄，叶片略呈圆形，直径4～8厘米，叶缘5～9浅裂，每裂片具2～3钝齿，基部心形；茎中部的叶有短柄，3全裂，裂片近披针形，中央裂片常3裂，两侧裂片常再1～2裂，最终裂片近线形，先端渐尖，边缘疏生锯齿或近全缘；最上部的叶不分裂，线形，近无柄，上面绿色，下面浅绿色，两面均被短柔毛。

精选偏方

①**痛经**：益母草30克，香附9克。水煎，冲酒服。②**闭经**：益母草90克，橙子30克，红糖50克。水煎服。③**功能失调性子宫出血**：益母草50克，香附15克，鸡蛋2个。加水煮熟，再去壳煮10分钟，去药渣，吃蛋饮汤，每日1次。④**产后腹痛**：益母草50克，生姜30克，大枣20克，红糖15克。水煎服。⑤**产后恶露不下**：益母草适量。捣绞取汁，每服一小盏，入酒一合，暖过搅匀服之。⑥**瘀血块结**：益母草50克。水、酒各半煎服。⑦**难产**：益母草适量。捣汁，煎减半，顿服。⑧**产后血晕、心气绝**：益母草适量。研绞汁服。⑨**肾炎性水肿**：益母草30克。水煎服。⑩**小儿疳痢、痔疾**：益母草适量。煮粥食之；取汁饮亦妙。

桑白皮

别名 桑皮、桑根皮、白桑皮、桑根白皮。
来源 本品为桑科植物桑 *Morus alba* L. 的干燥根皮。

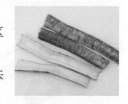

生境分布 生长于丘陵、山坡、村旁、田野等处，全国各地均有栽培。以南部各省育蚕区产量较大。

采收加工 秋末落叶时至次春发芽前挖根部，刮去黄棕色粗皮，纵向剖开，剥取根皮，晒干。

性味归经 甘，寒。归肺经。

功效主治 泻肺平喘，利水消肿。主治肺热喘咳，水肿胀满尿少，面目肌肤浮肿。

用量用法 6 ~ 12 克。

使用注意 肺虚无火喘嗽者慎服。

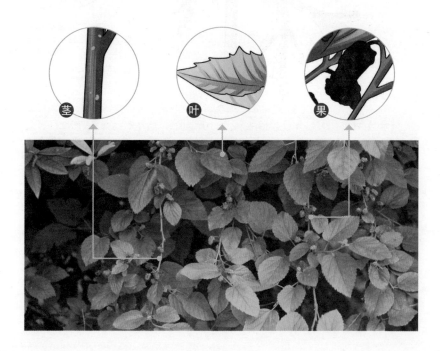

茎　叶　果

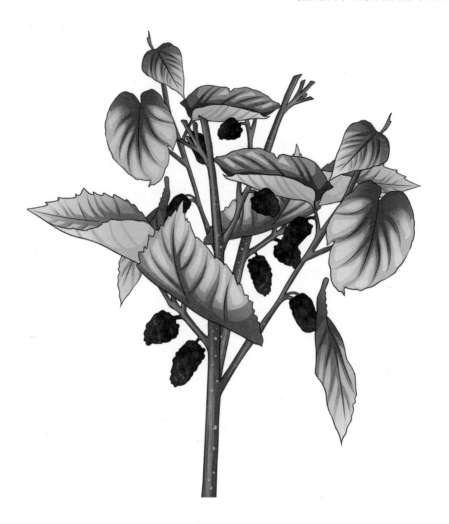

精选偏方

①**咳嗽甚者，或有吐血殷鲜：**桑白皮 300 克。米泔浸三宿，刮净上黄皮，锉细，入糯米 120 克，焙干，一处捣为末，每服米饮调下 3～6 克。②**小儿肺盛，气急喘嗽：**桑白皮（炒）、地骨皮各 30 克，甘草（炙）3 克。锉散，入粳米一撮，水二小盏，煎七分，饭前服。③**猝小便多，消渴：**桑白皮适量。炙令黄黑，锉，以水煮之令浓，随意饮之；亦可纳少许米，勿用盐。④**产后下血不止：**炙桑白皮适量。煮水饮之。⑤**白发：**桑白皮 30 克，青葙子 60 克，五倍子 15 克。水煎取汁，外洗。⑥**小便不利，面目浮肿：**桑白皮 12 克，冬瓜子 15 克，葶苈子 9 克。煎汤服。⑦**脱发：**桑白皮 120 克。水煎，去渣取汁洗发。⑧**齿龈出血：**桑白皮 20 克，白茅根 30 克。水煎 2 次，混合后早、晚分服，每日 1 剂。⑨**蜈蚣、蜘蛛咬伤：**桑白皮适量。捣汁敷。⑩**糖尿病：**桑白皮 12 克，枸杞子 15 克。煎汤服。

别名 山茶根、黄芩茶、土金茶根。

来源 本品为唇形科植物黄芩 *Scutellaria baicalensis* Georgi 的干燥根。

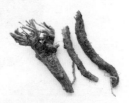

生境分布 生长于山顶、林缘、路旁、山坡等向阳较干燥的地方。分布于河北、山西、内蒙古，以及河南、陕西等地。以山西产量最多，河北承德产者质量最好。

采收加工 春、秋两季采挖，除去须根和泥沙，晒后撞去粗皮，晒干。

性味归经 苦，寒。归肺、脾、胆、大肠、小肠经。

功效主治 清热燥湿，泻火解毒，安胎，止血。主治湿温、暑湿，胸闷呕恶，湿热痞满，泻痢，黄疸，肺热咳嗽，高热烦渴，血热吐衄，痈肿疮毒，胎动不安。

用量用法 3 ~ 10 克。

使用注意 苦寒伤胃，脾胃虚寒者不宜使用。

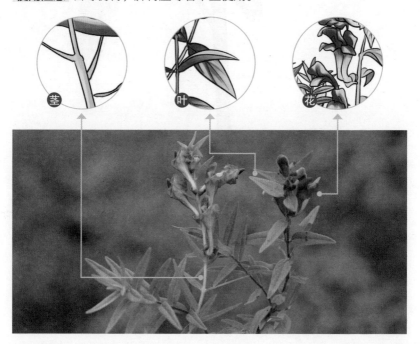

茎　叶　花

圆锥花序顶生，花蓝紫色，二唇形，常偏向一侧。小坚果，黑色。花期 7~8 月，果期 8~9 月。

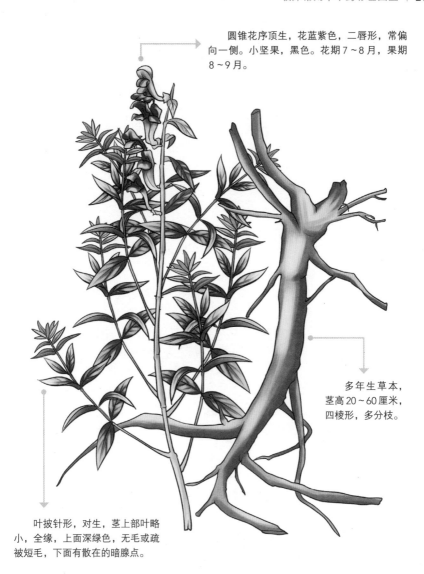

多年生草本，茎高 20~60 厘米，四棱形，多分枝。

叶披针形，对生，茎上部叶略小，全缘，上面深绿色，无毛或疏被短毛，下面有散在的暗腺点。

精选偏方

①**泄泻热痢**：黄芩、白芍、葛根各 10 克，白头翁 15 克。水煎服。②**偏正头痛**：黄芩片适量。以酒浸透，晒干研为末，每服 3 克，茶、酒下。③**小儿心热惊啼**：黄芩（去黑心）、人参各 0.3 克。制为散，每次服 0.4 克，竹叶汤调服。④**崩中下血**：黄芩适量。研为细末，每服 5 克。⑤**胎热，胎动不安**：黄芩 10 克，生地黄、竹茹各 15 克。水煎服。⑥**尿路感染、血尿**：黄芩片 24 克。水煎分 3 次服。

黄芪

别名 黄耆、箭芪、绵芪、绵黄芪。

来源 本品为豆科植物蒙古黄芪 *Astragalus membranaceus* (Fisch.) Bge.var. *mongholicus* (Bge.) Hsiao 或 膜 荚 黄 芪 *Astragalus membranaceus* (Fisch.) Bge. 的干燥根。

生境分布 生长于土层深厚、土质疏松、肥沃、排水良好、向阳干燥的中性或微酸性沙质壤土，平地或向阳的山坡均可种植。分布于山西、黑龙江、内蒙古等地，以山西雁北、忻州地区所产棉芪，内蒙古及东北栽培平品为优。

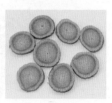

采收加工 春、秋两季采挖，除去须根和根头，晒干。

性味归经 甘，微温。归肺、脾经。

功效主治 补气升阳，固表止汗，利水消肿，生津养血，行滞通痹，托毒排脓，敛疮生肌。主治气虚乏力，食少便溏，中气下陷，久泻脱肛，便血崩漏，表虚自汗，气虚水肿，内热消渴，血虚萎黄，半身不遂，痹痛麻木，痈疽难溃，久溃不敛。

用量用法 9～30克。

使用注意 疮疡初起、表实邪盛及阴虚阳亢者不宜用。

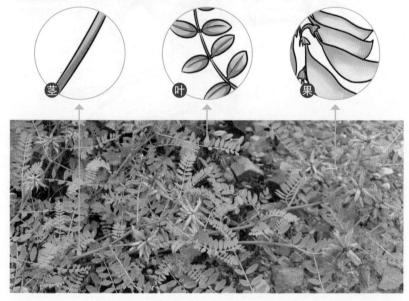

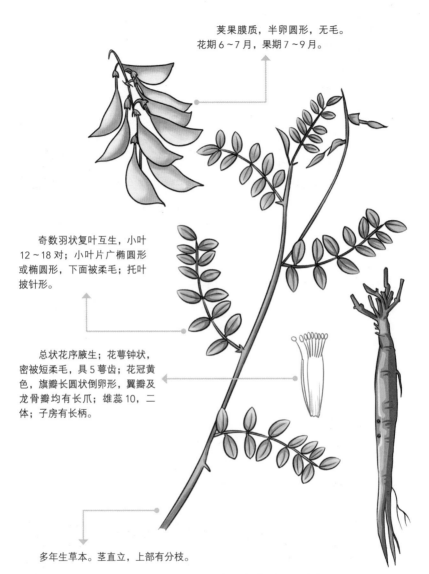

荚果膜质，半卵圆形，无毛。
花期6～7月，果期7～9月。

奇数羽状复叶互生，小叶12～18对；小叶片广椭圆形或椭圆形，下面被柔毛；托叶披针形。

总状花序腋生；花萼钟状，密被短柔毛，具5萼齿；花冠黄色，旗瓣长圆状倒卵形，翼瓣及龙骨瓣均有长爪；雄蕊10，二体；子房有长柄。

多年生草本。茎直立，上部有分枝。

精选偏方

①**小便不通**：黄芪6克。加水二碗煎成一碗，温服；小儿减半。②**酒疸黄疾（醉后感寒，身上发赤、黑、黄斑）**：黄芪60克，木兰30克。共研细，每服少许，每日3次，酒送下。③**白浊**：盐炒黄芪15克，茯苓30克。共研细，每服3克。④**体虚自汗**：黄芪15克，白术9克，防风6克。水煎服。⑤**脾胃虚弱以及气虚下陷引起的胃下垂、肾下垂、子宫脱垂、脱肛**：黄芪12克，党参、白术、当归各9克，炙甘草、陈皮、升麻、柴胡各4.5克。水煎服。

黄连

别名　川连、尾连、姜连、萸连、川黄连、萸黄连。

来源　本品为毛茛科植物黄连 *Coptis chinensis* Franch.、三角叶黄连 *Coptis deltoidea* C. Y. Cheng et Hsiao 或云连 *Coptis teeta* Wall. 的干燥根茎。以上三种分别习称"味连""雅连""云连"。

生境分布　生长于海拔 1000～1900 米的山谷、凉湿荫蔽密林中，也有栽培品。分布于我国中部及南部各省。四川、云南产量较大。

采收加工　秋季采挖，除去须根及泥沙，干燥，撞去残留须根。

性味归经　苦，寒。归心、脾、胃、肝、胆、大肠经。

功效主治　清热燥湿，泻火解毒。主治湿热痞满，呕吐吞酸，泻痢，黄疸，高热神昏，心火亢盛，心烦不寐，心悸不宁，血热吐衄，目赤，牙痛，消渴，痈肿疔疮；外治湿疹，湿疮，耳道流脓。酒黄连善清上焦火热，主治目赤，口疮。姜黄连清胃和胃止呕，主治寒热互结，湿热中阻，痞满呕吐。萸黄连疏肝和胃止呕，主治肝胃不和，呕吐吞酸。

用量用法　2～5 克。外用：适量。

使用注意　本品苦寒易伤脾胃，故脾胃虚寒者慎用。

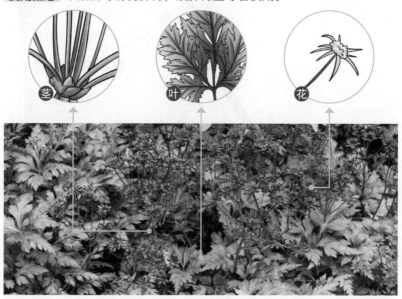

花葶 1~2，2 歧或多歧聚伞花序，有花 3~8，萼片 5，黄绿色，长椭圆状卵形至披针形，长 9~12.5 毫米；花瓣线形或线状披针形，长 5~7 毫米，中央有蜜槽；雄蕊多数，外轮比花瓣略短；心皮 8~12。蓇葖果具柄。花期 2~4 月，果期 3~6 月。

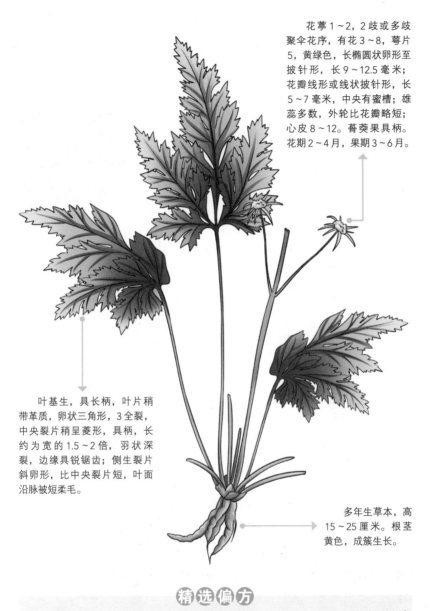

叶基生，具长柄，叶片稍带革质，卵状三角形，3 全裂，中央裂片稍呈菱形，具柄，长约为宽的 1.5~2 倍，羽状深裂，边缘具锐锯齿；侧生裂片斜卵形，比中央裂片短，叶面沿脉被短柔毛。

多年生草本，高 15~25 厘米。根茎黄色，成簇生长。

精选偏方

①痔疮：黄连 100 克。煎膏，加入等量芒硝、5 克冰片，敷患处。②黄疸：黄连 5 克，茵陈 15 克，栀子 10 克。水煎服。③痈疮、湿疮、耳道流脓：黄连适量。研末，茶油调涂患处。④肠炎、痢疾：黄连 100 克，木香 25 克。共研细粉，取米醋 100 毫升，酌加冷开水泛为小丸，每服 5~10 克，每日 1~3 次；忌食生冷油腻。⑤心经实热：黄连 21 克。水一盏半，煎一盏，食远温服，小儿减之。

黄柏

别名 黄檗、元柏、檗木、檗皮。

来源 本品为芸香科植物黄皮树 *Phellodendron chinense* Schneid. 的干燥树皮。习称"川黄柏"。

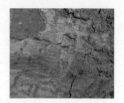

生境分布 生长于沟边、路旁，土壤比较肥沃的潮湿地。关黄柏分布于辽宁、吉林、河北等地；川黄柏分布于四川、贵州、湖北、云南等地。

采收加工 剥取树皮后，除去粗皮，晒干。

性味归经 苦，寒。归肾、膀胱经。

功效主治 清热燥湿，泻火除蒸，解毒疗疮。主治湿热泻痢，黄疸尿赤，带下阴痒，热淋涩痛，脚气痿躄，骨蒸劳热，盗汗，遗精，疮疡肿毒，湿疹湿疮。盐黄柏滋阴降火。主治阴虚火旺，盗汗骨蒸。

用量用法 3~12克。外用：适量。

使用注意 脾胃虚寒者忌用。

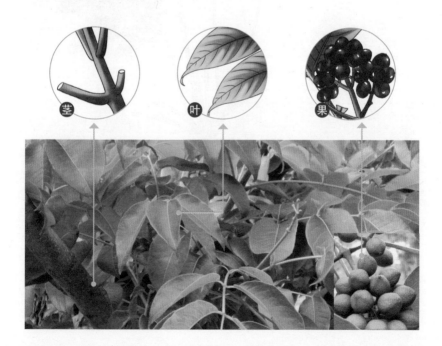

茎　叶　果

花单性，雌雄异株，排成顶生圆锥花序，花序轴密被短毛。

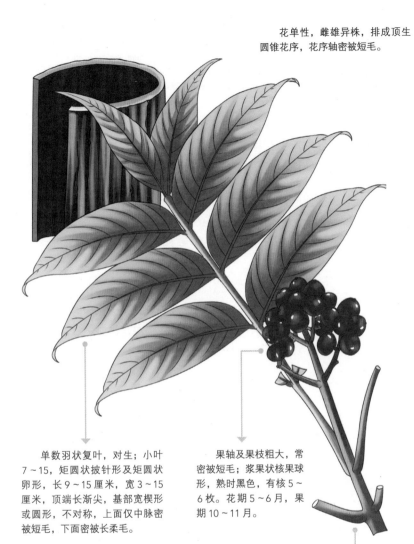

单数羽状复叶，对生；小叶7～15，矩圆状披针形及矩圆状卵形，长9～15厘米，宽3～15厘米，顶端长渐尖，基部宽楔形或圆形，不对称，上面仅中脉密被短毛，下面密被长柔毛。

果轴及果枝粗大，常密被短毛；浆果状核果球形，熟时黑色，有核5～6枚。花期5～6月，果期10～11月。

落叶乔木，高10～12米。

精选偏方

①**下阴自汗、头晕腰酸**：黄柏9克，苍术12克，花椒30粒。加水2000毫升煎至600毫升，每次服100毫升，每日3次，2日服完。②**伤寒身黄发热**：黄柏60克，肥栀子15个（擘），甘草（炙）30克。上3味，以水4000毫升煮取1500毫升，去渣，分温再服。③**男子阴疮损烂**：黄柏、黄连各等份。研末，煮肥猪肉汁，渍疮讫，粉之。④**痈疽肿毒**：黄柏皮（炒）、川乌头（炮）各等份。研为末调涂之，留头，频以米泔水润湿。

黄精

别名 菟竹、鹿竹、重楼、鸡头参、白及黄精、玉竹黄精。

来源 本品为百合科植物黄精 *Polygonatum sibiricum* Red.、滇黄精 *Polygonatum kingianum* Coll.et Hemsl. 或多花黄精 *Polygonatum cyrtonema* Hua 的干燥根茎。

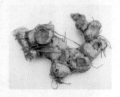

生境分布 生长于土层较深厚、疏松肥沃、排水和保水性能较好的壤土中。分布于贵州、湖南、浙江、广西、河北、河南、湖北等地。目前除贵州、湖南、广西主产姜形黄精优质外，安徽九华山产者也属上品。河北、内蒙古大量出产的黄精为鸡头黄精。

采收加工 春、秋两季采挖，除去须根，洗净，置沸水中略烫或蒸至透心，干燥。

性味归经 甘，平。归肺、脾、肾经。

功效主治 补气养阴，健脾，润肺，益肾。主治脾胃气虚，体倦乏力，胃阴不足，口干食少，肺虚燥咳，劳嗽咯血，精血不足，腰膝酸软，须发早白，内热消渴。

用量用法 9～15 克。

使用注意 凡脾虚有湿、咳嗽痰多、中寒便溏及痞满气滞者不宜服。

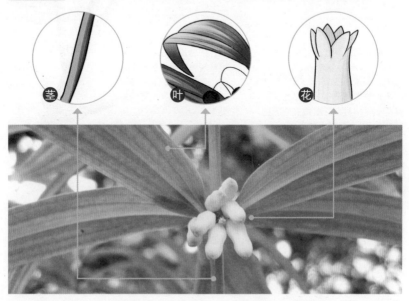

茎　叶　花

花腋生，下垂，花梗长 1.5～2 厘米，先端 2 歧，着生花 2；苞片小，远较花梗短；花被筒状，长 8～13 毫米，白色，先端 6 齿裂，带绿白色；雄蕊 6，着生于花被管的中部，花丝光滑；雌蕊 1，与雄蕊等长，子房上位，柱头上有白色毛。

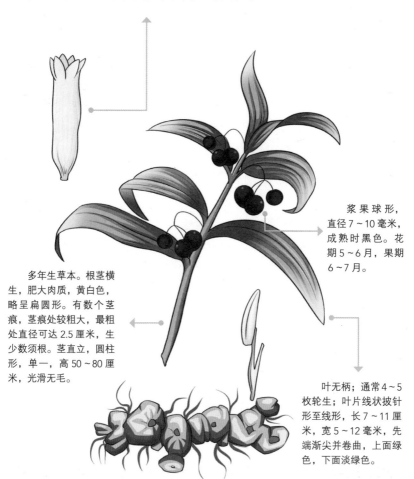

浆果球形，直径 7～10 毫米，成熟时黑色。花期 5～6 月，果期 6～7 月。

多年生草本。根茎横生，肥大肉质，黄白色，略呈扁圆形。有数个茎痕，茎痕处较粗大，最粗处直径可达 2.5 厘米，生少数须根。茎直立，圆柱形，单一，高 50～80 厘米，光滑无毛。

叶无柄；通常 4～5 枚轮生；叶片线状披针形至线形，长 7～11 厘米，宽 5～12 毫米，先端渐尖并卷曲，上面绿色，下面淡绿色。

精选偏方

①肺结核、病后体虚：黄精 25～50 克。水煎服。②脾胃虚弱、体倦无力：黄精、山药、党参各 50 克。蒸鸡食。③肺燥咳嗽：黄精 15 克，北沙参 12 克，杏仁、桑叶、麦冬各 9 克，生甘草 6 克。水煎服。④胃热口渴：黄精 18 克，熟地黄、山药各 15 克，天花粉、麦冬各 12 克。水煎服。

菊花

别名 真菊、金菊、日精、九华、节花、药菊、金蕊、甘菊。

来源 本品为菊科植物菊 *Chrysanthemum morifolium* Ramat. 的干燥头状花序。

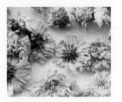

生境分布 喜温暖湿润，阳光充足的地方，忌遮阴。耐寒，稍耐旱，怕水涝，喜肥。菊花均系栽培，全国大部分省份均有种植，其中以安徽、浙江、河南、四川等省为主产区。

采收加工 9～11月花盛开时分批采收，阴干或烘干，或熏、蒸后晒干。药材按产地和加工方法不同，分为"亳菊""滁菊""贡菊""杭菊""怀菊"。

性味归经 甘、苦，微寒。归肺、肝经。

功效主治 疏散风热，平肝明目，清热解毒。主治风热感冒，头痛眩晕，目赤肿痛，眼目昏花，疮痈肿毒。

用量用法 5～10克。

使用注意 气虚胃寒、食减泄泻者慎服。

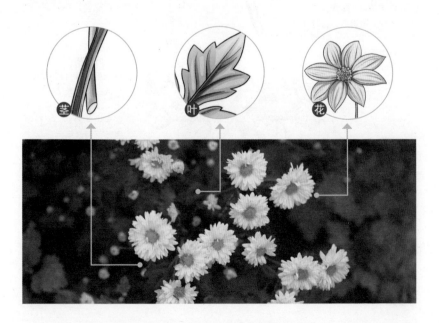

茎　叶　花

头状花序顶生或腋生，直径 2.5~5 厘米；总苞半球形，苞片 3~4 层，绿色，被毛，边缘膜质透明，淡棕色，外层苞片较小，卵形或卵状披针形，第二层苞片阔卵形，内层苞片长椭圆形；花托小，凸出，半球形；舌状花雌性，位于边缘，舌片线状长圆形，长可至 3 厘米，先端钝圆，白色、黄色、淡红色或淡紫色，无雄蕊，雌蕊 1，花柱短，柱头 2 裂；管状花两性，位于中央，黄色，每花外具 1 卵状膜质鳞片，花冠管长约 4 毫米，先端 5 裂，裂片三角状卵形，雄蕊 5，聚药，花丝极短，分离，雌蕊 1，子房下位，矩圆形，花柱线形，柱头 2 裂。

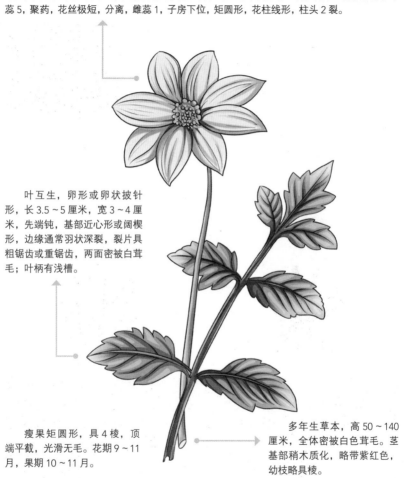

叶互生，卵形或卵状披针形，长 3.5~5 厘米，宽 3~4 厘米，先端钝，基部近心形或阔楔形，边缘通常羽状深裂，裂片具粗锯齿或重锯齿，两面密被白茸毛；叶柄有浅槽。

瘦果矩圆形，具 4 棱，顶端平截，光滑无毛。花期 9~11 月，果期 10~11 月。

多年生草本，高 50~140 厘米，全体密被白色茸毛。茎基部稍木质化，略带紫红色，幼枝略具棱。

精选偏方

①**眼目昏暗**：菊花 120 克，枸杞子 90 克，肉苁蓉 60 克，巴戟天 30 克。研为细末，炼蜜为丸，每次 6 克，温开水送下。②**风热头痛**：菊花、石膏、川芎各 9 克。研为末，每服 4.5 克，茶调下。③**膝风**：菊花、陈艾各适量。作护膝，久用。④**病后生翳**：白菊花、蝉蜕各等份。研为散，每用 6~9 克，入蜜少许，水煎服。⑤**风眩**：菊花适量。暴干，研作末，以米馈中，蒸作酒服。

麻黄

别名 龙沙、狗骨、卑相、卑盐。

来源 本品为麻黄科植物草麻黄 *Ephedra sinica* stapf、木贼麻黄 *Ephedra equisetina* Bge. 和中麻黄 *Ephedra intermedia* Schrenk et C.A.Mey 的干燥草质茎。

生境分布 生长于干燥的山冈、高地、山田或干枯的河床中。分布于吉林、辽宁、内蒙古、河北、河南、山西等地。

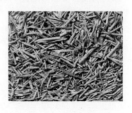

采收加工 秋季采割绿色草质茎，晒干。

性味归经 辛、微苦，温。归肺、膀胱经。

功效主治 发汗解表，宣肺平喘，利水消肿。主治风寒感冒，胸闷喘咳，风水水肿。蜜麻黄润肺止咳；多用于表证已解，气喘咳嗽。

用量用法 2～10克。

使用注意 本品发散力强，多汗、虚喘患者慎用。能升高血压、兴奋中枢神经系统，故高血压、失眠患者也慎用。

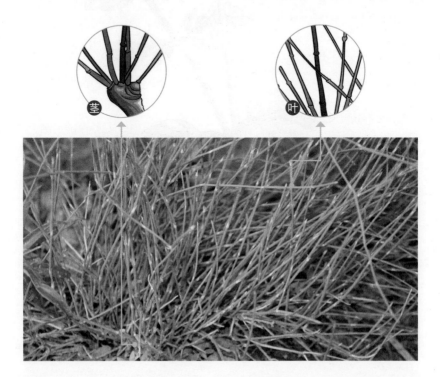

茎　叶

雌雄异株，少有同株者；雄花序阔卵形，通常 3~5 个呈复穗状，顶生及侧枝顶生，稀为单生；苞片 3~5 对，革质，边缘膜质，每苞片内各有一雄花；雄花具无色膜质倒卵形筒状假花被；雄蕊 6~8，伸出假花被外，花药长方形或倒卵形，聚成一团，花丝合生 1 束；雌花序多单生枝端，卵圆形；苞片 4~5 对，绿色，革质，边缘膜质，最上一对合生部分占 1/2 以上，苞片内各有一雌花；雌花有厚壳状假花被，包围胚珠之外，珠被先端延长成细长筒状直立的珠被管，长 1~1.5 毫米。雌花序成熟时苞片增大，肉质，红色，呈浆果状。种子 2 枚，卵形。花期 5 月，种子成熟期 7 月。

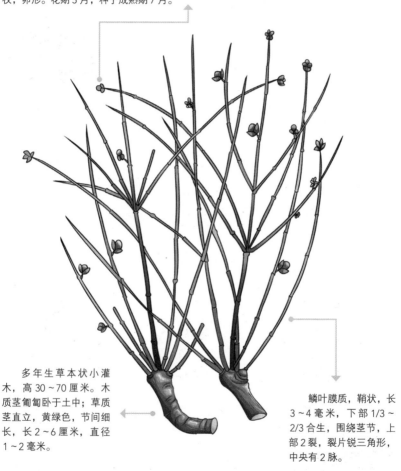

多年生草本状小灌木，高 30~70 厘米。木质茎匍匐卧于土中；草质茎直立，黄绿色，节间细长，长 2~6 厘米，直径 1~2 毫米。

鳞叶膜质，鞘状，长 3~4 毫米，下部 1/3~2/3 合生，围绕茎节，上部 2 裂，裂片锐三角形，中央有 2 脉。

精选偏方

①**风瘴荣卫不行，四肢疼痛**：麻黄（去根节，秤）150 克，桂心 60 克。上捣细罗为散，以酒二升，慢火煎如饧，每服不计时候，以热酒调下一茶匙，频服，以汗出为度。②**小儿腹泻**：麻黄 4 克，前胡 8 克。水煎后稍加白糖顿服，每日 1 剂。③**外感风寒、胃寒呕吐**：麻黄、生姜各 9 克，葛根 12 克，白芍、桂枝、甘草各 6 克。水煎服。④**小儿哮喘**：炙麻黄 6 克，海螵蛸 9 克，细辛 1.5 克。共研细末，每日 1 剂，早、中、晚分 3 次服用。

续断

别名　川断、接骨、南草、山萝卜。

来源　本品为川续断科植物川续断 *Dipsacus asper* Wall.ex Henry 的干燥根。

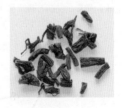

生境分布 生长于土壤肥沃、潮湿的山坡、草地，野生、栽培均有。主要分布于湖北长阳、宜都、鹤峰、巴东，尤以鹤峰产者最优。四川涪陵，湖南石门、慈利，广西金县、灌阳，广东、云南、贵州等地也产。

采收加工 秋季采挖，除去根头和须根，用微火烘至半干，堆置"发汗"至内部变绿时，再烘干。

性味归经 苦、辛，微温。归肝、肾经。

功效主治 补肝肾，强筋骨，续折伤，止崩漏。主治肝肾不足，腰膝酸软，风湿痹痛，跌扑损伤，筋伤骨折，崩漏，胎漏。酒续断多用于风湿痹痛，跌扑损伤，筋伤骨折；盐续断多用于腰膝酸软。

用量用法 9～15 克。

使用注意 恶雷丸，初痢勿用，怒气郁者禁用。

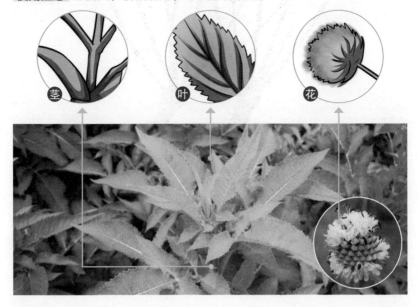

茎　叶　花

花小，多数，成球形头状花序；总苞片数枚，狭披针形，每花外有 1 枚苞片，阔倒卵形；副萼具 4 钝齿，密生柔毛；花萼浅盘状，具 4 齿，略呈卵状三角形；花冠白色或浅黄色，具 4 枚较深的裂片，花冠管基部渐狭，外侧密被向下的长柔毛；雄蕊 4，着生于花冠管之上部，花丝细长，伸出花冠外；雌蕊 1，柱头短杆状而扁。

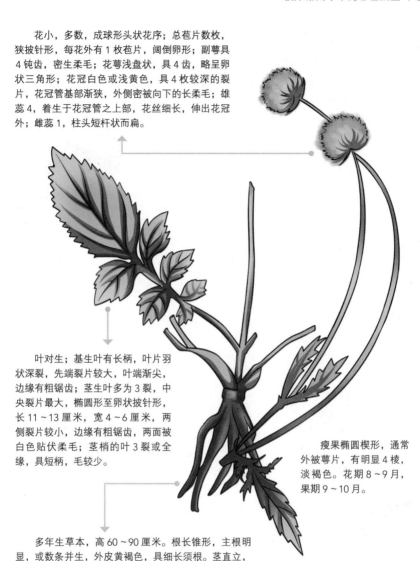

叶对生；基生叶有长柄，叶片羽状深裂，先端裂片较大，叶端渐尖，边缘有粗锯齿；茎生叶多为 3 裂，中央裂片最大，椭圆形至卵状披针形，长 11～13 厘米，宽 4～6 厘米，两侧裂片较小，边缘有粗锯齿，两面被白色贴伏柔毛；茎梢的叶 3 裂或全缘，具短柄，毛较少。

瘦果椭圆楔形，通常外被萼片，有明显 4 棱，淡褐色。花期 8～9 月，果期 9～10 月。

多年生草本，高 60～90 厘米。根长锥形，主根明显，或数条并生，外皮黄褐色，具细长须根。茎直立，多分枝，具棱和浅槽，生细柔毛，棱上疏生刺毛。

精选偏方

①**腰痛并脚酸腿软**：续断 60 克，补骨脂、木瓜、萆薢、杜仲、牛膝各 30 克。上药研为细末，炼蜜为丸桐子大，空心无灰酒下 50～60 丸。②**老人风冷，转筋骨痛**：续断、牛膝（去芦，酒浸）各适量。上药研为细末，温酒调下 6 克，于饭前服。

款冬花

别名 冬花、款花、艾冬花、看灯花、九九花。
来源 本品为菊科植物款冬 *Tussilago farfara* L. 的干燥花蕾。

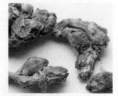

生境分布 栽培或野生于河边、沙地，栽培与野生均有。分布于河南、甘肃、山西、陕西等地。甘肃灵台产者称"灵台冬花"，品质最优。

采收加工 12 月或地冻前当花尚未出土时采挖，除去花梗及泥沙，阴干。本品不宜日晒，不可见雾、露、雨和雪，否则不易保持色泽鲜艳。

性味归经 辛、微苦，温。归肺经。

功效主治 润肺下气，止咳化痰。主治新久咳嗽，喘咳痰多，劳嗽咯血。

用量用法 5 ~ 10 克。

使用注意 大便溏泄者不宜用。

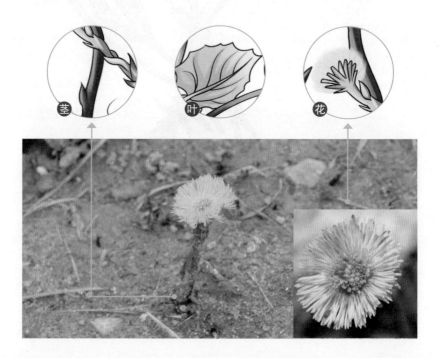

茎　叶　花

基部心形或圆形，质较厚，上面平滑，暗绿色，下面密生白色毛；掌状网脉，主脉5～9；叶柄长8～20厘米，半圆形；近基部的叶脉和叶柄带红色，并有毛茸；花茎长5～10厘米，具毛茸，小叶10余片，互生，叶片长椭圆形至三角形。

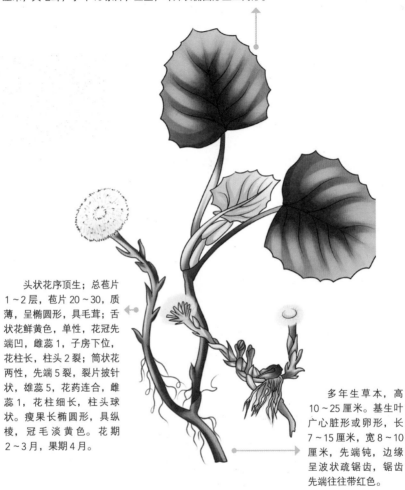

头状花序顶生；总苞片1～2层，苞片20～30，质薄，呈椭圆形，具毛茸；舌状花鲜黄色，单性，花冠先端凹，雌蕊1，子房下位，花柱长，柱头2裂；筒状花两性，先端5裂，裂片披针状，雄蕊5，花药连合，雌蕊1，花柱细长，柱头球状。瘦果长椭圆形，具纵棱，冠毛淡黄色。花期2～3月，果期4月。

多年生草本，高10～25厘米。基生叶广心脏形或卵形，长7～15厘米，宽8～10厘米，先端钝，边缘呈波状疏锯齿，锯齿先端往往带红色。

精选偏方

①暴发咳嗽：款冬花60克，桑根白皮（锉）、川贝母（去心）、五味子、甘草（炙，锉）各15克，知母0.3克，杏仁（去皮尖，炒，研）0.9克。上7味，粗捣筛，每服9克，水一盏，煎至七分，去渣温服。②久嗽不止：款冬花、紫菀各15克。粗捣罗为散，每次5克，以水一中盏，入生姜0.5克，煎至六分，去渣温服，每日3～4次。③喘嗽不已，或痰中有血：款冬花、百合（蒸，焙）各等份。研为细末，炼蜜为丸，如龙眼大，每服1丸，食后临卧细嚼，姜汤咽下；噙化尤佳。

黑芝麻

别名 芝麻、脂麻、油麻、乌麻子、乌芝麻、胡麻子。

来源 本品为脂麻科植物脂麻 *Sesamum indicum* L. 的干燥成熟种子。

生境分布 常栽培于夏季气温较高、气候干燥、排水良好的沙壤土或壤土地区。我国各地均有栽培。

采收加工 秋季果实成熟时采割全株，晒干，打下种子，除去杂质，再晒干。

性味归经 甘，平。归肝、肾、大肠经。

功效主治 补肝肾，益精血，润肠燥。主治精血亏虚，头晕眼花，耳鸣耳聋，须发早白，病后脱发，肠燥便秘。

用量用法 9~15 克。

使用注意 大便溏泻者慎服。

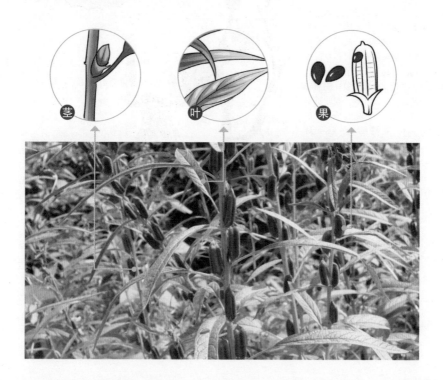

茎　叶　果

叶对生，或上部者互生；叶柄长 1~7 厘米；叶片卵形、长圆形或披针形，长 5~15 厘米，宽 1~8 厘米，先端急尖或渐尖，基部楔形，全缘、有锯齿或下部叶 3 浅裂，表面绿色，背面淡绿色，两面无毛或稍被白色柔毛。

花单生，或 2~3 朵生于叶腋，直径 1~1.5 厘米；花萼稍合生，绿色，5 裂，裂片披针形，长 5~10 厘米，具柔毛；花冠筒状，唇形，长 1.5~2.5 厘米，白色，有紫色或黄色彩晕，裂片圆形，外侧被柔毛；雄蕊 4，着生于花冠筒基部，花药黄色，呈矢形；雌蕊 1，心皮 2，子房圆锥形，初期呈假 4 室，成熟后为 2 室，花柱线形，柱头 2 裂。

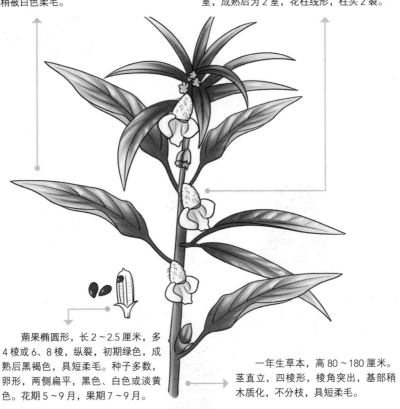

蒴果椭圆形，长 2~2.5 厘米，多 4 棱或 6、8 棱，纵裂，初期绿色，成熟后黑褐色，具短柔毛。种子多数，卵形，两侧扁平，黑色、白色或淡黄色。花期 5~9 月，果期 7~9 月。

一年生草本，高 80~180 厘米。茎直立，四棱形，棱角突出，基部稍木质化，不分枝，具短柔毛。

精选偏方

①**风寒感冒**：芝麻适量。炒焦，趁热和酒饮用，暖卧出汗则愈。②**血热便血、痢疾下血**：炒香黑芝麻 15 克，生黑木耳、炒焦黑木耳各 30 克。共研末，装瓶备用；每次取 5 克，沸水冲代茶饮。③**支气管哮喘**：黑芝麻 500 克（炒香研末），甜杏仁 100 克，白糖 125 克，蜂蜜 125 毫升。捣烂成泥，与白糖、蜂蜜共置瓷盆内，上锅隔水蒸 2 个小时，离火，冷却；每日 2 次，每次 2~4 匙，温开水配服。④**继发性脑萎缩**：黑芝麻 50 克，核桃仁 100 克。一齐捣碎，加适量大米和水煮成粥。⑤**补肝肾，乌发**：黑芝麻适量，粳米 500 克。黑芝麻炒香，碾成粉，锅内水烧热后，将粳米、黑芝麻粉、大枣同入锅，先用武火烧沸后，再改用小火熬煮成粥，食用时加糖调味即可。

锁阳

别名 锁燕、地毛球、锈铁棒、锁严子、地毛球。

来源 本品为锁阳科植物锁阳 *Cynomorium songaricum* Rupr. 的干燥肉质茎。

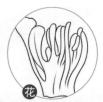

生境分布 生长于干燥多沙地带，多寄生于白刺的根上。主产于内蒙古、甘肃、青海等地。

采收加工 春季采挖，除去花序，切段，晒干。

性味归经 甘，温。归肝、肾、大肠经。

功效主治 补肾阳，益精血，润肠通便。主治肾阳不足，精血亏虚，腰膝痿软，阳痿滑精，肠燥便秘。

用量用法 5～10 克。

使用注意 阴虚阳旺、脾虚泄泻、实热便秘者忌服。

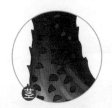

茎

叶

花

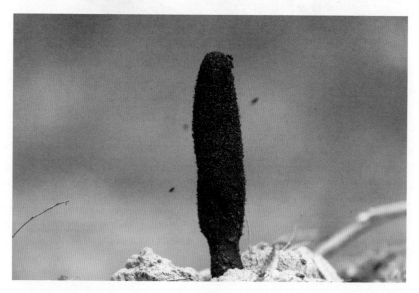

穗状花序顶生，棒状矩圆形，长 5～15 厘米，直径 2.5～6 厘米；生密集的花和鳞状苞片，花杂性，暗紫色，有香气，雄花有 2 种：一种具肉质花被 5，长卵状楔形，雄蕊 1，花丝短，退化子房棒状；另一种雄花具数枚线形、肉质总苞片，无花被，雄蕊 1，花丝较长，无退化子房；雌花具数枚线状、肉质总苞片；其中有 1 枚常较宽大，雌蕊 1，子房近圆形，上部着生棒状退化雄蕊数枚，花柱棒状；两性花多先于雄花开放，雄蕊、雌蕊各 1，雄蕊着生子房中部。小坚果球形，有深色硬壳状果皮。花期 6～7 月。

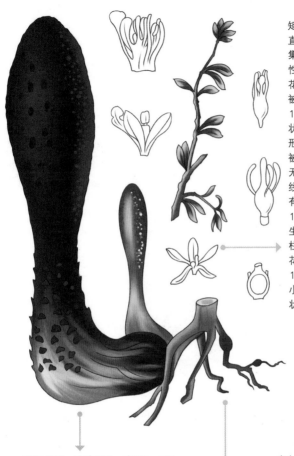

茎圆柱形，暗紫红色，高 20～100 厘米，径 3～6 厘米，大部分埋于沙中，基部粗壮，具鳞片状叶。鳞片状叶卵圆形、三角形或三角状卵形，长 0.5～1 厘米，宽不及 1 厘米，先端尖。

多年生肉质寄生草本。地下茎粗短，具有多数瘤突吸收根。

精选偏方

①阳痿遗精、腰腿酸软、神经衰弱、老年便秘：锁阳 30 克，大米适量。共煮成粥，拣出锁阳，食粥。②阳痿不孕：锁阳、枸杞子、肉苁蓉各 6 克，淫羊藿 15 克，菟丝子 9 克。水煎服。③下元不足引起的遗精、阳痿及精少、精稀等症：锁阳、枸杞子各 10 克，甘草 5 克。水煎服。④老年气弱阴虚，大便燥结：锁阳、桑椹各 15 克。水煎取浓汁，加白蜂蜜 30 毫升，分 2 次服。⑤泌尿系统感染致尿血：锁阳、忍冬藤各 15 克，白茅根 30 克。水煎服。

蒲公英

别名 婆婆丁、奶汁草、黄花草、黄花三七、黄花地丁。

来源 本品为菊科植物蒲公英 *Taraxacum mongolicum* Hand.-Mazz.、碱地蒲公英 *Taraxacum borealisinense* Kitam. 或同属数种植物的干燥全草。

生境分布 生长于道旁、荒地、庭园等处。全国各地均有分布。

采收加工 春至秋季花开时采挖，除去杂质，洗净，晒干。

性味归经 苦、甘，寒。归肝、胃经。

功效主治 清热解毒，消肿散结，利尿通淋。主治疔疮肿毒，乳痈，瘰疬，目赤，咽痛，肺痈，肠痈，湿热黄疸，热淋涩痛。

用量用法 10 ~ 15 克。

使用注意 用量过大，可致缓泻。

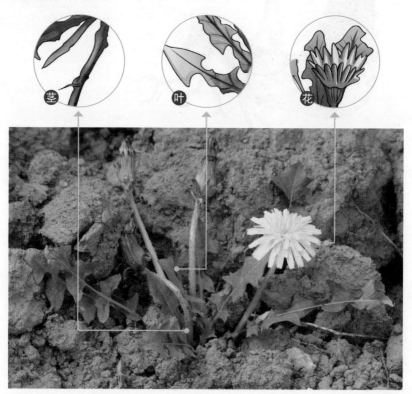

茎　叶　花

花茎上部密被白色丝状毛；头状花序单一，顶生，直径 2.5～3.5 厘米，全部为舌状花，两性；总苞钟状，总苞片多层，外层较短，卵状披针形，先端尖，有角状突起，内层线状披针形，先端呈爪状；花冠黄色，长 1.5～1.8 厘米，宽 2～2.5 毫米，先端平截，5 齿裂；雄蕊 5，着生于花冠管上，花药合生成筒状，包于花柱外，花丝分离，白色，短而稍扁；雌蕊 1，子房下位，长椭圆形；花柱细长，柱头 2 裂，有短毛。

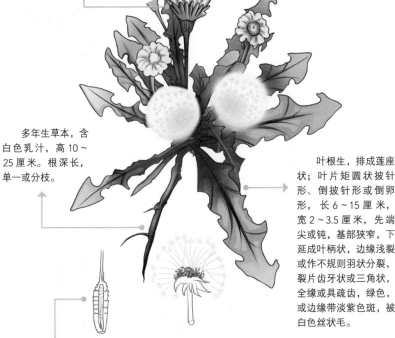

多年生草本，含白色乳汁，高 10～25 厘米。根深长，单一或分枝。

叶根生，排成莲座状；叶片矩圆状披针形、倒披针形或倒卵形，长 6～15 厘米，宽 2～3.5 厘米，先端尖或钝，基部狭窄，下延成叶柄状，边缘浅裂或作不规则羽状分裂，裂片齿牙状或三角状，全缘或具疏齿，绿色，或边缘带淡紫色斑，被白色丝状毛。

瘦果倒披针形，长 4～5 毫米，宽约 1.5 毫米，外具纵棱，有多数刺状突起，顶端具喙，着生白色冠毛。花期 4～5 月，果期 6～7 月。

精选偏方

①感冒伤风：蒲公英 30 克，防风、荆芥各 10 克，大青叶 15 克。水煎服。②结膜炎：蒲公英 15 克，黄连 3 克，夏枯草 12 克。水煎服。③腮腺炎：蒲公英 30～60 克。水煎服或捣烂外敷。④小便淋沥涩痛：蒲公英、白茅根、金钱草各 15 克。水煎服。⑤淋病：蒲公英、白头翁各 30 克，车前子、滑石、小蓟、知母各 15 克。水煎服。⑥肝胆热所致的肾阴虚耳鸣、耳聋：蒲公英 30 克，龙胆、黄芩、赤芍、栀子各 15 克。水煎服。⑦猩红热：蒲公英 16 克，黄芩 6 克，生甘草 3 克。水煎取药汁，每日 1 剂，分 2 次服用。⑧多年恶疮及蛇螫肿毒：蒲公英适量。捣烂外敷。⑨慢性胃炎、胃溃疡：蒲公英干根、地榆根各适量。研末，每服 10 克，每日 3 次，生姜汤送服。⑩胆囊炎：蒲公英 50 克。水煎服。

酸枣仁

别名 枣仁、酸枣核。

来源 本品为鼠李科植物酸枣 *Ziziphus jujuba* Mill. var. *spinosa* (Bunge) Hu ex H.F.Chou 的干燥成熟种子。

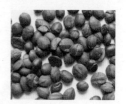

生境分布 生长于向阳或干燥的山坡、山谷、丘陵、平原、路旁以及荒地。性耐干旱，常形成灌木丛。分布于华北、西北及辽宁、山东、江苏、安徽、河南、湖北、四川。

采收加工 秋末冬初采收成熟果实，除去果肉和核壳，收集种子，晒干。

性味归经 甘、酸，平。归肝、胆、心经。

功效主治 养心补肝，宁心安神，敛汗生津。主治虚烦不眠，惊悸多梦，体虚多汗，津伤口渴。

用量用法 10 ~ 15 克。

使用注意 无。

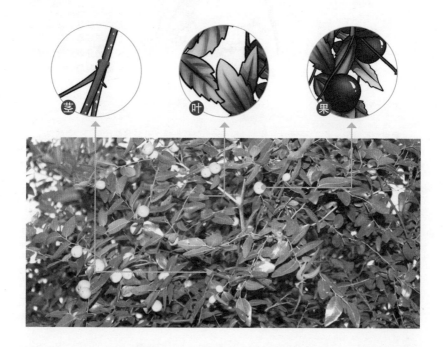

茎　叶　果

落叶灌木，稀为小乔木，高 1 ~ 3 米。老枝灰褐色，幼枝绿色；于分枝基部处具刺一对，一枚针形直立，长约 3 厘米，另一枚向下弯曲，长约 0.7 厘米。

花小，2 ~ 3 朵簇生于叶腋；花萼 5 裂，裂片卵状三角形；花瓣 5，黄绿色，与萼片互生，雄蕊 5，与花瓣对生；花盘明显，10 浅裂；子房椭圆形，埋于花盘中，花柱 2 裂。

核果肉质，近球形，成熟时暗红褐色，果皮薄，有酸味。花期 6 ~ 7 月，果期 9 ~ 10 月。

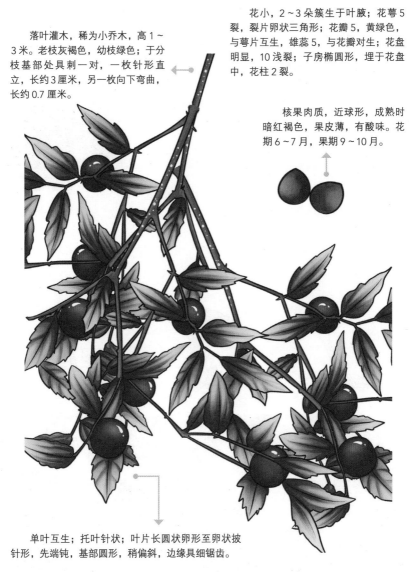

单叶互生；托叶针状；叶片长圆状卵形至卵状披针形，先端钝，基部圆形，稍偏斜，边缘具细锯齿。

精选偏方

①心悸不眠：酸枣仁适量。研末，每次 6 克，每日 2 次，竹叶煎汤送服，宜连服 1 周。②气虚自汗：酸枣仁、党参各 15 克，黄芪 30 克，白术 12 克，五味子 9 克，大枣 4 枚。水煎，分 3 次服。③胆气不足所致的惊悸、恐惧、虚烦不寐：酸枣仁、川贝母、知母各 9 克，茯苓 15 克，甘草 6 克。水煎服，每日 1 剂。④心气亏虚、神志不安：酸枣仁、朱砂、人参、乳香各适量。共研细末，炼蜜为丸服，每次 9 克，每日 2 ~ 3 次。

墨旱莲

别名 黑墨草、野葵花、烂脚草。

来源 本品为菊科植物鳢肠 *Eclipta prostrata* L. 的干燥地上部分。

生境分布 生长于路旁草丛、沟边、湿地或田间。全国大部分地区均有分布。

采收加工 花开时采割，晒干。

性味归经 甘、酸，寒。归肝、肾经。

功效主治 滋补肝肾，凉血止血。主治肝肾阴虚，牙齿松动，须发早白，眩晕耳鸣，腰膝酸软，阴虚血热所致的吐血、衄血、尿血，血痢，崩漏下血，外伤出血。

用量用法 6 ~ 12 克。

使用注意 脾胃虚寒、大便泄泻者不宜服；肾气虚寒者也不宜服。

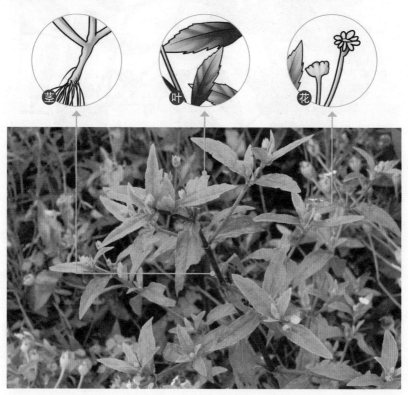

茎　叶　花

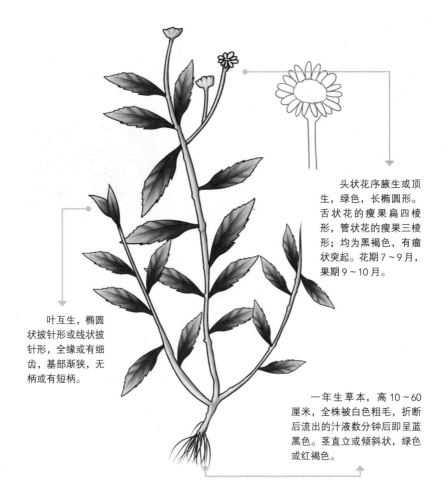

头状花序腋生或顶生，绿色，长椭圆形。舌状花的瘦果扁四棱形，管状花的瘦果三棱形；均为黑褐色，有瘤状突起。花期7～9月，果期9～10月。

叶互生，椭圆状披针形或线状披针形，全缘或有细齿，基部渐狭，无柄或有短柄。

一年生草本，高10～60厘米，全株被白色粗毛，折断后流出的汁液数分钟后即呈蓝黑色。茎直立或倾斜状，绿色或红褐色。

精选偏方

①斑秃：鲜墨旱莲适量。捣汁，外涂患处，每日3～5次。②贫血：墨旱莲15～20克，水煎服，每日1剂；或煎汤代茶饮。③脱发：墨旱莲18克，白菊花、生地黄各30克。加水煎汤，去渣取汁，代茶饮，每日2次。④肺结核咯血：鲜墨旱莲20克，侧柏叶25克，鲜仙鹤草50克。水煎服。⑤黄褐斑：墨旱莲15～30克，豨莶草、谷精草各10～15克，夏枯草6～15克，益母草10～30克，紫草6～12克。随症加减，每日1剂。⑥头屑：墨旱莲、蔓荆子、侧柏叶、川芎、桑白皮、细辛各50克，菊花100克。水煎，去渣淬后洗发。⑦阴虚所致之经期延长：墨旱莲、茜草各30克，大枣10枚。水煎取药汁，代茶饮。⑧尿血（非器质性疾病引起者）：墨旱莲、白茅根各30克，炒蒲黄15克。水煎服。⑨白喉：墨旱莲15～30克。捣烂，加盐少许，冲开水去渣服，服后吐出涎沫。⑩肾虚齿痛：墨旱莲适量。焙，研为末，搽齿龈上。

薤白

别名 薤根、藠子、野蒜、小独蒜、薤白头。

来源 本品为百合科植物小根蒜 *Allium macrostemon* Bge. 或薤 *Allium chinense* G.Don 的干燥鳞茎。

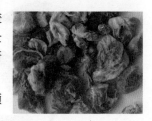

生境分布 小根蒜生长于耕地杂草中及山地较干燥处。薤生长于山地阴湿处。全国各地均有分布。主产于江苏、浙江等地。

采收加工 夏、秋两季采挖，洗净，除去须根，蒸透或置沸水中烫透，晒干。

性味归经 辛、苦，温。归心、肺、胃、大肠经。

功效主治 通阳散结，行气导滞。主治胸痹心痛，脘腹痞满胀痛，泻痢后重。

用量用法 5 ~ 10 克。

使用注意 气虚者慎服。

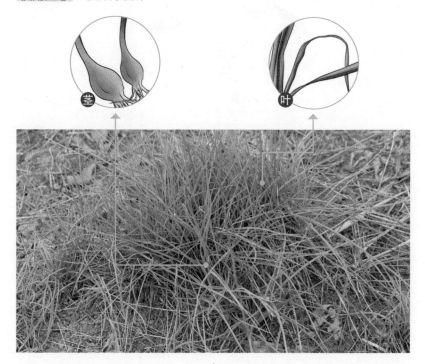

叶基生；叶片线形，长 20~40 厘米，宽 3~4 毫米，先端渐尖，基部鞘状，抱茎。

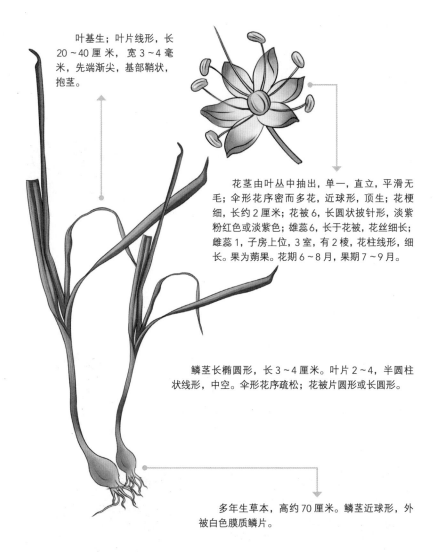

花茎由叶丛中抽出，单一，直立，平滑无毛；伞形花序密而多花，近球形，顶生；花梗细，长约 2 厘米；花被 6，长圆状披针形，淡紫粉红色或淡紫色；雄蕊 6，长于花被，花丝细长；雌蕊 1，子房上位，3 室，有 2 棱，花柱线形，细长。果为蒴果。花期 6~8 月，果期 7~9 月。

鳞茎长椭圆形，长 3~4 厘米。叶片 2~4，半圆柱状线形，中空。伞形花序疏松；花被片圆形或长圆形。

多年生草本，高约 70 厘米。鳞茎近球形，外被白色膜质鳞片。

精选偏方

①胸痹，不得卧，心痛彻背：薤白 90 克，半夏适量，栝楼实 1 枚（捣），白酒 1 斗。上 4 味，同煮，取四升，温服一升，每日 3 服。②赤白痢下：薤白适量。切碎，煮粥食。③奔豚气痛：薤白适量。捣汁饮。④手足疮：生薤白适量。以热醋投入，封疮上。⑤咽喉肿痛：薤根适量。醋捣，敷肿处，冷即易之。⑥鼻渊：薤白、木瓜花各 9 克，猪鼻 120 克。水煎服。⑦胸痹心痛：薤白、瓜蒌子各 10 克，半夏 5 克。水煎去渣，黄酒冲服，每日 2 次。⑧小儿疳痢（包括慢性肠炎）：鲜薤头适量。洗净，捣烂如泥，用米粉和蜜糖适量拌和做饼，烤熟食之。

薏苡仁

别名 解蠡、起英、赣米、感米、薏珠子、草珠儿。

来源 本品为禾本科植物薏米 *Coix lacryma-jobi* L.var. *mayuen* (Roman.) Stapf 的干燥成熟种仁。

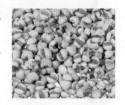

生境分布 生长于河边、溪潭边或阴湿山谷中。我国各地均有栽培；长江以南各地有野生。

采收加工 秋季果实成熟时割取全株，晒干，打下果实，除去外壳、黄褐色外皮和杂质，收集种仁。

性味归经 甘、淡，凉。归脾、胃、肺经。

功效主治 利水渗湿，健脾止泻，除痹排脓，解毒散结。主治水肿，脚气，小便不利，脾虚泄泻，湿痹拘挛，肺痈，肠痈，赘疣，癌肿。

用量用法 9～30 克。

使用注意 孕妇慎用。

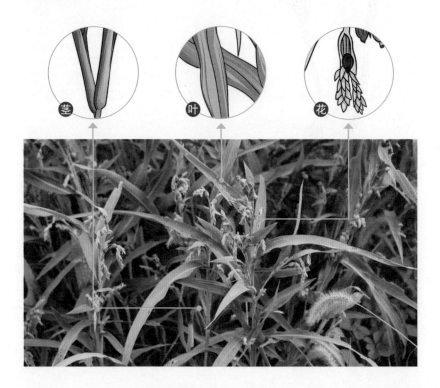

茎　叶　花

　　总状花序，腋生成束，长6～10厘米，直立或下垂，具总柄；雌小穗位于花序的下部，长7～9毫米，外包以念珠状总苞，小穗和总苞等长，能育小穗第一颖下部膜质，上部厚纸质，先端钝，具10数脉；第二颖船形，被包于第一颖内，前端厚纸质，渐尖；第一小花仅具外稃，较颖略短，前端质较厚而渐尖；第二稃稍短于第一外稃，具3脉；内稃与外稃相似而较小；雄蕊3，退化，微小；雌蕊具长花柱，柱头分离，伸出于总苞；退化雌小穗2，圆柱状，并列于能育小穗的一侧，顶部突出于总苞；雄小穗常3个着生于一节，其中一个无柄，长6～7毫米，颖革质，第一颖扁平，两侧内折成脊，前端钝，具多条脉；第二颖船形，具多数脉；内含2小花，外稃和内稃都是薄膜质，每小花含雄蕊3；有柄小穗和无柄小穗相似，但较小或更退化。

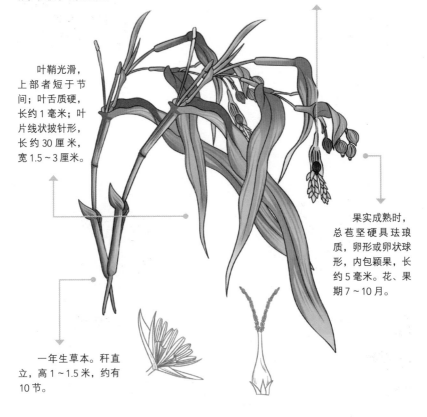

叶鞘光滑，上部者短于节间；叶舌质硬，长约1毫米；叶片线状披针形，长约30厘米，宽1.5～3厘米。

果实成熟时，总苞坚硬具珐琅质，卵形或卵状球形，内包颖果，长约5毫米。花、果期7～10月。

一年生草本。秆直立，高1～1.5米，约有10节。

①**风湿痹气，肢体痿痹、腰脊酸痛**：薏苡仁300克，桑寄生、当归身、川续断、苍术（米泔水浸炒）各120克。分作16剂，水煎服。②**筋脉拘挛**：薏苡仁适量。研为末，同粳米煮粥，日日食之。③**慢性结肠炎**：薏苡仁500克，山药100克。炒黄研粉，每次2匙，每日2次，温水、红糖水或蜂蜜水冲服。④**尿路结石**：薏苡仁茎、叶、根适量（鲜品约250克，干品减半）。水煎去渣，每日2～3次。⑤**肺痿唾脓血**：薏苡仁300克。杵碎，以水3000毫升，煎1000毫升，入酒少许服之。

薄荷

别名 苏薄荷、水薄荷、仁丹草、蕃荷菜、鱼香草。

来源 本品为唇形科植物薄荷 *Mentha haplocalyx* Briq. 的干燥地上部分。

生境分布 生长于河旁、山野湿地。全国各地均产，以江苏、浙江、江西为主产区，其中尤以江苏产者为佳。

采收加工 夏、秋两季茎叶茂盛或花开至三轮时，选晴天分次采割，晒干或阴干。

性味归经 辛，凉。归肺、肝经。

功效主治 疏散风热，清利头目，利咽，透疹，疏肝行气。主治风热感冒，风温初起，头痛，目赤，喉痹，口疮，风疹，麻疹，胸胁胀闷。

用量用法 3~6克，后下。

使用注意 本品芳香辛散，发汗耗气，故体虚多汗者不宜使用。

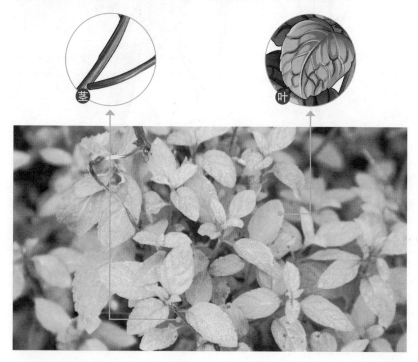

茎

叶

轮伞花序腋生；萼钟形，外被白色柔毛及腺点，花冠淡黄色。小坚果卵圆形，黄褐色。花期8～10月，果期9～11月。

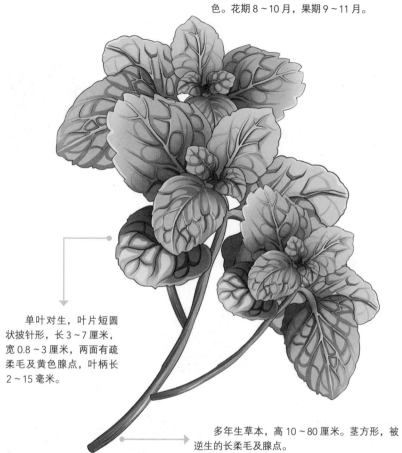

单叶对生，叶片短圆状披针形，长3～7厘米，宽0.8～3厘米，两面有疏柔毛及黄色腺点，叶柄长2～15毫米。

多年生草本，高10～80厘米。茎方形，被逆生的长柔毛及腺点。

精选偏方

①**皮肤瘙痒症**：薄荷、荆芥各6克，蝉蜕5克，白蒺藜10克。水煎服。②**慢性鼻炎、鼻窦炎**：薄荷1.25克，苍耳子20克，辛夷、白芷各15克，葱白3根，茶叶少许。水煎服。③**清上化痰，利咽膈，治风热**：薄荷适量。研末，炼蜜丸，如芡子大，每噙1丸；白糖和之亦可。④**风气瘙痒**：薄荷、蝉蜕各适量。研为末，每温酒调服5克。⑤**血痢**：薄荷叶适量。煎汤单服。⑥**衄血不止**：薄荷适量，绞汁滴之；或以干者水煮，绵裹塞鼻。⑦**眼弦赤烂**：薄荷适量。以生姜汁浸一宿，晒干研为末，每用3克，沸汤泡洗。

覆盆子

别名 翁扭、种田泡、牛奶母。

来源 本品为蔷薇科植物华东覆盆子 *Rubus chingii* Hu 的干燥果实。

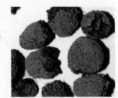

生境分布 生长于向阳山坡、路旁、林边及灌木丛中。分布于浙江、湖北、四川、安徽等地。

采收加工 夏初果实由绿色变绿黄时采收，除去梗、叶，置沸水中略烫或略蒸，取出，干燥。

性味归经 甘、酸，微温。归肝、肾、膀胱经。

功效主治 益肾固精缩尿，养肝明目。主治遗精滑精，遗尿尿频，阳痿早泄，目暗昏花。

用量用法 6～12克。

使用注意 肾虚有火、小便短涩者不宜服用。

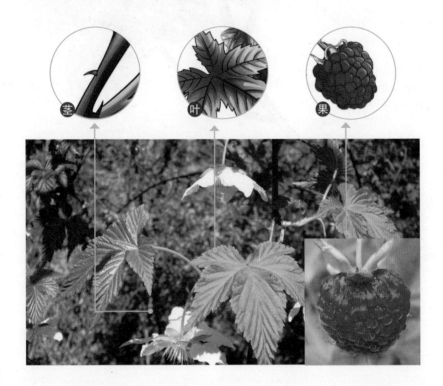

茎　叶　果

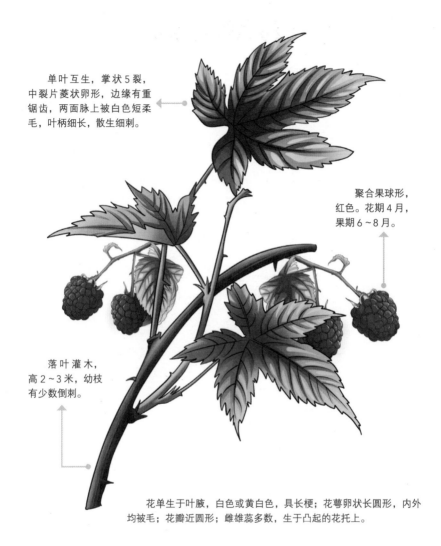

单叶互生，掌状 5 裂，中裂片菱状卵形，边缘有重锯齿，两面脉上被白色短柔毛，叶柄细长，散生细刺。

聚合果球形，红色。花期 4 月，果期 6～8 月。

落叶灌木，高 2～3 米，幼枝有少数倒刺。

花单生于叶腋，白色或黄白色，具长梗；花萼卵状长圆形，内外均被毛；花瓣近圆形；雌雄蕊多数，生于凸起的花托上。

精选偏方

①**阳痿**：覆盆子适量。酒浸，焙研为末，每日早晨用酒送服 15 克。②**遗精**：覆盆子 15 克，绿茶适量。泡茶饮用。③**肺虚寒**：覆盆子适量。取汁作煎为丸，加少量蜜或熬为稀膏，温服。④**缺铁性贫血**：覆盆子 15 克，菠菜 60 克，大枣 12 克。每日 1 剂，水煎分 2～3 次服。⑤**前列腺肥大**：覆盆子 15 克，白茅根 30 克，蒲黄 6 克。每日 1 剂，水煎分 2 次服。⑥**尿频、遗尿**：覆盆子、沙苑子、补骨脂各 10 克，山药 15 克。水煎服。

中药名拼音索引

主要参考书目

1. 中国科学院植物研究所 . 中国高等植物图鉴 [M]. 北京：科学出版社，2016.
2. 中国科学院中国植物志编辑委员会 . 中国植物志 [M]. 北京：科学出版社，2002.
3. 南京中医药大学 . 中药大辞典 [M].2 版 . 上海：上海科学技术出版社，2014.
4. 周德生，肖志红 . 中医验方全书 [M]. 长沙：湖南科学技术出版社，2011.
5. 周德生，谭元往 . 中医名方全书 [M]. 长沙：湖南科学技术出版社，2011.
6. 魏锋 . 精编《本草纲目》药物彩色图本 [M]. 北京：人民卫生出版社，2017.
7. 魏锋 . 精编《神农本草经》药物彩色图本 [M]. 北京：人民卫生出版社，2017.
8. 国家药典委员会 . 中华人民共和国药典 2020 年版 [M]. 北京：中国医药科技出版社，2020.
9. 谢宇 . 中草药速认图集 [M]. 福州：福建科学技术出版社，2016.
10. 天宇 . 青草药速认图集 [M]. 福州：福建科学技术出版社，2011.
11. 谢宇，周重建 . 中国中草药彩色图鉴大全集 [M]. 长沙：湖南科学技术出版社，2018.
12. 陈士林 .《本草纲目》全本图典 [M]. 北京：人民卫生出版社，2018.
13. 韦桂宁，胡炳义 . 百草良方彩色图鉴 [M]. 北京：军事医学科学出版社，2015.
14. 黄红中，叶文平 . 实用中药师手册 [M]. 广州：广东科技出版社，2016.
15. 南京中医药大学 . 中草药彩色图谱 [M]. 长沙：湖南科学技术出版社，2013.
16. 刘有缘 . 一两味中药祛顽疾 [M]. 太原：山西科学技术出版社，2016.